Ira Brenner

Die dunkle Materie der Seele

Das Anliegen der Buchreihe BIBLIOTHEK DER PSYCHOANALYSE besteht darin, ein Forum der Auseinandersetzung zu schaffen, das der Psychoanalyse als Grundlagenwissenschaft, als Human- und Kulturwissenschaft sowie als klinische Theorie und Praxis neue Impulse verleiht. Die verschiedenen Strömungen innerhalb der Psychoanalyse sollen zu Wort kommen, und der kritische Dialog mit den Nachbarwissenschaften soll intensiviert werden. Bislang haben sich folgende Themenschwerpunkte herauskristallisiert:

Die Wiederentdeckung lange vergriffener Klassiker der Psychoanalyse – beispielsweise der Werke von Otto Fenichel, Karl Abraham, Siegfried Bernfeld, W. R. D. Fairbairn, Sándor Ferenczi und Otto Rank – soll die gemeinsamen Wurzeln der von Zersplitterung bedrohten psychoanalytischen Bewegung stärken. Einen weiteren Baustein psychoanalytischer Identität bildet die Beschäftigung mit dem Werk und der Person Sigmund Freuds und den Diskussionen und Konflikten in der Frühgeschichte der psychoanalytischen Bewegung.

Im Zuge ihrer Etablierung als medizinisch-psychologisches Heilverfahren hat die Psychoanalyse ihre geisteswissenschaftlichen, kulturanalytischen und politischen Bezüge vernachlässigt. Indem der Dialog mit den Nachbarwissenschaften wieder aufgenommen wird, soll das kultur- und gesellschaftskritische Erbe der Psychoanalyse wiederbelebt und weiterentwickelt werden.

Die Psychoanalyse steht in Konkurrenz zu benachbarten Psychotherapieverfahren und der biologisch-naturwissenschaftlichen Psychiatrie. Als das ambitionierteste unter den psychotherapeutischen Verfahren sollte sich die Psychoanalyse der Überprüfung ihrer Verfahrensweisen und ihrer Therapieerfolge durch die empirischen Wissenschaften stellen, aber auch eigene Kriterien und Verfahren zur Erfolgskontrolle entwickeln. In diesen Zusammenhang gehört auch die Wiederaufnahme der Diskussion über den besonderen wissenschaftstheoretischen Status der Psychoanalyse.

Hundert Jahre nach ihrer Schöpfung durch Sigmund Freud sieht sich die Psychoanalyse vor neue Herausforderungen gestellt, die sie nur bewältigen kann, wenn sie sich auf ihr kritisches Potenzial besinnt.

BIBLIOTHEK DER PSYCHOANALYSE
HERAUSGEGEBEN VON HANS-JÜRGEN WIRTH

Ira Brenner

Die dunkle Materie der Seele

Dissoziation und Dissoziative Identitätsstörung als Folge schwerer Traumatisierungen

Aus dem Englischen von Elisabeth Vorspohl

Psychosozial-Verlag

Dieses Buch ist dem unter dem Namen Leo Brenner bekannten umstrittenen österreichischen Astronomen gewidmet (nicht mit dem Autor verwandt), der im 19. Jahrhundert das Gebiet und die Krater nahe der dunklen Seite des Mondes mithilfe selbstgefertigter Linsen erforschte.

Ein ausdrücklicher Dank für die Unterstützung der Übersetzung aus dem Amerikanischen gilt der *Sigmund-Freud-Stiftung zur Förderung der Psychoanalyse e. V.* und *Herrn David Grimminger*.

Titel der englischen Originalausgabe:
Dark Matters. Exploring the Realm of Psychic Devastation

Authorized translation from the English language edition published by Karnac Books

Bibliografische Information der Deutschen Nationalbibliothek
Die Deutsche Nationalbibliothek verzeichnet diese Publikation in der Deutschen Nationalbibliografie; detaillierte bibliografische Daten sind im Internet über http://dnb.d-nb.de abrufbar.

Deutsche Erstausgabe

E-Mail: info@psychosozial-verlag.de
www.psychosozial-verlag.de

Umschlagabbildung: Franz von Stuck: *Inferno*, 1908
Umschlaggestaltung & Innenlayout nach Entwürfen von Hanspeter Ludwig, Wetzlar
Satz: metiTec-Software, me-ti GmbH, Berlin
www.me-ti.de
ISBN 978-3-8379-2357-5 (Print)
ISBN 978-3-8379-7372-3 (E-Book-PDF)

Inhalt

Dank

Ohne die Inspiration durch meine Patienten und den intensiven Austausch mit zahlreichen Kollegen, von denen ich nur einige wenige namentlich nennen kann, wäre dieses Buch nie entstanden. Ich danke insbesondere Salman Akhtar, Helen Epstein, Richard Kluft, Ilany Kogan, Dori Laub, Marc Lipschutz, Dominic Mazza, Michael McCarthy, Vera Paisner, Nadia Ramzy sowie den Mitgliedern ihrer palästinensisch-israelischen Arbeitsgruppe, Eric Stake, J. Anderson Thomson und Vamık Volkan. Oliver Rathbone von Karnac Book danke ich für stetigen Zuspruch und Deborah Szumachowski für die sorgfältige Betreuung des Manuskripts. Meiner Frau Roberta Brenner danke ich dafür, dass sie mein Bedürfnis zu schreiben aus tiefer Seele anerkennt.

Einleitung

Nach einem turbulenten, drei Monate währenden Versuch, eine traumatisierte junge Frau zu behandeln, die er in seiner Fallgeschichte »Dora« nannte, gelangte Sigmund Freud (1905e) zu dem Schluss: »Wer wie ich die bösesten Dämonen, die unvollkommen gebändigt in einer menschlichen Brust wohnen, aufweckt, um sie zu bekämpfen, muß darauf gefaßt sein, daß er in diesem Ringen selbst nicht unbeschädigt bleibt« (S. 272). Zuvor schon hatte sein einstiger Mentor und Mitarbeiter, Josef Breuer, Bekanntschaft mit den Fallstricken gemacht, die jeder zu gewärtigen hat, der Menschen mit schweren psychischen Störungen behandelt. Breuer hatte ein katastrophales Erlebnis mit seiner berühmten Patientin Anna O., deren intensive erotische Übertragung, floride Symptomatik und iatrogene Morphiumsucht in einer Zwangseinweisung gipfelten. Nachdem er durch diese Feuerprobe gegangen war, »schwor Breuer, nie wieder eine Hysterikerin zu behandeln, und überwies neue Fälle nur allzu gern an seinen jüngeren Kollegen« (Makari, 2008, S. 41).

Mehr als ein Jahrhundert später sind zwar bedeutsame Fortschritte in der medikamentösen Behandlung schwer traumatisierter Menschen zu verzeichnen, doch die Herausforderungen, mit denen die menschliche Begegnung uns konfrontiert, sind im Wesentlichen dieselben geblieben. Menschen, die von anderen, zumal von Familienangehörigen, unvorstellbar grausam behandelt und womöglich sogar in Lebensgefahr gebracht wurden, haben diese Beziehungen internalisiert und setzen sie in der Therapie unweigerlich zu einem gewissen Grad in Szene. Die zu erwartende Kollision der Psychen lässt auch heutzutage Therapeuten zurückschrecken und hält viele davon ab, sich an einer Behandlung auch nur zu versuchen.

Das Schicksal internalisierter traumatischer Beziehungen ist das eigentliche Thema dieses Buches. In dem sich ständig erweiternden Universum der menschlichen Psyche verstehen wir heute entschieden besser, wie abertausende Hirnsynapsen den schwer fassbaren Zustand erzeugen, den wir als Bewusstsein bezeichnen. Dennoch sind wir weit davon entfernt, diese Einsichten mit der Fülle an Erkenntnissen verbinden zu können, die wir aus klinischen psychoanalytischen Untersuchungen gewonnen haben. Zu bedenken ist ferner, dass unsere Psyche in hohem Maß von unsichtbaren, unbewussten Mächten und Inhalten zusammengehalten wird – geradeso, wie unsichtbare Kräfte und gewaltige Massen einer geheimnisvollen Substanz, die die Astrophysiker »dunkle Materie« nennen, für den Zusammenhalt des Universums sorgen. Dieser Bereich wird mit einer Vielzahl von Begriffen bezeichnet, deren Bedeutung sich teils überschneidet, zum Beispiel Urverdrängung (Freud, 1915d), Beta-Elemente (Bion, 1990 [1962a]), das Nichterinnerbare und das Unvergessliche (Frank, 1969), das ungedachte Bekannte (Bollas, 1997 [1987]), multisensorische Brücken (I. Brenner, 1988), unformulierte Erfahrung (D.B. Stern, 1997), präsymbolische Repräsentationen (Beebe, Lachmann & Jaffe, 1997) und Zeroprozess (Fernando, 2009). Besonders wichtig wird der Bereich im Falle der durch ein psychisches Trauma hervorgerufenen »Ichveränderung« (Freud, 1937c), die sowohl mit neurobiologischen Auffälligkeiten als auch mit gravierenden Beeinträchtigungen der Charakterbildung einhergeht.

Ich stelle das Konzept der »dunklen Materie« der Seele im Ersten Teil des Buches, dem Prolog, vor.

Die anschließenden Teile widmen sich drei verschiedenen Bereichen der »dunklen Materie«. Thema des 2., 3. und 4. Kapitels ist der Konzeptuelle Bereich. Theoretische und historische Perspektiven werden mithilfe klinischen Materials illustriert. Ausgehend von einer kritischen Neubetrachtung der Freud'schen Abhandlung »Die Ichspaltung im Abwehrvorgang« (Freud, 1940e) im 2. Kapitel erörtere ich im anschließenden 3. Kapitel die Implikationen des Dissoziationskonzeptes sowie die Debatten, die es hervorgerufen hat (und hervorruft), und seine »wechselvolle Geschichte« (Glover, 1943) in der psychoanalytischen Bewegung. Das 4. Kapitel untersucht Freuds Arbeit »Das Unbewusste« (Freud, 1915e) und hebt insbesondere auf Wahrnehmungsstörungen ab, die sich bei traumatisierten Menschen, die sehr effektive, aber schwer fassbare Abwehrmaßnahmen mobilisieren, beobachten lassen.

Gegenstand der Kapitel 5 bis 8 ist der »Gesellschaftliche Bereich« – gesellschaftliche und Großgruppentrauma sowie die Verbindung zwischen klinischer und angewandter Psychoanalyse. Das Phänomen der intergenerationellen Transmission des Traumas im Kontext genozidaler Verfolgung wird im 5. Kapitel untersucht. Das anschließende 6. Kapitel ist dem Spielen von Kindern im Holocaust gewidmet. Im 7. Kapitel übertrage ich das Modell einer traumatisierten, dissoziierten Psyche auf die Situation zwischen Palästinensern und Israelis, und im 8. Kapitel beleuchte ich die traumatisierte amerikanische Psyche nach den Angriffen vom 11. September.

Die drei Kapitel des Dritten Teils über den behandlungstechnischen Bereich konzentrieren sich auf Schwierigkeiten und Modifizierungen, die bei der analytischen Arbeit mit traumatisierten Patienten zu berücksichtigen sind, die defensive veränderte Bewusstseinszustände einsetzen. Das 9. Kapitel behandelt die Bedeutsamkeit des Containments. Im 10. Kapitel untersuche ich eine mit den Träumen zusammenhängende ungewöhnliche Manifestation des Wiederholungszwangs. Thema des 11. Kapitels ist die Überlegung, dass eine psychoanalytische Behandlung an sich »psychoaktiv« ist und sich als mächtiger verändernder Faktor auch für Patienten erweisen kann, die in der Vergangenheit als nicht analysierbar galten.

Bei der Lektüre dieses Buches können meine Leser nach Belieben vorgehen. Jedes Kapitel steht für sich und kann unabhängig von den übrigen gelesen werden. Auch wenn Sie meine früheren Schriften nicht kennen, finden Sie durchgängig Hintergrundinformationen, die Ihnen eine Vorstellung von bestimmten Grundkonzepten, zum Beispiel dem Konzept des dissoziativen Charakters und seiner organisierenden Einflüsse, vermitteln.

Erster Teil

Prolog

1. Kapitel
Warum dunkle Materie?

»Düster in das Dunkel schauend stand ich lange starr und grauend,
Träume träumend, die hienieden nie ein Mensch geträumt vorher.«
Edgar Alan Poe, »Der Rabe«, 1845

Junior-Jahr. Etwa 1970. Der Campus befindet sich nur wenige Blocks entfernt vom Weißen Haus. Ich war auf dem Weg zu meinem Pflichtkurs »Organische Chemie«, ohne den man nicht zum Medizinstudium zugelassen wurde. Man könnte sagen, dass ich mir durchaus Gedanken über meine Zukunft machte. Kaum hatte ich das Studentenwohnheim mit einem dicken Lehrbuch unterm Arm verlassen, fand ich mich gleich hinter der ersten Ecke mitten in einer spontanen Antikriegskundgebung wieder. Eilig schlängelte ich mich zwischen den Demonstranten hindurch, die ihre Slogans skandierten, vorbei an Megafonen und Plakaten, bis ich mich plötzlich einer anrückenden Phalanx der District of Columbia-Polizei gegenübersah. Den Polizisten war meine missliche Situation gleichgültig. Sie trugen Helme und Schutzschilde, waren mit Schlagstöcken bewaffnet und pflügten sich regelrecht durch die Menge. Ich schloss mich Demonstrationsteilnehmern an, die offensichtlich besser als ich wussten, wo man Zuflucht finden konnte, und hastete mit ihnen in die Eingangshalle eines anderen Wohnheims. Ich war gerade durch die Tür gewischt, da wurde der Kommilitone hinter mir von einem Polizisten gepackt und zurückgerissen. Der Knüppel sauste auf seinen Kopf nieder, und dann schubste ihn der Polizist in die Halle hinein, wo er fast auf mir landete. Das Bild dieses jungen Mannes, sein blutverschmiertes Gesicht und sein glasiger Blick, haben mich lange, lange verfolgt. Ich weiß jedoch nicht mehr, wie ich an jenem Tag in meinen Kurs gekommen bin.

Ohne dass es mir damals klar war, lernte ich die Rätsel der traumatischen Erinnerungen aus erster Hand kennen. Solche Erinnerungen können unauslöschlich und intrusiv sein. Aber auch das Gegenteil kann passieren, wenn »von den vergessenen Traumen nichts erinnert und nichts wiederholt werden soll« (Freud, 1939a, S. 181).

Jahrzehnte später sprach ich mit einem Patienten, der ein schreckliches Unglück überlebt hatte. Ein Pier am Flussufer war eingebrochen. Mehrere Menschen wurden unter den Trümmern begraben und kamen ums Leben. Ursache waren Konstruktionsfehler. Der junge Mann hatte sich auf seinen Feierabend gefreut, genoss seine Happy-hour-Drinks und flirtete mit einer Frau, als die hölzerne Konstruktion ganz plötzlich in sich zusammenbrach und ihn mit in die Tiefe riss. Im schwarzen Wasser wurde er eingekeilt zwischen Balken und Markisenteilen, und je energischer er sich freizukämpfen versuchte, desto mehr verfing er sich in den Stoffbahnen. Nur weil er als guter Schwimmer lange die Luft anhalten konnte, schaffte er es, Ruhe zu bewahren, in die richtige Richtung zu schwimmen und die Wasseroberfläche zu erreichen. Andernfalls wäre er ertrunken. Ein Stück flussabwärts trieb er etliche Minuten später ans Ufer und schleppte sich mit letzter Kraft aufs trockene Land. Neben ihm führten Sanitäter Wiederbelebungsmaßnahmen durch. Das Opfer war jene Frau, mit der er kurz vorher noch geflirtet hatte, aber er war dermaßen geschockt und fühlte sich so leer, dass er gar nicht reagieren konnte. Er hatte das Gefühl, dass sie ihn wissend und hilflos anschaute, während das Leben langsam aus ihr wich. Ihn verfolgte die Erinnerung an ihre Augen. Sie ließ ihn nachts nicht schlafen und bedrängte ihn tagsüber auf Schritt und Tritt. Meine Erinnerung an mein eigenes Minitrauma, das ich einst als Antikriegsdemonstrant erlitten hatte, half mir, das Entsetzen, die blockierte Trauer und die Überlebendenschuldgefühle dieses jungen Mannes zu verstehen, auszuhalten und mich in ihn einzufühlen. Ermöglicht wurde mir dies dank meiner ständigen Beschäftigung und Arbeit mit der dunklen Materie meiner eigenen Psyche und der Dunkelmaterie in der Seele anderer Menschen.

Das schlichte umgangssprachliche Wort »dunkel« [»dark«] lässt an Verborgenes denken, an Geheimnisvolles und an drohende Gefahr. Jedem von uns sind zahlreiche Wendungen geläufig, in denen »dunkel« diese Stimmung heraufbeschwört: »die dunkle Seite des Mondes« etwa, »dunkle Kerker« oder die »verdunkelte Stimmung«. Auch Formulierungen wie »etwas im Schutz der Dunkelheit machen«, »sich vor dem Dunkeln fürchten« oder »Licht ins Dunkel bringen« sind allgemein bekannt. Das Wort »Dunkel« an sich ist reich an Konnotationen. Wenn wir an die Rassenpolitik denken, so wissen wir, dass Menschen mit dunklerer Haut eher zum Opfer von Vorurteilen und Unterdrückung werden. Menschen können auch »dunkle Beweggründe« haben: »Who knows what evil lurks in the hearts of men? The Shadow knows!« – »Wer kennt das Böse, das in den Herzen der Menschen lauert? Der Schatten kennt es!«[1]

---

1 Anm. der Übers.: *The Shadow* ist eine in den 1930er Jahren entwickelte Figur aus einer US-amerikanischen Radiokrimiserie. Jede Folge begann mit den zitierten Sätzen, die – von unheimlich klingendem Gelächter unterbrochen – von einer Männerstimme gesprochen wurden. https://youtu.be/PBnO9dw3n6A (aufgerufen 10. August 2017)

Im Englischen wird das frühe Mittelalter als »The Dark Ages« bezeichnet, die »schlechten Jahre« heißen »dark years« usw. Wesentlich seltener hat das Wort positive Konnotationen, etwa in den Kombinationen »rich dark coffee«oder »dark chocolate«. Dunkles Fleisch kennt man im Englischen unter der Bezeichnung »dark meat«. Und was die dunkle Seite der menschlichen Natur angeht: Das lateinische Wort für »dark«/»dunkel« lautet »sinister«; »sinister« bedeutet aber auch »links«, »linksseitig« oder »auf der linken Seite«. In diesem Sinn bezeichnet es zum Beispiel die Linkshändigkeit und die linke Körperhälfte – die von der rechten Hirnhemisphäre gesteuert wird. In ebendieser rechten Hemisphäre, in den nonverbalen, geheimnisvollen Winkeln der Seele, verbirgt sich vermutlich der Bereich, in dem das Erbe schwerer Traumata seinen dunklen Schatten auf die Psyche wirft.

Freud (1939a) urteilte selbstgewiss: »Die Wirkungen des Traumas sind von zweierlei Art, positive und negative« (S. 180). Im Allgemeinen lernen wir eher die positiven Symptome kennen, das Wiedererinnern und Wiedererleben, während die sogenannten negativen Symptome einen etwas undurchsichtigen Platz in unseren Theorien wie auch in unserer Seele einnehmen, einen Raum, der laut Freud, wie oben zitiert, das entgegengesetzte Ziel verfolgt, nämlich »daß von den vergessenen Traumen nichts erinnert und nichts wiederholt werden soll« (S. 181). Solche Symptome entwickeln sich laut Freud »jenseits des Lustprinzips« (Freud, 1920g), doch sind sie dem Wiederholungszwang tatsächlich entzogen? Sind sie verbannt und festgesetzt in einer dunklen Nische der Psyche, unfähig, irgendeinen Einfluss auszuüben? Spurlos verschwunden? Fast, aber nicht ganz. Indirekte Hinweise auf diese *»Abwehrreaktionen«* geben gewisse *»Vermeidungen*, die sich zu *Hemmungen* und *Phobien* steigern können« (Freud, 1939a, S. 181). Heute würden wir den negativen Symptomen auch die Dissoziationsphänomene zurechnen.

Kurioserweise ringen moderne Naturwissenschaftler mit einer vergleichbaren, allerdings komplexeren Herausforderung, wenn sie eine mysteriöse Kraft astronomischer Dimensionen zu erklären versuchen, die gleichfalls im Wesentlichen unsichtbar ist. Sie reflektiert, emittiert oder absorbiert kein Licht und weist keine elektrische Ladung auf. Gleichwohl ist sie so wichtig, dass sie rund 25 Prozent des gesamten Universums ausmacht und offenbar den Klebstoff bildet, der die Galaxien, die mit unvorstellbarer Geschwindigkeit durchs All rasen, zusammenhält. Man vermutet, dass dieses Phänomen aus winzigsten subatomaren Partikeln besteht, deren Existenz allerdings noch nicht wirklich bewiesen ist, und bezeichnet es als »dunkle Materie«. Diese Dunkelmaterie wurde mathematisch rückgeschlossen, und zwar ausgehend von unerklärlichen kosmischen Substanzen und subtilen Abweichungen der Bewegungen unserer Himmelskörper, die sich weder durch die Gravitationskräfte noch durch andere bekannte Einflüsse erklären lassen. So wie eine exzessive Kindheits- und Adoleszenzamnesie ein schweres frühes Trauma signalisieren kann, kann die Existenz von etwas extrem Wichtigem auch durch das Fehlen von etwas gleichermaßen Wichtigem nahegelegt werden – in diesem Fall durch das Fehlen eines kohärenten Narrativs, als dessen Urheber der Patient sich wahrnimmt.

Die aktuelle Version der Diagnosekriterien einer posttraumatischen Belastungsstörung im *DSM-5* (American Psychiatric Association 2015 [2013]) enthält gegenüber Freuds ursprünglicher Unterscheidung zwischen positiven und negativen Symptomen eine wesentliche Erweiterung des Konzepts der negativen:

> »C. Anhaltende Vermeidung von Reizen, die mit dem oder den traumatischen Ereignissen verbunden sind, und die nach dem oder den traumatischen Ereignissen begannen. Dies ist durch eines (oder beide) der folgenden Symptome gekennzeichnet:
>
> 1. Vermeidung oder Bemühungen, belastende Erinnerungen, Gedanken oder Gefühle zu vermeiden, die sich auf das oder die Ereignisse beziehen oder eng mit diesem/diesen verbunden sind.
> 2. Vermeidung oder Bemühungen, Dinge in der Umwelt (Personen, Orte, Gespräche, Aktivitäten, Gegenstände, Situationen) zu vermeiden, die belastende Erinnerungen, Gedanken oder Gefühle hervorrufen, die sich auf das oder die Ereignisse beziehen oder eng mit diesem bzw. diesen verbunden sind.
>
> D. Negative Veränderungen von Kognitionen und der Stimmung im Zusammenhang mit dem oder den traumatischen Ereignissen. Die Veränderungen haben nach dem oder den traumatischen Ereignissen begonnen oder sich verschlimmert und sind durch zwei (oder mehr) der folgenden Symptome gekennzeichnet:
>
> 1. Unfähigkeit, sich an einen wichtigen Aspekt des oder der traumatischen Ereignisse zu erinnern (typischerweise durch *Dissoziative Amnesie* und nicht durch andere Faktoren wie Kopfverletzung, Alkohol oder Drogen bedingt).
> 2. Anhaltende oder übertriebene negative Überzeugungen oder Erwartungen, die sich auf die eigene Person, andere Personen oder die Welt beziehen (z. B. ›Ich bin schlecht‹, ›Man kann niemandem trauen‹, ›Die ganze Welt ist gefährlich‹, ›Mein Nervensystem ist dauerhaft ruiniert‹).

3. Anhaltende verzerrte Kognitionen hinsichtlich der Ursache und Folgen des oder der traumatischen Ereignisse, die dazu führen, dass die Person sich oder anderen die Schuld zuschreibt.
4. Andauernder negativer emotionaler Zustand (z. B. Furcht, Entsetzen, Wut, Schuld oder Scham).
5. Deutlich vermindertes Interesse oder verminderte Teilnahme an wichtigen Aktivitäten.
6. Gefühle der Abgetrenntheit oder Entfremdung von anderen.
7. Anhaltende Unfähigkeit, positive Gefühle zu empfinden (z. B. Glück, Zufriedenheit, Gefühle der Zuneigung)« (American Psychiatric Association, 2015 [2013], S. 169f.; Hervorhebung I. B.).

Erkennbar wird hier die wachsende Anerkennung der Rolle, die dissoziative Symptome nicht nur im Zusammenhang mit den wohlbekannten Intrusionsphänomenen wie wiederkehrenden Flashbacks und vollständiger Vereinnahmung durch das Trauma spielen, also im Kontext der »positiven Symptome«, sondern auch bei peritraumatischer Amnesie, Depersonalisation und Derealisation im Zusammenhang mit negativen Symptomen.

Die Rolle des Psychoanalytikers, der Menschen mit schwerem Trauma behandelt, weist in mannigfacher Hinsicht Parallelen zur Geschichte der psychoanalytischen Bewegung selbst auf. Seit ihren Anfängen und der frühen Hysterieforschung, der Überbewertung der psychischen Realität bis zur heutigen Anerkennung der großen Bedeutung, die der therapeutischen Beziehung zukommt, entstand eine Vielzahl von Modellen, die sämtliche Situationen und sämtliche Temperamente der Behandler abdecken.

Ich hätte mir – zumindest bewusst – nie vorgestellt, dass ich in meiner eigenen beruflichen Laufbahn einmal ein besonderes Interesse an dem Spezialgebiet des psychischen Traumas entwickeln würde. Rückblickend aber erkenne ich durchaus, dass es bestimmte Erfahrungen, Ereignisse, Beziehungen und Umstände gab, die mich ebendiesen Weg einschlagen ließen. Als Kind verwirrten mich die Beziehungen zwischen himmlischen und irdischen Angelegenheiten. Es war mir unbegreiflich, wie alles funktionierte. Erst recht verstand ich nicht, weshalb sich die Menschen so benahmen, wie sie es taten. Als sehr neugieriger kleiner Junge suchte ich für alles nach Antworten, doch die Erwachsenen um mich herum gaben sich zumeist wenig Mühe. Sie zuckten die Achseln oder fertigten mich mit irgendeiner oberflächlichen Auskunft ab. Manchmal vermittelten sie mir auch das Gefühl, dass es besser gewesen wäre, gar nicht erst zu fragen. Meine kindlichen Umtriebe wurden verhöhnt und bestenfalls ungeduldig oder desinteressiert abgetan. Ein kleiner Junge stellt keine Fragen nach einem weit, weit entfernten »Land« namens Auschwitz. Folglich verbrachte ich sehr viel Zeit in stillem Nachdenken, versuchte, mir alles irgendwie zurechtzulegen, und konstruierte törichte Theorien, um mir meine Umwelt zu erklären. So sehr mich auch die Natur faszinierte und noch heute fasziniert, waren es doch das Wesen der Menschen und vor allem ihre dunklere Seite, die mich besonders anzogen. Wie konnten Menschen einander unvorstellbar grausame Dinge antun, und vor allem, wie war es möglich, so etwas zu überleben?

Eine meiner sinnbildlichsten Erinnerungen an meine Mühen, der menschlichen Motivation auf den Grund zu gehen, betrifft meinen zum Jähzorn neigenden Hebräischlehrer, der vor Wut außer sich geriet, als ein Klassenkamerad einmal eine Frage nach der Existenz Gottes stellte. In einer jüdischen Gemeindeschule musste eine solche Frage natürlich als Blasphemie aufgefasst werden. Unser Lehrer, ein launenhafter Holocaust-Überlebender mit auffälligen Narben, der als Kind in einem sehr berühmten Ghetto aufgewachsen war, explodierte. Mit donnernder Stimme, drohend vorgestrecktem Zeigefinger und unüberhörbarem jiddischem Akzent befahl er: »STELLT KEINE FRAGEN!« Ich fand diese Reaktion schon damals extrem, geradezu absurd – immerhin war er unser Lehrer. Vertraut war mir seine Einstellung aber durchaus. Jahre später begriff ich, dass hinter einer seiner Lieblingsfragen der »humorige« Versuch steckte, seine kaum verhohlene Verachtung für uns wohlgenährte und verwöhnte amerikanische Kinder unter Kontrolle zu halten: »Seid ihr wissensdurstig oder habt ihr Durst auf Coca-Cola?« Damals, als Schulkind, erklärte ich mir seine Übellaunigkeit, die er an uns ausließ, mit seinen schlimmen Holocaust-Erinnerungen. Dass entsetzliche Erlebnisse aus der Vergangenheit Menschen weiterhin zutiefst beeinträchtigen können, war für mich selbstverständlich. Ich erlebte es tagtäglich in meiner Familie, und man könnte sagen, dass der Zusammenhang meiner Seele »eingebrannt« wurde.

Ich war gegen die Gefahr, wegen meiner Neugier bezüglich Gott niedergebrüllt zu werden, gefeit, denn ich hatte die begehrte Information bereits erhalten – und zwar von dem weisesten Menschen, den ich kannte, meinem blinden, bärtigen Urgroßvater. Vielleicht bildete ich mir sogar etwas darauf ein. Wenn jemand aus meiner kleinen Welt die wahren Antworten wusste, dann niemand anderer als er, auch wenn er einem Vierjährigen durchaus Furcht einflößen konnte. Ich war mir nicht einmal sicher, ob er um meine Existenz wusste, geschweige denn, ob er wusste, wer ich war, denn wann immer ich ihn sah, war er im Gebet versunken und der Welt entrückt. Dennoch begriff ich irgendwie, dass ich meine Scheu überwinden und eine Privataudienz bei ihm erwirken musste. Ich wusste nur noch nicht, wie ich es anstellen sollte. Wenn ich meine Großeltern, bei denen er lebte, allwöchentlich besuchte, stand er entweder betend, mit dem Oberkörper vor und zurück schaukelnd, in seinem gewohnten Eckchen oder er saß im Sessel und las mit seinen knotigen Fingern Bücher in Braille-Schrift. Er schien immer beschäftigt, und ich fand nie den Mut, ihn anzusprechen. Nach dem ersten zögerlichen Schritt machte ich kehrt und zog mich in das Heiligtum, einen angrenzenden kleinen Raum, zurück, um fernzusehen. Der Apparat lief ununterbrochen, ließ aber vor allem »weißes Rauschen« vernehmen. Auch das Bild war unscharf. Die Zimmerantenne funktionierte nie so gut wie die modernen Antennen, die man auf dem Dach anbrachte, und so fragte ich mich jedes Mal aufs Neue, weshalb es eine solche Dachantenne bei meinen Großeltern nicht gab. Ich spekulierte, dass meine Großmutter ohnehin in der Küche allzu beschäftigt war, um fernzusehen, und mein Großvater keine Zeit hatte, weil er immerzu in seinem kleinen Lebensmittelladen arbeitete. Als einziger, der den Fernseher hätte nutzen können, blieb somit ein blinder alter Mann übrig, und ihm konnte der schlechte Empfang im Grunde gleichgültig sein. Zu diesem Schluss gelangte ich ohne jede Hilfe, denn auch auf diese Frage gab mir niemand eine Antwort.

Abgesehen davon hatte ich eine weit wichtigere Frage auf dem Herzen, und deshalb wollte ich die kostbaren Momente, die ich bei meinem Urgroßvater verbrachte, nicht verschwenden. Nachdem ich die Angelegenheit viele Wochen lang mit mir herumgetragen hatte, eröffnete ich meiner Mutter, dass ich ihrem Großvater eine sehr wichtige Frage stellen müsse. Sie fragte nicht nach, und ich erklärte ihr nichts Näheres, aber sie spürte offensichtlich, dass es um eine Sache von kosmischer Tragweite ging. Zu meiner großen Erleichterung arrangierte sie ein Gespräch – vermutlich sagte sie ihm einfach, dass ich ein Anliegen an ihn hätte. Ich war ihr dankbar und hätte gern gewusst, wie es ihr gelungen war, wagte aber nicht, ihr eine so dumme Frage zu stellen. Gehorsam näherte ich mich dem Familienweisen, setzte mich sehr dicht neben ihn und flüsterte ihm ins Ohr. Ruhig und respektvoll hörte er sich meine brennende Frage an: »Zayde, wer hat Gott erschaffen?« Endlich, es war raus! Er schwieg einen Moment und antwortete mir dann ganz sachlich: »Blitz und Donner!«

Ich hielt dieses Geheimwissen in Ehren, und ich behielt es für mich, so dass lediglich zwei Menschen auf der ganzen Welt seiner teilhaftig waren, solange mein präoperationales Denken dies zuließ. Ich war noch nicht imstande, meinem Urgroßvater die logische Anschlussfrage zu stellen. Sie kam mir später in den Sinn, als meine kognitiven Fähigkeiten ein wenig weiterentwickelt waren: »Aber wer hat Blitz und Donner erschaffen???« Als ich diese Frage parat hatte, war mir schon klar, dass Gott, wenn er denn wirklich der Schöpfer des Universums war, auch Blitz und Donner erschaffen haben musste und nicht umgekehrt, doch mittlerweile war mein Urgroßvater gestorben. Er hat sein mystisches Wissen mit ins Grab genommen, und seither ist es an mir, über die Bedeutung seiner Antwort nachzusinnen. Hat er, was er mir sagte, selbst geglaubt? Oder wollte er mich lediglich zufriedenstellen, um von mir in Ruhe gelassen zu werden und sein stummes Zwiegespräch mit seinem Schöpfer wiederaufnehmen zu können? Oder dachte er, dass ich die Zirkularität seiner Antwort eines Tages durchschauen, darüber nachdenken und mit ihr ringen würde wie mit einem buddhistischen Koan? Mir gefällt der Gedanke, dass ebendies seine Absicht war.

Ich kämpfte weiterhin mit tiefschürfenden Fragen und fühlte mich besonders zu den Rätseln der menschlichen Psyche hingezogen, auf die es keine Antwort zu geben schien. Dass ich mir unter anderem dadurch einen Namen gemacht habe, dass ich Menschen mit dissoziativer Identitätsstörung (DIS) psychoanalytisch behandele und ihnen somit eine Therapie anbiete, die viele Fachleute für eine Störung, an deren Existenz sogar zahlreiche meiner psychoanalytischen Kollegen zweifeln, als obsolet betrachten, erfüllt mich mit großem Stolz und amüsiert mich gleichzeitig. Andere Experten widmeten ihr Leben der Erforschung oder dem Betreiben einer Sache, die es ihnen wert zu sein schien, bis sie schließlich entdeckten, dass sie sich hatten geirrt oder, schlimmer noch, dass sie ihre Zeit völlig nutzlos verschwendet hatten. Die Desillusionierung und Verzweiflung, die einen überkommt, wenn man erkennt, dass das eigene Lebenswerk null und nichtig ist, muss absolut niederschmetternd sein. In »splendid isolation« zu arbeiten oder in einer Gruppe übereifriger, gleichgesinnter Glaubender, die sich wechselseitig in ihrer Meinung bestärken, ist ein ebenso sicheres Rezept für ein solches Desaster wie das blinde Vertrauen in einen charismatischen Führer. Aufgrund meiner persönlichen Lebensumstände und Beziehungen bin ich aber recht zuversichtlich, dass ich trotz der kontroversen Diskussionen, die sich an diesem Bereich meiner Arbeit entzünden, auf dem richtigen Gleis bin. Auch durch den Erfolg meiner klinischen Arbeit sehe ich mich bestätigt. Der Weg war mitunter durchaus einsam, führte durch unsicheres Gelände und war kaum ausgeschildert. Aus diesem Grund hat es mir viel bedeutet, mich auf mein eigenes Netzwerk verlassen und mit Mentoren und Kollegen austauschen zu können.

Bekanntermaßen gehen Erweiterungen und Innovationen auf wissenschaftlichen Gebieten oft von der Peripherie aus (Bos & Groenendijk, 2007). Die Psychoanalyse macht hier keine Ausnahme. Die Mitglieder des inneren Freud'schen Zirkels, die der Gründer der Psychoanalyse verstieß, sind mehrheitlich heute noch bekannt, zum Beispiel Adler, Rank, Jung und Stekel, ganz zu schweigen von Dissidenten wie Ferenczi, Klein und Horney. Auf den Mainstream haben diejenigen, die an ihren Affiliationen festhielten, den größten Einfluss ausgeübt. Unter Berufung auf den Soziologen Neil McLaughlin, der über sogenannte »positive Marginalisten« forschte, zogen Bos und Groenendijk (2007) den Schluss, dass »optimale marginale Intellektuelle Zugang zum kreativen Kern einer intellektuellen Tradition haben, ohne durch institutionelle Restriktionen eingeschränkt zu werden. Deshalb sind sie in einer idealen Position, um neue Ideen vom Rand ins Zentrum zu transferieren« (S. 4). Bos und Groenendijk fügen hinzu: »Wenn marginale Ideen abgesegnet werden, können sie die vorherrschende Meinung verändern, doch in diesem Prozess verändern sich auch die Ideen selbst, weil sie nun einen neuen Status erhalten und damit – eine neue Bedeutung« (S. 3).

Bis vor kurzer Zeit verfügte ich nicht über die Perspektive meiner zwei wichtigsten Mentoren, nämlich Vamık Volkan und Judith Kestenberg, die man wahrscheinlich beide als »positive Marginalisten« bezeichnen könnte. Als prominente Mitglieder der analytischen Community fand jeder von ihnen sein eigenes Interessengebiet. Sie erwarben Spezialkenntnisse, entfalteten ihre Kreativität ein wenig abseits vom Mainstream und beeinflussten sich gegenseitig. Volkan, türkischer Zypriot, wuchs auf einer Insel auf, die durch gewalttätige ethnische Auseinandersetzungen zwischen Griechen und Türken zerrissen wurde. Er hat auf vielen Gebieten wichtige Beiträge geleistet, zum Beispiel mit seinen Arbeiten über pathologische Trauer oder über die Anwendung des psychoanalytischen Denkens auf internationale Konfliktlösung. Er ist ein brillanter Kliniker, hervorragender Lehrer und produktiver Autor. Ich lernte ihn in den 1970er Jahren während meiner psychiatrischen Facharztausbildung kennen, als sein bahnbrechendes Werk über die Objektbeziehungstheorie etwa zeitgleich mit Kernbergs Buch erschien. Er bot Seminare zum Thema Trauma an und behandelte in diesen Veranstaltungen auch vom Menschen gemachte Desaster und Naturkatastrophen, deren plötzliches Eintreten und gewaltige Dimension den Überlebenden die Trauerarbeit unmöglich machen. Er hat uns überzeugend gelehrt, dass Betroffene Symptome ausbilden können, die einer Psychose ähneln, zum Beispiel Halluzinationen über verstorbene geliebte Menschen oder eine fast wahnhafte Beschäftigung mit Gegenständen, die den Toten gehörten. Volkan bezeichnete solche Gegenstände als »Verbindungsobjekte«. Ich lernte also, dass Menschen infolge eines traumatischen Verlustes aus dynamischen Gründen schwere Symptome entwickeln können, für die keine Medikation angezeigt ist, sondern eine intensive analytisch orientierte Therapie. Diese faszinierende Überlegung fesselte und inspirierte mich, auch wenn meine klinische Erfahrung noch ein wenig hinterherhinkte, weil ich sehr viel Zeit auf einer Station für akut psychotische Patienten verbrachte, die auf Medikamente angewiesen waren. Glücklicherweise war mein erster Oberarzt auf dieser Station ebenfalls eine außergewöhnlich begabte Persönlichkeit, nämlich Salman Akhtar. Er regte mich unter anderem zum Schreiben an. Der einzige Artikel, den ich mit ihm zusammen verfasst habe, entstand interessanterweise in jener Zeit und hatte die Differentialdiagnose fugue-ähnlicher Zustände zum Thema (Akhtar & Brenner, 1979). In gewissem Sinn deutete jener Artikel auf meine Arbeit mit dissoziativen Fugue-Zuständen und der dissoziativen Psychopathologie voraus.

Interessant ist auch, dass Akhtar, dem ich so viele Anregungen verdanke und dessen gewaltiges psychoanalytisches Œuvre es mit dem Werk jedes anderen Analytikers aus der Vergangenheit oder Gegenwart aufnehmen kann, auch der Autor des vermutlich einzigen Artikels über Mentorenschaft ist (Akhtar, 2003a). Dieser Arbeit zufolge erfüllt der Mentor zu gleichen Teilen die Funktion eines Elternteils, Lehrers, Liebhabers und Analytikers. Ich habe zweifelsohne lebenslange Bindungen sowohl zu Volkan als auch zu Kestenberg entwickelt, und sie haben mich während meines gesamten Berufslebens außerordentlich beeinflusst.

Judith Kestenberg war sozusagen meine psychoanalytische Mutter. Sie kam in Polen zur Welt und hielt sich glücklicherweise gerade in den USA auf, als die Nazis ihr Heimatland überfielen. Sie sah ihre Familie nie wieder. Ihre Angehörigen wurden im Holocaust ermordet. Sie bezeichnete sich selbst mit schwarzem Humor als »ein Kind Nicht-Überlebender«. Schon früh begann ihre Zusammenarbeit mit Margaret Mahler. Ich selbst lernte sie in New York auf einer Tagung der American Psychoanalytic Association kennen, als ich – damals noch Ausbildungskandidat – an Diskussionsgruppen teilzunehmen begann. Kestenbergs Gruppe über den Holocaust, GPSEHSG (Group for the Study of Effects of the Holocaust on the Second Generation), die sie zusammen mit Martin Bergmann und Milton Jucovy leitete, sollte sich aus zahlreichen persönlichen und beruflichen Gründen als überaus wichtig für mich erweisen. In dieser Gruppe angesehener Analytiker konnte man damals, in den frühen achtziger Jahren, erstaunliche Dinge hören, zum Beispiel dass die reale Person des Analytikers wichtig sei. Manchmal sei sogar eine persönliche Auskunft erforderlich. Darüber hinaus sei die psychische Realität zwar grundlegend für die analytische Arbeit, aber in bestimmten Fällen, insbesondere bei schweren psychischen Traumata, sei es unabdingbar, die äußere Realität miteinzubeziehen. In der Gruppe lernte ich auch, dass nicht nur die Überlebenden selbst von solchen Traumata, insbesondere wenn sie mit genozidaler Verfolgung zusammenhingen, tief beeinträchtigt seien, sondern dass dieses Trauma durch Mechanismen, die man noch nicht restlos erklären könne, auch auf die Nachkommen übertragen werde. Die Teilnehmer stimmten darin überein, dass solche Mechanismen auf einer tieferen Ebene greifen als die

Identifizierung. Jahre bevor die Bindungsforschung beschrieb, wie Mütter ihre eigene Angst an ihr Baby weitergeben, bezeichnete Kestenberg (1982a) diese intergenerationelle Transmission als einen »Zeittunnel«, als Transposition. Kinder von Überlebenden lebten die Holocaust-Erfahrung ihrer Eltern, die sich mit ihrer eigenen Entwicklung verflocht, bisweilen unbewusst aus. Marion Oliner kam der Erklärung nahe, als sie die »hysterischen Merkmale« dieser doppelten Buchführung beschrieb. Heute würde man diese Phänomene dem Bereich der Dissoziationen zuordnen. Kestenberg betonte auch, wie wichtig die Unfähigkeit der Überlebenden ist, ihre unermesslichen Verluste zu betrauern – den Verlust geliebter Menschen, den Verlust von Eigentum, Gemeinschaft, persönlicher Gesundheit und den Verlust all der Möglichkeiten, die man vielleicht im Leben gehabt hätte. Damals war ihr Volkans Arbeit über die pathologische Trauer, die sich auf wunderbare Weise mit ihrem eigenen Denken ergänzte, nicht bekannt. Ich weiß noch genau, wie wichtig es mir war, ein Treffen der beiden zu arrangieren, damit sie sich über ihre Arbeit austauschen konnten. Ein weiterer bedeutsamer Aspekt meiner Lehrzeit bei Kestenberg bestand darin, dass ich von ihr lernte, wie wichtig es ist, selbst bei schwer traumatisierten Menschen die Ich-Stärke aufzuspüren. Die Pathologie und die Symptomatik zu erkennen ist recht einfach. Weit schwieriger ist es, Resilienz, Ich-Fähigkeiten und Bemeisterungsfähigkeit zu entdecken.

Dass ich noch während meiner Kandidatenzeit Forschungsinterviews für Kestenbergs Child Survivor Project führen konnte, hat meine Beziehung zu ihr vertieft, denn damit begann eine sehr enge Zusammenarbeit. Ich hatte nicht nur Gelegenheit, sehr vieles über die intergenerationelle Transmission zu lernen, indem ich an der allmonatlich in New York tagenden Studiengruppe teilnahm, sondern konnte auch selbst mehr als 100 Personen interviewen, die als Kinder überlebt hatten und während der Verfolgung unter 13 Jahren gewesen waren. Diese Interviews, die ich mit Hilfe eines semistrukturierten analytisch und entwicklungspsychologisch orientierten Protokolls führte, wurden auf Tonband aufgezeichnet, transkribiert, kodiert und dann im Hinblick auf wiederkehrende Themen analysiert. Gleiches geschah mit mehr als 1.200 Interviews, die weltweit durchgeführt wurden. Selma Kramer hat meine Arbeit auf diesem Gebiet maßgeblich unterstützt und mich zusammen mit Kestenberg zur kinderanalytischen Ausbildung ermutigt. Allerdings brauchte ich mehr als zwei Jahrzehnte, bis ich mich dazu bereit fühlte.

Gemeinsam mit Kestenberg habe ich etliche Artikel verfasst, bis ihre Kräfte alters- und krankheitsbedingt nachließen. Sie war wie ein Dynamo, eine treibende Kraft der Neugier und des Perfektionismus. Die Themen ihrer Beiträge sind breit gefächert: Von der Säuglingsentwicklung über weibliche Sexualität und Bewegungstherapie bis zur psychologischen Erforschung von Nazi-Tätern und ihren Opfern. Als feststand, dass sie sich nicht wieder erholen würde, schlug mir Salman Akhtar vor, die Beiträge, die ich mit ihr geschrieben hatte, zu einem Buch zusammenzustellen, bevor es zu spät wäre. Kestenberg stimmte der Idee von Herzen zu, und so konnten wir 1996 die American Psychiatric Press für unser Projekt *The Last Witness: The Child Survivor of the Holocaust* gewinnen. Allwöchentlich saß ich nun in ihrem Haus an ihrem Krankenlager, um Änderungen und editorische Vorschläge mit ihr zu besprechen. Sie schob ihre Sauerstoffmaske zur Seite und ließ ihrem sprühenden, unbestechlichen Intellekt freien Lauf. Fast bis zum letzten Atemzug setzte sie sich mit dem Verlagslektorat auseinander, das eine Passage aus dem Manuskript streichen wollte, um deutsche Leser nicht vor den Kopf zu stoßen: Es ging darum, dass ein Faktor der Mordgier der Nazis deren verschobener unbewusster Wunsch war, die eigenen Kinder umzubringen. Was ich von ihr, von Volkan und natürlich durch die Beendigung meiner eigenen Analyse über das Trauern gelernt habe, hat mir geholfen, als sie nicht lang nach Veröffentlichung des Buches starb.

Während ich meine Freizeit der Holocaust-Forschung widmete, nahm mein Arbeit als Abteilungsleiter im Institut of Pennsylvania Hospital eine schicksalhafte Wende, als ein neuer Kollege seine Patienten bei uns aufzunehmen begann. Obwohl noch Kandidat und bei vielen damaligen Analytikern nicht gut angesehen, galt Richard Kluft bereits als international anerkannter Experte der so genannten Multiplen Persönlichkeitsstörung. Er kam vom Reading Hospital und begann, unsere Klinik in der 49th Street mit seinen legendären »Multiplen« zu bevölkern. Mitunter geriet diese Klientel dermaßen außer Kontrolle, dass wir ein »Borderline«-Verhalten, wie wir es nannten, als wahre Erleichterung empfunden hätten. Dr. Kluft hatte eine neue Terminologie im Gepäck, neue Behandlungstechniken und ein uns unbekanntes Verständnis der durch schwere, frühe, andauernde Traumata zerbrochenen Psyche. Er traf auf viele skeptische Kritiker, von denen sich ein weniger überzeugter und entschlossener Mensch hätte abschrecken lassen, und ich war augenblicklich von seiner Brillanz begeistert. Das einzige Problem bestand darin, dass ich keine Ahnung hatte, wovon er sprach, und dass seine Patienten meine Station regelmäßig in ein Chaos verwandelten. Es war also schon aus verwaltungstechnischen Gründen notwendig, möglichst rasch und gründlich zu begreifen, was vor sich ging.

Wenn ich mit manchen dieser Patienten zusammensaß, die häufig von einer Persönlichkeit in eine andere »switchten« und furchtbarste Geschichten über satanischen rituellen Missbrauch, CIA-Experimente zur Gedankenkontrolle und

Kinderprostitutionsringe erzählten, musste ich unweigerlich daran denken, wie häufig ihre Glaubwürdigkeit angezweifelt wurde. Tatsächlich war es gerade die Spaltung unserer Stationsmitarbeiter in solche, die die »Multiplen« für glaubwürdig hielten, und solche, die ihnen Unaufrichtigkeit unterstellten, durch die sich diese Gruppe von den Borderline-Patienten unterschied. Ich selbst aber fühlte mich in ihrer Gegenwart ähnlich wie in meinen Gesprächen mit Holocaust-Überlebenden: Ich hatte das Gefühl, einem schwer traumatisierten Menschen gegenüberzusitzen. Dr. Kluft war fraglos etwas Wichtigem auf der Spur, doch erst als ich dieselbe trance-ähnliche, mit einer Amnesie einhergehende quasi-psychotische Symptomatik bei einem meiner ambulanten Patienten wahrnahm, der nie Kontakt zu ihm gehabt hatte, wurde ich zu einem »Glaubenden«. Als schließlich eine Station für Patienten mit dissoziativen Störungen eröffnet und später weiter ausgebaut wurde, fand ich Gelegenheit, unter Dr. Klufts Leitung als einer seiner beiden Stellvertreter – der andere war David Fink – in diese Welt einzutauchen. Abwechselnd führten wir Interviews mit allen Patienten und verglichen anschließend unsere Aufzeichnungen über unsere diagnostischen und therapeutischen Eindrücke. Es war eine einzigartige Chance, Dr. Klufts hypnoaktive Technik aus erster Hand kennenzulernen, während ich gleichzeitig meinen eigenen Stil entwickelte, die für diese Patienten typische chamäleonhafte Anpassungsfähigkeit zu evaluieren. Diese Arbeit überzeugte mich davon, dass die Dissoziation weithin missverstanden und häufig nicht einmal erkannt wird und dass sie in dieser oder jener Form häufiger vorkommt, als wir es uns je vorgestellt haben. Ich kann sogar sagen, dass sie sowohl den negativen als auch den positiven Symptomen der posttraumatischen Belastungsstörung (PTBS) zugrunde liegt. Es ist zwar nicht schwierig, die Dissoziation als Basis der Amnesie und der vollständigen Vermeidung traumatischen Materials, welche die negativen Symptome charakterisieren, zu konzeptualisieren; denkbar ist aber auch, dass sie für die positiven Symptome – Intrusionsphänomene wie Flashbacks, Albträume und Enactments – ebenfalls eine, freilich andere, Rolle spielt. Kitty Hart (2001 [1981]), eine Auschwitz-Überlebende, erzählt, dass sie das Todeslager viele Jahre nach ihrer Befreiung erneut besuchte und zu dem Schluss kam: »Ich wusste, ich brauchte eigentlich gar nicht zurückzukehren, weil es sich zeigte, dass ich nie wirklich weg war!« (S. 220) In der traumatischen Erfahrung gefangen, hatte ihre Psyche den Fortgang der Zeit und die Wahrnehmungen im Hier und Jetzt nicht vollständig verarbeiten können. Es kam zu einer Spaltung der Psyche, wie Breuer (1895) und Freud (1895d) sie beschrieben haben. Dass ein gesunder Teil des Ichs überleben und funktionsfähig bleiben konnte, wurde durch eine Dissoziation ermöglicht.

Neben meinen Mentoren waren es natürlich bestimmte klinische Schlüsselerfahrungen, die mir die Augen dafür öffneten, dass die psychischen Auswirkungen des Traumas zahllose Gesichter haben können. Zu meiner Facharztausbildung gehörte beispielsweise auch die Arbeit auf einer Wirbelsäulenstation, auf der viele zumeist junge Menschen behandelt wurden, die kurz zuvor durch einen Unfall eine Querschnittslähmung erlitten hatten. Sie wurden neurochirurgisch, neurologisch, orthopädisch und psychiatrisch diagnostiziert und therapiert. Wir untersuchten unter anderem ihre psychische Reaktion auf ihren neuen Status und lernten, eine dynamische Anamnese zu erheben, um zu klären, was ihnen vor dem Unfall durch den Kopf gegangen war. Häufig nannten die Patienten in diesem Zusammenhang Themen, die dem Psychoanalytiker wohlvertraut sind, und bestätigten dadurch Freuds These der Beteiligung unbewusster Faktoren an der Unfallneigung. Dass sogar katastrophale Unglücke bestimmten Prinzipien gehorchen, die Freud (1901b) in seiner *Psychopathologie des Alltagslebens* beschrieben hat, war eine absolut verblüffende Entdeckung. Wir fanden unbewusste Schuldgefühle, den Wunsch, für unannehmbare Impulse bestraft zu werden, Kastrationsängste usw. Im Anschluss an die tragische Wende ließ sich dann beobachten, wie die Patienten ihre Angst und Trauer abwehrten: Ungläubigkeit, Verleugnung, Ableugnen und Vergessen – allesamt Phänomene, die ich rückblickend dem Bereich der Dissoziation zuordnen würde. Ich beobachtete, wie das Zusammenspiel von unbewusster Motivation, äußeren Faktoren und irreversibler körperlicher Einschränkung eine schwer traumatisierte Psyche hervorbrachte.

Als ich später im Veterans Hospital mit Heimkehrern aus dem Vietnamkrieg arbeitete, hatte ich einen Patienten, der zu den gefürchtetsten Männern in der ganzen Klinik zählte. Ich glaube, es war Teil meiner Initiation als frischgebackener Psychiater, dass ich auf seiner Station eingeteilt wurde. Er war ein muskelbepackter Riese und erhielt Antipsychotika in sehr hoher Dosierung, weil man – irrtümlicherweise, wie ich bald herausfand – eine Schizophrenie diagnostiziert hatte. Trotz der Medikamente bekam er, wenn er mit einer Ausgangsgenehmigung in der Stadt unterwegs war, regelmäßig Tobsuchtsanfälle. Er wurde ruhelos und destruktiv, schmiss Ziegelsteine in Schaufenster, wurde verhaftet und wehrte sich mit solcher Kraft, dass ein ganzes Polizistenteam aufgeboten werden musste, um ihn zu bändigen. In Fesseln brachte man ihn zurück in die Klinik, wo er dann mehrere Wochen am Stück von den anderen Patienten isoliert wurde. Als ich ihn kennenlernte, fiel mir als erstes seine sonderbare Art, sich zu kleiden, auf. Es war mitten im Winter, und er trug ein Hawaii-Hemd mit Ananasmotiv sowie einen feschen Strohhut, an dem eine Feder steckte. Er redete wie ein Wasserfall. Damals kam Lithium in dieser Veteranenklinik noch kaum zum Einsatz. Der Patient reagierte aber wunderbar auf Lithiumkarbonat, denn er war akut manisch mit klassischer Symptomatik. Seine Antipsychotika konnten drastisch reduziert werden, er wurde ruhiger und begann zu erzählen. Ich erfuhr, dass seine Erlebnisse an der vietnamesischen Front ihn völlig überwältigt hatten und dass er, wenn er in der Stadt mit Ziegelsteinen um sich warf, glaubte, noch immer Granaten auf den Vietkong zu schleudern. Durch diesen Patienten lernte ich vieles über Komorbidität. Sein Trauma und seine Flashbacks verschleierten seine Manie mit bizarren Symptomen und erschwerten die Behandlung der Affektstörung. Aber seine Symptome hatten eine Bedeutung und konnten psychotherapeutisch bearbeitet werden.

Als ich die Veteranenklinik verließ, um meine Arbeit in einem privaten Krankenhaus aufzunehmen, hatte ich einen depressiven suizidalen Patienten, der auf Medikamente nicht ansprach. Bei der Anamnese erwähnte er beiläufig, dass er Holocaust-Überlebender sei und die Unterbringung in der Klinik ihn in panische Angst versetze, weil sie ihn an die Zeit erinnere, die er als Häftling im Konzentrationslager verbracht hatte. Manchmal wisse er nicht, wo er sei, und er wisse auch nicht, ob er seinem Arzt vertrauen könne. Dann fragte er mich, ob ich jüdisch sei. Ich hatte großes Mitleid mit ihm und leitete eine Familientherapie in die Wege, an der auch seine Frau, ebenfalls eine Holocaust-Überlebende, und sein schwer adipöser Sohn teilnahmen. Der Junge wurde von zwei Lagerüberlebenden, die es gut meinten und ihm den Hunger, der sie fast umgebracht hatte, ersparen wollten, pausenlos gefüttert. Für ihn war dies zu einem Lebensstil geworden. Was in meinen Augen so offensichtlich war, spielte sich bei allen Beteiligten dieses Familiensystems unbewusst ab. Da ich just in dieser Zeit die Holocaust-Diskussionsgruppe kennenlernte, konnte ich mein Verständnis der intergenerationellen Transmission vertiefen. Ich habe mit diesem Mann nach seiner Entlassung noch mehrere Jahre lang gearbeitet. Besonders beeindruckt war ich von einem gewissen Konkretismus seiner Denkweise, den Grubrich-Simitis (1984) elegant beschrieben hat. Dieses konkretistische Denken findet sich bei Menschen mit schwerem psychischem Trauma häufig. Als mein Patient einmal nach einem Neurologen suchte, um etwas abklären zu lassen, fand er heraus, dass es in der Stadt einen Neurologen namens Lublin gab. In der gleichnamigen polnischen Stadt hatte er einst Zuflucht gefunden. »Lublin aufzusuchen« wurde für ihn gleichbedeutend mit der Flucht in jene Stadt. Sein tiefes Leid und seine unbewältigte Trauer wirkten wie unvergänglich, wenn er in eine Reverie abdriftete und in seinen Gedanken an das, was nicht mehr war, und die unsagbaren Grausamkeiten, die er miterlebt hatte, versank. Dass diese Bewusstseinszustände dissoziativ waren, wurde mir erst später klar.

Von jener Klinik wechselte ich in ein städtisches Krankenhaus. Hier trudelten auf meiner Station unzählige Patienten ein, die vom Landeskrankenhaus überwiesen wurden. Wir sammelten sie ein wie in einem riesigen Fischernetz und wussten morgens nie, wie viele neue Patienten wir abends in Obhut haben würden. Einmal nahmen wir eine junge Frau auf, die infolge homosexueller Panik eine suizidale Krise entwickelt hatte. Sie stammte aus einer Familie von Alkoholikern und war dabei, sich zu Tode zu trinken. Ihre aussichtsreiche Karriere als Illustratorin medizinischer Fachbücher war darüber bereits gescheitert. Sie wollte, was mich zunächst verblüffte, unbedingt eine Psychotherapie machen, und so bot ich ihr einen Platz in meiner wachsenden Privatpraxis an. Etwa zehn Jahre später, nach mehreren Klinikaufenthalten und schweren suizidalen Regressionen, beschloss sie, nüchtern zu werden. Etwa in dieser Phase wurde klar, dass ihre Stimmungsschwankungen und ihre sehr veränderliche Art und Weise, sich in Beziehungen zu verhalten, auf eine schwere dissoziative Psychopathologie und nicht auf eine Schizophrenie oder auf Borderline-Zustände zurückzuführen waren. Eines Tages erzählte sie mir auf der Station, dass sie der Anblick eines Bildes vollkommen überwältigt habe. Es zeigte eine indianische Mutter, die ihrer Tochter Zöpfe flocht. Die Mutter saß hinter dem kleinen Mädchen auf dem Boden und umfing es liebevoll mit ihren Beinen, während sie mit den Zöpfen beschäftigt war. Diese liebevolle Szene rief in der Patientin die Erinnerung an ihre albtraumhafte Beziehung zu ihrer eigenen Mutter wach, von der sie auf sadistische Weise sexuell missbraucht wurde, und zwar – so unglaublich es klingt – bis in die Gegenwart hinein. Im Laufe der nächsten 15 Jahre konnten wir die Geschichte dieses Seelenmordes Stück für Stück aufdecken, rekonstruieren und containen. Es stellte sich heraus, dass die Patientin von der Mutter durch Beinahe-Ertränken in der Badewanne gefügig gemacht und gezwungen worden war, ihr sexuell zu Diensten zu sein (siehe 2. Kapitel). Dass die Handhabung ihrer komplexen »Mosaikübertragungen« und meiner Gegenübertragung ein wesentlicher Bestandteil dieser herzzerreißenden und ungemein wichtigen Behandlung war, versteht sich von selbst. Die Arbeit mit solchen Fällen schärfte mir die Sinne und sensibilisierte mich für die subtilen Manifestationen defensiver veränderter Bewusstseinszustände, die sich oft auch bei weit weniger schwer gestörten Analysepatienten, die auf der Couch liegen, beobachten lassen.

Wenn ich auf meine berufliche Laufbahn zurückblicke, die vor bald 40 Jahren begann, wird mir klar, dass ich weitgehend abseits des Freud'schen Scheinwerferlichtes, das die Psyche auf eine ganz bestimmte Weise erhellte, gearbeitet habe. Von Freud (1923b) selbst stammt die berühmte Charakterisierung der Psychoanalyse als »die einzige Leuchte im Dunkel der Tiefenpsychologie« (S. 244), und seine

Verwendung des »Dunkels« als Metapher für die Unbekannte und Unkennbare zieht sich durch das gesamte Werk. Vom Geschlechtsleben der erwachsenen Frau als »*dark continent* für die Psychologie« (Freud, 1926e, S. 212) bis zu den »[prähistorischen] Zeichnungen an den dunkelsten und unzugänglichsten Stellen der Höhlen« (Freud, 1912–13, S. 111, Fn.) – die Dunkel-Metapher impliziert stets, dass die betreffenden Regionen der Psychoanalyse entzogen sind. Auch in jüngerer Zeit haben Autoren das astrophysikalische Phänomen der schwarzen Löcher (Eshel, 1998), die weder Licht noch Wissen spenden, zum Vergleich herangezogen, um die Auffassung zahlreicher klassisch ausgebildeter Analytiker zu bestätigen, dass Bemühungen, jene Bereiche zu erforschen, zum Scheitern verurteilt oder »nicht psychoanalytisch« seien. Infolgedessen, so ihr Urteil, könnten Patienten von dieser Art der therapeutischen Arbeit schwerlich profitieren. Ich vertrete die Auffassung, dass wir die Einsichten aus den frühen Anfängen der Psychoanalyse mit den jüngsten theoretischen Entwicklungen und Entdeckungen der Neurowissenschaften integrieren müssen, um die zahllosen Auswirkungen psychischer Traumata besser verstehen zu können.

Ich plädiere dafür, das psychische Trauma als eine Reaktion auf überwältigende Stimuli und Affekte wie Hilflosigkeit und Furcht zu betrachten, die die psychische Repräsentation des Raum-Zeit-Kontinuums zerreißen lässt. Die von Janet (1889) als Dissoziation und von Breuer (1895) und Freud (1895d) als Bewusstseinsspaltung bezeichnete Zerteilung der Psyche beruht auf einem räumlichen Modell des psychischen Apparats. Heute wissen wir dank der modernen Physik, dass Raum und Zeit austauschbar sind und ein Kontinuum bilden, das die Struktur für unsere Existenz konstituiert. Wir müssen dieser Beziehung Rechnung tragen, wenn wir psychische Prozesse sowie ihre Beeinträchtigungen und Störungen begreifen wollen. Je nach Entwicklungsniveau, Form und dynamischer Signifikanz einer Erfahrung sowie abhängig von der Beschaffenheit der eigenen Objektbeziehungen können schwere Störungen des psychischen Funktionierens, veränderte Bewusstseinszustände, Desorientierheit und Störungen des Gedächtnisses, der Wahrnehmung, der Verarbeitung und der Identität auftreten. Der fortdauernde Einfluss dieser Ruptur sowie die kompensatorischen Maßnahmen, die die Psyche ergreift, bilden ihre dunkle Materie. Ebenso wie die dunkle Materie für das menschliche Auge unsichtbar ist, obgleich sie einen Großteil des Universums ausmacht und einzig durch die Erforschung ihrer Schwerkrafteffekte rückgeschlossen werden kann, geben sich auch die verheerenden Folgen des Traumas und die daraus resultierende Dissoziation manchmal nur durch Absencen der Patienten, durch Leerstellen und indirekte Manifestationen zu erkennen.

Zweiter Teil

Konzeptueller Bereich

2. Kapitel
Ich-Spaltung

»Ich sagte mir, daß, wenn es nur möglich sei, jedes in eine besondere Individualität zu zwängen, alles, was das Leben unerträglich macht, aus dem Weg geräumt sei.«

Stevenson (1886), Der seltsame Fall von Dr. Jekyll und Mr. Hyde, S. 89

Einleitung

Als Menschen neigen wir dazu, über den Ursprung und das Wesen der Dinge nachzudenken. Diese Neugier ist nicht ausschließlich unserer Spezies vorbehalten, doch scheinen grundlegende Dinge wie die Nahrungs- und Partnersuche oder die Sicherung des Überlebens für unsere Verwandten unter den Primaten wichtiger zu sein. Freilich nehmen auch wir uns nicht nur der sublimeren Themen, sondern auch unserer Triebbedürfnisse an. Die menschliche Natur, unser Dasein oder die Ursprünge des Universums versetzen uns seit Jahrtausenden ins Staunen und werden uns auch fürderhin noch viele 1000 Jahre in Atem halten. Aus solch weitreichenden Fragen ging nicht nur die wissenschaftliche Forschung hervor. Sie regen auch unsere Phantasie an, aktivieren das Denken des Primärvorgangs und dienen Projektionsphänomenen als Leinwand. Wenn diese geistigen Prozesse dann zusammenfließen und komplex strukturierte Ideen, Theorien und Überzeugungssysteme entstehen lassen, kommen wir nicht umhin festzustellen, dass unsere Bemühungen, die Welt zu verstehen und zu organisieren, immer wieder ganz bestimmte Muster aufweisen. Eines dieser Muster kommt zustande, weil Dinge sich verändern können, indem sie in zwei oder mehr Teile zerfallen, sich zerteilen oder aufspalten. Ein basales Lebensmuster ist beispielsweise die Zellteilung. Dieser Vorgang, auch »Mitose« genannt, entspricht einem rein räumlichen Modell, und räumliche Modelle sind für uns offenbar leichter verständlich als Modelle, denen das abstraktere, aber umfassendere Raum-Zeit-Kontinuum zugrunde liegt (I. Brenner, 2002a).

Das Prinzip der Teilung kommt in zahlreichen Situationen – von alltäglichen bis hin zu außergewöhnlichen – zum Tragen. So künden heilige Texte und antike Traditionen, die sich den »großen Fragen« widmen, übereinstimmend von Schöpfungsmythen, in denen diese Vorstellung auf diese oder jene Weise variiert wird. In der abendländischen, jüdisch-christlichen Welt überliefert das wohlbekannte erste Kapitel der hebräischen Bibel, die Genesis, Gottes Worte: »Es werde Licht!« So schied er den Tag von der Nacht, indem er das uranfängliche Dunkel zerteilte. An den weiteren Schöpfungstagen trennte Gott die Wasser oberhalb und unterhalb des Himmels sowie auf Erden. Dadurch entstanden die Landmassen zwischen den Meeren. Vergleichende Schöpfungsstudien, z.B. die Untersuchungen Neumanns (1949), eines Schülers von C.G. Jung (dessen »Abspaltung« von Freud zu einer der bekanntesten Geschichten aus der Entstehungszeit der psychoanalytischen Bewegung zählt), verweisen auf die Universalität dieses Mythos: »*E. Cassirer* hat nachgewiesen und dargestellt, daß und wie bei allen Völkern und in allen Religionen die Schöpfung als Lichtschöpfung auftritt. Die Entstehung des Bewußtseins also, das als Licht in Gegensatz tritt zum Dunkel des Unbewußten, ist der eigentliche ›Gegenstand‹ der Schöpfungsmythologie« (S. 20). Mithin versteht Neumann »Schöpfung« als Metapher für die topische Theorie des psychischen Apparats.

Obwohl Freud ein »gottloser Jude« war (Gay, 1988 [1987]; Rizzuto, 1998), weckte das ihm übertragene religiöse Erbe seit jeher reges Interesse (Halpern, 1999; Ostow, 1989; Yerushalmi, 1991). Man hat sogar spekuliert, dass die Tradition, Dinge voneinander zu scheiden, die zum Beispiel Ausdruck in den jüdischen Speisevorschriften findet, Freuds Überlegungen zur psychischen Organisation auf subtile Weise beeinflusst haben könnte (I. Brenner, 2003–2004). Immerhin fand er das Konzept einer psychischen Spaltung so überzeugend, dass er es über die Spaltung des Bewusstseins und der Psyche (Freud 1895d) hinaus auch für seine Formulierungen über die Neurose (1940a), die Perversion (1923b) und die Psychose (1940e) benutzte. Mit seiner Theorie der durch eine psychische Ruptur verursachten Disaggregation oder Dissoziation war Janet (1889) Freud zwar vorausgegangen, doch sein Modell postulierte eine passive, auf Traumatisierung und konstitutionellen Faktoren beruhende Desintegration, während Freuds dynamischem Modell Konflikt, Angst und unbewusste Motivation zugrunde lagen. So schreibt Pruyser (1975), »der Reiz einer Spaltung in der Psyche« sei für viele verlockend gewesen und habe den Test der Zeit bestanden.

Die Entwicklung von Freuds Konzepten

In seinen frühen, gemeinsam mit Breuer verfassten Schriften beschrieb Freud (1895d) eine »Spaltung des Bewusstseins« (S. 91, S. 182) oder »Bewusstseinsspaltung« (S. 122), die eine Abtrennung psychischer Inhalte von der »herrschenden Vorstellungsmasse des Ich« (S. 174) bewirkt. Diese Beschreibung war ein Vorläufer des Verdrängungskonzeptes, eines »Eckpfeilers« der psychoanalytischen Theorie. Breuer (1895) sprach auch von einer durch gegensätzliche Verhaltensäußerungen charakterisierten »Spaltung der Persönlichkeit« (S. 289). Darüber hinaus beschrieb er eine »Spaltung der Psyche« (S. 284), für welche die Koexistenz bewusster und unbewusster Vorstellungen typisch ist. Diese Beobachtung war insbesondere deshalb faszinierend, weil die betreffende Patientin zwischen verschiedenen psychischen Zuständen wechseln konnte. Sie führte Gespräche, steuerte ihr Verhalten und hielt die Beziehung zu ihrem Gegenüber aufrecht, um dann im nächsten Augenblick in einen anderen Zustand zu verfallen, in dem sie sich an all dies nicht mehr erinnerte. Breuer hat ebendieses Phänomen für Anna O. beschrieben, deren »clouds« – düstere Stimmung, Agitiertheit und hysterische Symptome – verschwanden, sobald das zutiefst gestörte Selbst ihrem üblichen Selbst wich und der Amnesie unterlag. Diese schwerkranke, todunglückliche junge Frau, die der körperliche Verfall und der Tod des geliebten Vaters völlig überfordert hatten, war sowohl auf hohe Dosen Chloralhydrat als auch auf die »Redekur« – ein Begriff, den sie selbst prägte – angewiesen. Die Psychoanalyse wurde geboren, als sich die »Abwehr« der Patientin zweifelsfrei als »Motiv« ihrer Bewusstseinsspaltung erwies (Freud 1895d, S. 233). (Gleichwohl sollte es noch beinahe 100 Jahre dauern, bis man über die Kombination der Psychoanalyse mit der Pharmakotherapie, der Anna O. ebenfalls den Weg gebahnt hatte, ernsthaft zu diskutieren begann.)

Anders als Janet, der die Hysterie auf eine konstitutionelle Schwäche und auf Defizite der geistigen Synthesefähigkeit zurückführte, erkannte Freud, dass die Spaltung der Psyche »dynamisch« mit einem »Konflikt widerstreitender Seelenkräfte« (Freud, 1910a, S. 23) erklärt werden kann. Dass er sich vom Studium der veränderten Bewusstseinszustände, der Dissoziation und der Hysterie ab- und der Verdrängung, dem Strukturmodell sowie der Ich-Spaltung zuwandte, lenkte die Geschichte der Psychoanalyse in eine andere Richtung – auch mit der Folge, dass wir aus seinen früheren Arbeiten nach wie vor vieles lernen können.

Die neuerliche Lektüre seiner gemeinsam mit Breuer verfassten Schriften legt die Vermutung nahe, dass er dessen Theorie des hypnoiden Zustandes auch damals schon nicht vorbehaltlos zustimmte. Es scheint, als spiegelten seine eigenen Beiträge zu den *Studien über Hysterie* – seine Falldarstellungen und seine Abhandlung über die psychotherapeutische Behandlung der Hysterie – die Unterschiede ihrer beider Theorien von Anfang an wider. Während Breuer die »hypnoide« Hysterie und die »Retentionshysterie« betonte, unterstrich Freud die »Abwehr«hysterie, von der er die »hypnoide« Hysterie und die »Retentionshysterie« als Subtypen herleitete. Im Übrigen hatte er den Eindruck, dass er die Hypnose nicht genauso geschickt wie Breuer zu praktizieren verstand, und vielleicht war ihm auch deshalb daran gelegen, sie durch seine eigene Methode zu ersetzen. Dabei scheint er sich allerdings über seine eigene Beobachtung spontan auftretender autohypnotischer Zustände (Freud, 1891d) hinweggesetzt zu haben, die ein freies Assoziieren unmöglich machen, sofern der Analytiker sie nicht als solche erkennt und in der Lage ist, mit der in Trance befindlichen Patientin zu arbeiten (I. Brenner, 1994). Breuers Arbeit wurde infolge dieser Entwicklungen nie umfassend in den Mainstream oder in die »herrschende Vorstellungsmasse« des psychoanalytischen Denkens integriert. Freud selbst hat die Annahme einer intrapsychischen Spaltung aber nicht gänzlich verworfen, sondern sie lebenslang immer wieder überarbeitet. Schließlich beschrieb er die Ich-Spaltung als eine Alternative zur Abwehr durch Verdrängung und als eine Form der psychischen Schadenskontrolle, die einer vollständigen Desintegration zuvorkommen soll:

> »[Es] wird dem Ich möglich sein, […] daß es sich selbst deformiert, sich Einbußen an seiner Einheitlichkeit gefallen läßt, eventuell sogar sich zerklüftet oder zerteilt. Damit rückten die Inkonsequenzen, Verschrobenheiten und Narrheiten der Menschen in ein ähnliches Licht wie ihre sexuellen Perversionen, durch deren Annahme sie sich ja Verdrängungen ersparen« (Freud, 1924b, S. 391).

Im *Abriss der Psychoanalyse* (Freud, 1940a), einer seiner letzten Schriften, schreibt er im 8. Kapitel unter der Überschrift »Der psychische Apparat und die Außenwelt«:

> »Es bildeten sich zwei psychische Einstellungen anstatt einer einzigen, die eine, die der Realität Rechnung trägt, die normale, und eine andere, die unter Triebeinfluß das Ich von der Realität ablöst. Die beiden bestehen nebeneinander. Der Ausgang hängt von ihrer relativen Stärke ab. Ist oder wird die letztere die stärkere, so ist damit die Bedingung der Psychose gegeben. Kehrt sich das Verhältnis um, so ergibt sich eine anscheinende Heilung der Wahnkrankheit. In Wirklichkeit ist sie nur ins Unbewußte zurückgetreten, wie man ja auch aus zahlreichen Beobachtungen erschließen muß, daß der Wahn lange Zeit fertig gebildet lag, ehe er manifest zum Durchbruch kam« (S. 132f.).

Im Zusammenhang mit einem chronisch paranoiden Patienten und dessen Traum, der stärker in der Realität gründete als die Wahnvorstellungen, die er im Wachzustand äußerte, formulierte Freud (1940a) die Auffassung, dass auch alle Psychosen mit einer Ich-Spaltung einhergehen (S. 133). Federn (2017 [1945]) griff diese Überlegung auf und arbeitete sie in Bezug auf die psychotische Erkrankung weiter aus, indem er Ich-Zustände beschrieb und das Konzept der Ich-Grenzen einführte. Später erkannte Watkins die Nützlichkeit des Konzepts der Ich-Zustände. Er knüpfte an Federns Überlegungen an und brachte sie mit dem fast vergessenen Bereich der dissoziativen Störungen in Verbindung (Watkins & Watkins, 1997). Auch wenn Freud den Nutzen der Psychoanalyse zur Behandlung schwergestörter Patienten wenig optimistisch beurteilte, war er überzeugt, dass diese das Phänomen der Ich-Spaltung überzeugend illustrierten. Noch anschaulicher bringt es nach seiner Meinung allerdings der Fetischismus zum Ausdruck, der infolgedessen »ein besonders günstiges Studienobjekt dafür« abgibt (Freud, 1940a, S. 134). Die Kastrationsgefahr, so seine Ansicht, wurde in diesen Fällen als derart überwältigend erlebt, dass der kleine Junge

> »die eigene Sinneswahrnehmung [verleugnet], die ihm den Penismangel am weiblichen Genitale gezeigt hat, und [...] an der gegenteiligen Überzeugung fest[hält]. Die verleugnete Wahrnehmung ist aber nicht ganz ohne Einfluß geblieben, denn er hat doch nicht den Mut zu behaupten, er habe wirklich einen Penis gesehen. Sondern er greift etwas anderes, Körperteil oder Gegenstand, auf und verleiht dem die Rolle des Penis, den er nicht vermissen will. [...] In ihrem Benehmen drücken sich also gleichzeitig zwei entgegengesetzte Voraussetzungen aus. Einerseits verleugnen sie die Tatsache ihrer Wahrnehmung, daß sie am weiblichen Genitale keinen Penis gesehen haben, anderseits anerkennen sie den Penismangel des Weibes und ziehen aus ihm die richtigen Schlüsse. Die beiden Einstellungen bestehen das ganze Leben hindurch nebeneinander, ohne sich gegenseitig zu beeinflussen. Das ist, was man eine *Ichspaltung* nennen darf. [...] Die Ablösung des Ichs von der Realität der Außenwelt ist also den Fetischisten niemals vollkommen gelungen« (S. 133f.).

Freud erkannte, dass dasselbe Phänomen auch im Traumzustand am Werk ist:

> »Man hört gelegentlich Verwunderung darüber äußern, daß das Ich des Träumers zwei- oder mehrmals im manifesten Traum erscheint, einmal in eigener Person und die anderen Male hinter anderen Personen versteckt. [...] diese Vielheit des Ichs [...] ist an sich nicht merkwürdiger als das mehrfache Vorkommen des Ichs in einem wachen Gedanken [...]« (Freud, 1923c, S. 314).

> »Die Tatsachen der Ichspaltung [...] sind nicht so neu und fremdartig, wie sie zuerst erscheinen mögen. Daß in Bezug auf ein bestimmtes Verhalten zwei verschiedene

> Einstellungen im Seelenleben der Person bestehen, einander entgegengesetzt und unabhängig von einander, ist ja ein allgemeiner Charakter der Neurosen, nur daß dann die eine dem Ich angehört, die gegensätzliche als verdrängt dem Es« (Freud, 1940a [1938], S. 135).

Freuds Ausarbeitung seiner Theorien erstreckte sich über eine beträchtliche Zeitspanne. Er benutzte das Konzept der Spaltung, um eine Teilung des Bewusstseins zwischen dem Es und dem Ich, zwischen dem Ich und dem Über-Ich sowie innerhalb des Ichs selbst zu beschreiben. Seine Nachfolger arbeiteten den Spaltungsmechanismus in praktisch all ihre eigenen Modelle der Psyche ein, z. B. in Form der normativen Spaltung des Ichs zwischen beobachtendem und teilnehmendem Ich (Sterba, 1934); darüber hinaus kennen wir die Spaltung aus der Objektbeziehungstheorie (Klein, 2001 [1946]) sowie die vertikale Spaltung aus der Selbstpsychologie (Kohut, 1973 [1971]). Auch Lacan (1953) betonte die Zerrissenheit des Ichs. Es gab aber auch einen »missing link«, der Freuds Wunsch, die Traumpsychologie mit der klinischen Psychopathologie zu verbinden (Lewin, 1954), erfüllte und die Integration der hypnoiden Hysterie in den »Mainstream« des analytischen Denkens ermöglichte (I. Brenner, 1999). In ebendiese Richtung weisen die Beiträge von Fliess (1953a), der ein »hypnotisches Ausweichen« beschrieb, sowie die Arbeiten von Dickes (1965), der den hypnoiden Zustand als eine defensive Veränderung der Aufmerksamkeit mit dem Ziel der Abwehr des Triebdrucks umdefinierte, und von Shengold (1989), der die hilfreichen, aufmerksamkeitsfördernden Aspekte der »autohypnotischen Abwehr« darstellte.

Fallbericht

Der folgende Fallbericht zeigt, wie ich die Art der intrapsychischen Spaltung einer Patientin nach und nach, im Laufe einer zwanzigjährigen analytischen Therapie, verstehen lernte. Er scheint mir die beste Möglichkeit zu sein, die Geschichte des Konzepts der Ich-Spaltung zu illustrieren und Licht auf diesen »missing link« zu werfen.

Hin und wieder setzte meine Patientin Mary in den Sitzungen ganz plötzlich ihre Brille ab (I. Brenner, 2004). Weil die stark vergrößernd wirkenden Brillengläser die Leblosigkeit ihrer Augen und ihren leeren Gesichtsausdruck noch verstärkten, wirkte der Ausdruck ihrer im Anschluss an diese abrupte Geste vor Wut sprühenden Augen besonders dramatisch. In diesen Situationen veränderten sich auch die Stimme der Patientin, ihre Art zu formulieren, ihre Körpersprache und ihr gesamtes Benehmen. Es schien, als habe ein finsterer Geselle, der zuvor mit verbundenen Augen in Fesseln darniedergelegen hatte, seine Ketten abgeworfen und sich die Binde von den Augen gerissen, um seinen verblüfften Bewachern zu trotzen: »Ich bin frei! Versucht erst gar nicht, mich aufzuhalten!« Dieser Anteil der Psyche meiner Patientin trachtete gewöhnlich danach, im Verborgenen zu bleiben, und verhielt sich wie ein unheilbringender Terrorist, der die alltäglichen Abläufe einer Gesellschaft insgeheim sabotiert und untergräbt. Meine Gegenwart schien die Wut der Patientin zu schüren, und ich fühlte mich anfangs unbehaglich und verwirrt, wenn sie mich höhnisch grinsend anstarrte und von Mary, als sei diese ihre Gefangene, in der dritten Person sprach.

Ein beeindruckender Aspekt der Symptomatik dieser Patientin waren Veränderungen ihrer visuellen Wahrnehmung. Manchmal fiel ihr peripheres Sehen vollständig aus, und sie fühlte sich, als trüge sie Scheuklappen. Dann wieder sah sie alles verschwommen, wie unter Wasser, oder das gesamte Gesichtsfeld verdunkelte sich. Diese Störungen ließen sich durchaus als hysterische Konversionssymptome erklären; unerklärlich aber blieb eine Veränderung ihrer Sehfähigkeit, die offenbar die okulare Brechkraft betraf und es ihr ermöglichte, in einem bestimmten psychischen Zustand ohne ihre Brille genauso gut, wenn nicht gar besser zu sehen als mit. Wenn sie die Brille in diesem Ich-Zustand aufsetzte, sah sie nur verschwommen. Hätte ich dieses Phänomen nicht auch bei mehreren anderen Patienten beobachtet, zum Beispiel bei einer Frau, die zwei verschiedene Brillen mit sehr unterschiedlichen Refraktionen benutzte, die ihr von zwei verschiedenen Augenärzten verschrieben worden waren, hätte ich Marys Schilderung kaum Glauben geschenkt. In einem anderen Fall beging eine Frau, die genau wie Mary fast immer eine Brille trug, den Fehler, sich wegen ihrer Kurzsichtigkeit einer Laser-Operation zu unterziehen. Ich hatte ihr nachdrücklich geraten, den Eingriff zumindest so lange aufzuschieben, bis wir genaueres darüber wüssten, in welchen Situationen und warum sie die Brille nicht brauchte, doch sie verleugnete die Möglichkeit abgespaltener Ich-Zustände vehement und hielt an ihrem Plan, ihre Kurzsichtigkeit operativ korrigieren zu lassen, fest. Mir bereitete dieser irreversible Eingriff große Sorgen, weil ich mit verheerenden Folgen für ihren rätselhaften veränderten Ich-Zustand rechnete. Auch eine neue Brille würde die starke Beeinträchtigung ihrer Sehkraft womöglich nicht beheben können. Leider behielt ich Recht. Das Behandlungsergebnis war außerordentlich unbefriedigend und machte ihren Augenarzt völlig sprachlos (siehe 4. Kapitel). In Anbetracht dieser klinischen Erfahrungen musste ich die Möglichkeit in Betracht ziehen, dass die unwillkürlichen Muskeln, die die Form von Marys Augäpfeln und die fokale Länge ihrer Linsen kontrollierten, durch ihre wechselnden psychischen Zustände beeinflusst wurden – eine außergewöhnliche Manifestation einer psycho-physiologischen Störung.

Mary besaß auch keinerlei Erinnerung an ihre wuterfüllten Zustände. Sie erinnerte sich nicht an das, was gesagt wurde, und nicht einmal an den Zustand an sich. Viele Monate lang war ihr die verlorene Zeit überhaupt nicht bewusst. Stattdessen wunderte sie sich darüber, dass die Sitzung scheinbar so schnell zu Ende war, und versuchte, ihre Verwirrung zu verbergen, um das Geheimnis ihrer getrennten Selbste nicht zu verraten – ein Geheimnis, das sie offenkundig vor allem vor sich selbst zu verbergen versuchte. Ihre Neugier auf die innere Spaltung anzuregen war ungemein schwierig, da sie eine blasierte Gleichgültigkeit zur Schau trug, die durchaus an die von Freud (1915e) beschriebene »belle indifférence« der Hysterikerinnen erinnerte.

Wie Breuer (1895) in seiner berühmten Studie über Anna O.berichtet, war das erste Symptom, das durch die »Redekur« geheilt werden konnte, die Unfähigkeit der Patientin, Wasser zu trinken. Auch wenn anzunehmen ist, dass Übertragungsfaktoren und tiefere traumatische Erlebnisse im Spiel waren (Britton, 1999), brachte Breuer diese Störung mit dem Abscheu in Verbindung, der die Patientin überkam, als sie den Hund ihrer Gouvernante aus einem Glas trinken sah. Dies wiederum hing mit der tödlich verlaufenden Tuberkuloseerkrankung ihres Vaters und mit seinem Auswurf zusammen. Anna O.s Ekel angesichts des aus dem Glas trinkenden Hundes war so überwältigend, dass ihre Psyche sich nur durch eine drastische, disruptive Lösung zu helfen wusste – eine Spaltung des Bewusstseins. In ihrer gemeinsam verfassten, später von Breuer wiederholten, von Freud hingegen verworfenen »Vorläufigen Mitteilung« schrieben die beiden Autoren, »*jene Spaltung des Bewusstseins*, die bei den bekannten klassischen Fällen als *double conscience* so auffällig ist, *bestehe in rudimentärer Weise bei jeder Hysterie*« (Freud, 1893a S. 91). Auch Jones (1984 [1953]) war so beeindruckt, dass er Anna O. als einen »Fall von doppelter Persönlichkeit« (S. 266) bezeichnete, obwohl die hysterischen Konversionssymptome offenkundig wesentlich interessanter und vielleicht auch besser mit Freuds Formulierung vereinbar waren als das Problem der doppelten Persönlichkeit. In der Tat bekannte Freud (1895d): »Meiner eigenen Erfahrung ist merkwürdigerweise keine echte Hypnoidhysterie begegnet; was ich in Angriff nahm, verwandelte sich in Abwehrhysterie« (S. 289).

Erst nach mehrjähriger Behandlung meiner Patientin Mary erfuhr ich ein bezeichnendes Detail: Auch sie hatte eine enge Beziehung zu Hunden, wenngleich ein wesentlich intimeres als Anna O. (Escoll, 2005, hat die Rolle von Hunden in den Fallgeschichten weiterer Patienten hervorragend dokumentiert.) Hatte der bloße Anblick eines Wasser schleckenden Hundes Anna O.s Zustandswechsel getriggert, so erinnerte sich Mary schließlich daran, wie sie als Teenager die Zunge eines Hundes instrumentalisiert hatte, indem sie ihn zu ihrem eigenen sexuellen Lustgewinn ihre Körperflüssigkeiten lecken ließ. Als Babysitter in einer Familie, in der ein besonders anschmiegsamer Hund lebte, brachte sie dem Tier bei, ihre Vagina zu lecken, bis sie zum Orgasmus kam. An dieser geheimen, schambesetzten sexuellen Praktik hielt sie jahrelang, immer wenn sie die Kinder jener Familie hütete, fest; irgendwann geriet sie in Vergessenheit, bis wir das Auftreten ihrer Absencen zu erkennen begannen. Während sich Anna O. den *Studien* zufolge erholte, nachdem sich die Erinnerung wiedereingestellt hatte, ging es Mary immer schlechter, als wir herauszufinden versuchten, wie sie als junges Mädchen überhaupt auf die Idee gekommen war, den Hund zu ihrem Sexualpartner zu machen. Freud (1895d) selbst hat sich bezüglich der Heilwirkung der karthartischen Methode schon früh durchaus skeptisch geäußert. Er verwies auf die komplexe psychische Organisation traumatischer Erinnerungen und pathogener Vorstellungen, die »von mindestens *dreifacher Schichtung*« (S. 291) sei, und beschrieb verschiedene Zonen von Bewusstseinsveränderungen, die gemäß Chronologie, Thema und Wortverbindungen um einen Kern des ursprünglichen Traumas organisiert sind.

Im Falle Marys war das Wiederauftauchen der Erinnerung an den Hund, der ihre Genitalien leckte, tatsächlich nur die Spitze des sprichwörtlichen Eisbergs. Schon früh in der Behandlung hatte sie Störungen in ihrer Herkunftsfamilie angedeutet, deren unheilvolles Ausmaß sich nun immer deutlicher abzeichnete. Diese Erinnerungen stellten sich nach und nach, im Laufe der Zeit und unter Schmerzen ein. Recht häufig betäubte Mary ihre Denk- und Erinnerungsfähigkeit, indem sie Alkohol in erheblichen Mengen konsumierte. Aus ihrer Kindheit berichtete sie, dass ihre Aufgabe in der »Happy Hour« vor dem Abendessen darin bestanden habe, dem Vater Drinks zuzubereiten. Er trank bis zur Besinnungslosigkeit und lieferte Mary und ihre Schwestern auf Gedeih und Verderb der tyrannischen, sadistischen Mutter aus. Offenbar in Identifizierung mit dem alkoholsüchtigen Vater, der sich zurückzog und nicht »wusste«, was vor sich ging, befriedigte auch Mary ihren Wunsch, nicht zu wissen, durch den Alkohol. Was gewusst und erinnert wurde, befand sich abgesondert in dem zorn- und wuterfüllten veränderten Bewusstseinszustand und in einer Reihe weiterer Zustände, die sich einer nach dem anderen zu erkennen gaben.

Breuer und Freud (1895d) beschrieben ursprünglich eine *»Neigung zu dieser Dissoziation und damit zum Auftreten abnormer Bewusstseinszustände, die wir als ›hypnoide‹ zusammenfassen wollen«* (S. 91). Sie erwies sich den Autoren als »das Grundphänomen« (S. 91) der Hysterie. An ebendiesem Punkt seiner Theoriebildung hatte Freud jedoch Schwierigkeiten, Breuers Annahme der pathogenen Wirkungen traumatischer Ereignisse, die in autohypnotischen, selbsthypnotischen oder hypnoiden Zuständen auftreten, und/oder traumatischer Ereignisse, die zum Verursacher hypnoider Zustände werden, mit seiner eigenen Annahme verdrängter Sexualtriebe als zugrunde liegende Ätiologie der Hysterie zu vereinbaren. In Marys und in Anna O.s Fall legten immer mehr klinische Beobachtungen die Vermutung nahe, dass sowohl hysterische visuelle Symptome als auch hypnoide Zustände mit der Amnesie einhergingen. Die Rolle des frühen Traumas war in Marys Behandlung noch nicht abgeklärt; klar geworden aber war die Bedeutsamkeit unbewusster sexueller Strebungen, denn die Patientin hatte ursprünglich um Therapie nachgesucht, weil die verführerischen Avancen einer älteren Frau sie in homosexuelle Panik versetzt und Schuldgefühle und Suizidgedanken in ihr ausgelöst hatten.

Das dramatische Ereignis, das die scheinbar voneinander abgetrennten Selbste in helles Licht rückte, trat ein, als Mary sich mit einer Rasierklinge schnitt, die in einem Bucheinband versteckt gewesen war. Ohne in ihrem gewöhnlichen Bewusstseinszustand (in der »herrschenden Vorstellungsmasse«) darum zu wissen, hatte sie die Rasierklinge in einer *condition seconde*, einem zweiten Bewusstseinszustand (Freud, 1895d S. 95], an einem geheimen Ort verborgen, wo man sie nur wiederfinden konnte, wenn man sie gezielt dort suchte. Die Rasierklinge hatte sich schon mehrere Tage lang in dem Bucheinband befunden, bevor Marys Alter Ego in einem Moment der Verzweiflung genügend Kraft aufbrachte, um das Bewusstsein zu besetzen, die Kontrolle zu »übernehmen« und die Tat auszuführen. Als sie entdeckt wurde, stellte sich die Patientin ganz ruhig und gelassen als Priscilla vor und schilderte den Zwischenfall in der dritten Person. »Sie« habe sich alle erdenkliche Mühe gegeben, um die Blutung zu stoppen; andeutungsweise erwähnte sie eine abgetrennte, destruktive innere Einflusskraft, die praktisch unkontrollierbar war. Dieser destruktive Einfluss, den wir schließlich unter dem Namen Ralph kennenlernten, war die einzige Persönlichkeit, die nicht auf die Brille angewiesen und »seiner« eigenen Ansicht nach auch in keinerlei Hinsicht therapiebedürftig war.

Im Laufe der Zeit kamen eine ganze Reihe verschiedener Personifizierungen ans Licht. So gab es Zeiten, in denen die Patientin von einer mysteriösen akustischen Halluzination gequält wurde, der Stimme eines verängstigten kleinen Jungen, der sagte: »Gott will mich töten!« Begleitet wurde diese Halluzination gewöhnlich von Agitiertheit und Verwirrung. Sie lenkte Marys Aufmerksamkeit nach innen und veranlasste sie, dem wiederholten Hilfsappell zuzuhören. Die Stimme gehörte dem kleinen Timmy, der in ihrem Innern gefangen und überzeugt war, dass »er« vernichtet werden würde, wenn die Patientin nicht aufhörte zu sprechen. Eine andere Einflusskraft, die Mary zu verstummen zwang, war Flora, eine ältere Frau. Sie verkörperte einen Zensor und schnürte der Patientin so lange die Kehle zu, bis diese nach Luft schnappte. Diese beiden »Anderen«, die ein Symptom bzw. eine Hemmung repräsentierten, verwehrten es Mary erfolgreich, ihre Assoziationen in Worte zu fassen. Später wurde uns auch klar, dass sie die Patientin davon abhielten, Geheimnisse zu offenbaren, die ihre Beziehung zu ihrer Mutter betrafen. Abgesehen von diesen Personifizierungen gab es mehrere junge Mädchen, die vor Traurigkeit, Angst und Schmerz weinten und die zunächst nur von Mary in ihrem Innern gehört werden konnten, sich schließlich aber auch in der Außenwelt vernehmen ließen, wenn sie sich des Bewusstseins bemächtigten und sich direkt an mich wandten. Zudem gab es einen »durchsichtigen Kerl«, der wie ein psychisches Prisma funktionierte und Energie auf Mary oder Ralph lenkte. Wurde Ralph von dem »durchsichtigen Kerl« gestärkt, wuchsen seine Wut und seine Kraft, und er übernahm erneut die Kontrolle.

Diese verwirrende Phalanx anderer »Persönlichkeiten« – sowie zahlreicher weiterer, die gelegentlich flüchtig in Erscheinung traten – schien Marys Psyche zu bevölkern und mannigfaltige Funktionen zu erfüllen. Auf einer bestimmten Ebene repräsentierten die mit je eigenen Biographien und innerer Kohärenz ausgestatteten »Persönlichkeiten« den intrapsychischen Konflikt der Patientin, der von ihr als interpersonaler Konflikt zwischen den verschiedenen Beteiligten erlebt wurde. Sie bildeten eine Mehrzweckstruktur und konnten den Eindruck einer Kontinuität des Gesamtselbst vermitteln, die als Abwehr gegen das mit Separations- und Vernichtungsangst zusammenhängende Fehlen der Selbst- und Objektkonstanz gerichtet war. All diese »Persönlichkeiten« waren Träger widersprüchlicher Ansichten, Affekte, Phantasien, Triebe und Ich-Fähigkeiten. So konnte beispielsweise Mary als einzige Auto fahren, während Ralph und Mary gleichermaßen gut, aber in der Regel unterschiedliche Sujets, malten. Raph malte blutige, grausame Gewaltszenen, die Mary so sehr einschüchterten, dass sie das Malen schließlich aus Angst, dass Ralph ihr ohnehin jedes Projekt aus der Hand nehmen würde, ganz aufgab. Sobald sie ihre tiefen, unbewussten Schwierigkeiten externalisierte und auf die Leinwand brächte, würde das Bild »gegen sie arbeiten« und sie unausgesetzt quälen. Weil Marys künstlerische Assoziationen wie eine unwillkommene, zur Unzeit angebotene und deshalb potentiell überwältigende Deutung wirkten, die den Widerstand fördert, wurden sie blockiert. Mehr als zehn Jahre lang ließ sie das Malen ganz bleiben.

In seinem Anspruch, »den Körper zu übernehmen«, gab sich Ralph der quasi wahnhaften Vorstellung hin, dass er Mary töten müsse, um siegreich und frei zu sein und tun zu können, was immer er wollte. *Was* er wollte, war eine Geschlechtsumwandlung. »Er« hielt sich für einen Mann, der im Körper einer Frau gefangen war, und so war die Patientin einem transsexuellen Konflikt zwischen Mary und Ralph ausgesetzt. Beide kämpften um das Schicksal der geschlechtlichen Anatomie des Körpers. Bekäme Ralph seinen Willen, würde er die Brüste entweder selbst abschneiden oder, sollte er genügend Geld haben, durch einen Chirurgen entfernen, dann die Vagina verschließen und einen Penis formen lassen. Die Patientin suchte nach Möglichkeiten, männliche Hormone injiziert zu bekommen, um die Gesichtsbehaarung zu verstärken und die Geschlechtsumwandlung zu beschleunigen. Sie schloss sich auch einer Organisation von Transgender-Menschen an, von denen sie sich Unterstützung in diesem Prozess erhoffte. Sie verkündete sogar den Menschen ihrer Gemeinde, dass sie fortan »Phillip« heiße. Dies war der Name eines Jungen im Latenzalter, der sich in der Pubertät in ihr tiefes Inneres zurückgezogen hatte und den sie weiterhin in sich wahrnahm.

Damals, als sich Brüste entwickelten, die Menstruation einsetzte und Mary zur Frau wurde, hatte »er« diese Realität nicht ertragen können. So kam es zu einer Spaltung im Ich der Patientin, analog dem zuvor beschriebenen Mechanismus, den Freud mit dem Fetischismus in Verbindung brachte. In ihrer Sehnsucht, in eine weniger konfliktträchtige Zeit zurückzukehren, hoffte die Patientin, ihre sexuelle Entwicklung rückgängig machen und dann zum Mann werden zu können. Allerdings war ihre Sexualität noch komplizierter, denn ihre verschiedenen Selbste bevorzugten offensichtlich verschiedene Formen sexueller Aktivität. Zum Beispiel hatte Mary eine feste lesbische Beziehung, in der sie die eher passive Sexualpartnerin einer aggressiven und fordernden Geliebten war. Ralph hingegen hasste diese Partnerin und hatte sie mehrmals zu erdrosseln versucht. Er selbst wies starke sadomasochistische erotische Neigungen auf. Außerordentlich erregend war für ihn die Übertragungsphantasie, das Glas in einem meiner gerahmten Bilder zu zerschlagen, sich mit einer Scherbe in der Hand auf mich zu stürzen, mir die Kehle aufzuschlitzen, den Penis abzuschneiden und dabei einen Orgasmus zu haben. Die perverse Sexualität in Form von bisexuellem Sadomasochismus, Transsexualität und Sodomie war also offenbar an getrennte Ich-Zustände gebunden. Die Patientin schilderte auch den Drang, kleine Kinder zu stalken, lebte ihn aber nicht aus. Anscheinend war nichts intensiver als ihr tiefes Verlangen, ein Mann zu sein. Dieses Bedürfnis ging mit einem solchen Maß an Kummer, Verzweiflung, internalisierter Aggression und Scham einher, dass der Kampf um die Beherrschung und das geschlechtliche Schicksal des Körpers ihre Suizidalität beherrschte. Die Patientin trug Männerkleidung und steckte sich oft eine zusammengerollte Socke in die Unterhose, damit es so aussah, als habe sie einen Penis.

Manchmal lief sie tagelang mit der Socke im Slip umher, ohne die Unterwäsche zu wechseln. Die Folge waren Harnwegsinfektionen infolge mangelnder Hygiene. Außerdem wurde die Länge ihrer Haare, d.h. ihrer Kopfhaare und der Körperbehaarung, zu einem Schlachtfeld, auf dem Kämpfe, nicht selten auf Leben und Tod, ausgefochten wurden. Nachdem sie eine hohe Überdosis Tabletten genommen hatte und immer wieder ins Koma fiel, bevor sie nach mehreren Tagen mit wiederholtem Erbrechen, das eine Aspirationspneumonie verursacht hatte, um Hilfe nachsuchte, wurde ihre Notsituation sehr ernst genommen. Dass sie sich zunächst stumm zurückgezogen hatte – ein Muster, das auch während der Therapieunterbrechungen und -pausen beobachtet wurde und der erwachsenen Version einer Bindungsstörung des vermeidenden Typs entsprach –, war besonders besorgniserregend. Sobald das Kopfhaar allzu lang wuchs oder sie sich die Unterarme und Beine rasierte, drohte eine schwere Regression. Im Laufe der Zeit gelang es mir, als Mediator in diesen sehr hitzigen »Territorialkämpfen« zu vermitteln.

Erinnerungen an ein Kindheitstrauma wurden geweckt, als Mary das Bild einer Frau betrachtete, die mit weit gespreizten Beinen auf dem Boden saß, vor sich ein junges Mädchen, dessen Haar sie in Zöpfe flocht. Mary rief mich an und sagte, dass sie mir ganz dringend etwas erzählen müsse. Sie verriet, dass ihre Mutter sie, seit sie sich erinnern konnte und im Grunde bis zum heutigen Tag, als Sexualpartnerin und Lustquelle missbraucht habe. Diese verblüffende Enthüllung nahm mit der Zeit und dank Marys Personifizierungen, des Malens, das sie wiederaufnahm, und der Träume, an die sie sich zu erinnern vermochte, konkretere Formen an. Nicht selten schilderte sie Träume, in denen sie als distanzierte Beobachterin zusah, wie ein ihr unbekanntes Kind verletzt und auf bestimmte Weise belästigt wurde. Innerhalb weniger Tage nach dem Traum verfiel sie dann unfreiwillig in einen »hypnoiden« Zustand und wurde selbst zu einem sehr kleinen Kind, das ein traumatisches Erlebnis schilderte oder abreagierte, welches mit dem Geschehen im Traum nahezu identisch war. Allerdings konnte sich die Patientin in ihrem autohypnotischen Zustand ebenso wenig an den Traum erinnern wie umgekehrt. Diese reziproke Amnesie schien die Verbindung zwischen Erinnerung, Traum und Wiedererleben aufzulösen und zu Abwehrzwecken eine Spaltung im Ich aufrechtzuerhalten (siehe 10. Kapitel).

Immer wieder geriet Mary in ihren Träumen unter Wasser, bis sie keine Luft mehr bekam und sich vorstellte, im Wasser fliegen und atmen zu können. Im Anschluss an solche Träume schilderte sie in ihrem dissoziierten Kind-Zustand, dass sie von ihrer Mutter in der Badewanne so lange unter Wasser gedrückt wurde, bis sie das Bewusstsein verlor; dann wieder durchlebte sie erneut den Moment, in dem sie aus dem Wasser herausgezogen wurde, mit brennender Kehle nach

Luft schnappte und sich emotional völlig leer fühlte. Intersubjektiv erlebte ich für sie den Horror, wie abgetötet zu sein und bewusst nichts mehr fühlen zu können. Auch das hysterische Symptom des »verschwommenen Sehens, wie unter Wasser«, hing mit dieser Folter zusammen und besserte sich nach mehreren Wiederholungen der Abreaktionen in der Behandlung. Als wir Marys Kindheit rekonstruierten, erinnerte sie sich daran, dass ihre Mutter sich nackt, mit gespreizten Beinen – wie die Frau auf dem Bild, das sie gesehen hatte – auf ihr Gesicht setzte und dem kleinen Mädchen beibrachte, ihr die Vagina zu lecken, bis sie einen Orgasmus bekam. Dann kippte sie erschöpft zur Seite. Das Kind wusste nichts von sexueller Erregung, Orgasmus oder Menstruation und hatte panische Angst. Doch die Mutter zwang Mary, ihre »Pflicht« zu erfüllen, wann und unter welchen Umständen auch immer es sie danach gelüstete. Andernfalls drohten dem Kind schwere Strafen. In die gefüllte Badewanne geworfen und unter Wasser gedrückt zu werden, bis sie fast ertrank, war offenbar eine dieser teuflischen Methoden, Mary gefügig zu machen und ihren Willen zu brechen, sie in einen Automaten zu verwandeln (Ferenczi, 1967 [1933]) und sexuell zu versklaven.[2] Die Mutter pflegte ihr Tun religiös zu verbrämen und Mary mit ewiger Verdammnis zu drohen, sollte sie irgendjemandem von dieser heimtückischen, abscheulichen Form der Taufe erzählen. Immer wieder bekam das Kind zu hören: »Gott wird dich töten, wenn du darüber sprichst.« Timmys Halluzination »Gott will mich töten« war also der Aufschrei des dissoziierten Kindes in Reaktion auf diese Art der Gehirnwäsche und des Seelenmordes (Shengold, 1989).

Wir gewannen nicht nur Einblick in den traumatischen Ursprung des verschwommenen Sehens und der akustischen Halluzination. Darüber hinaus wurde auch klar, dass Mary dem Hund den Cunnilingus hatte beibringen können, weil sie selbst wie ein Tier darauf abgerichtet worden war, ihn an ihrer Mutter durchzuführen. Zudem zeigte sich, dass das Beinahe-Ertrinken einen veränderten Bewusstseinszustand hervorrief, der vielleicht Ähnlichkeit mit einer Nahtoderfahrung hatte. Er war psychisch eingekapselt worden und hatte zur Bildung eines dissoziierten Kind-Selbst beitragen (I. Brenner, 2001). Während Mary aufwuchs und ein »normales« Leben führen, die Schule besuchen, zur Kirche gehen und

2 Ferenczi (1967 [1933]) hat ungemein wichtige Beiträge zur Spaltung und zum Trauma verfasst. Ein Beispiel ist die folgende Beobachtung: »Häufen sich im Leben des heranwachsenden Menschen die Erschütterungen, so wächst die Zahl und die Varietät der Abspaltungen, und bald wird es einem recht schwer gemacht, den Kontakt mit den Fragmenten, die sich alle wie gesonderte Persönlichkeiten betragen, einander aber meist gar nicht kennen, ohne Konfusion aufrechtzuerhalten« (S. 264).

mit Freundinnen spielen wollte, führte sie gleichzeitig ein geheimes Leben als Sexsklavin ihrer eigenen Mutter. Die Bereiche auseinanderzuhalten kostete sie ihre gesamte psychische Energie. Die Bewusstseinsspaltung und die Spaltung des Ichs nahmen psychotische Dimensionen an, als Mary zu der Überzeugung gelangte, dass die Mutter ihre geheimsten Gedanken las und auch jederzeit wusste, wo sie sich gerade aufhielt. In der Übertragung war die Patientin überzeugt, dass meine Praxis mit unsichtbaren Aufzeichnungs- und Überwachungsgeräten ausgerüstet war, auf die ihre Mutter direkt zugreifen konnte. Sie nahm an, dass ich mit der Mutter unter einer Decke steckte und verhindern wollte, dass ihr psychischer Zustand sich besserte und sie sich aus ihrer Unterjochung befreite. Diese paranoide Tendenz war bisweilen beinahe therapieresistent, da Marys durchlässige Ich-Grenzen (Federn, 2017 [1945]) und ihr massiv gestörtes Körper-Ich solch regelmäßige Regressionen mit diesen zusätzlichen Manifestationen der Ich-Spaltung noch begünstigen. In diesen Phasen existierte sie gleichzeitig in einer Realität, in der ich ihr Analytiker war und ihr zu helfen versuchte, und in einer Realität, in der ich ein mit ihrer Mutter verbündeter Spion war und noch die kleinste Verschiebung meines Sessels zwischen zwei Sitzungen eine geheime Botschaft signalisierte, die sie dechiffrieren musste. Sie wollte ihre Mutter überlisten und ihr gegenüber gleichzeitig loyal bleiben, indem sie von sich selbst nichts preisgab, doch sie wollte auch Hilfe bekommen und die Art ihrer psychischen Beeinträchtigung verstehen.

Was Ralph mit der Mutter zu tun hatte, blieb zunächst ein Rätsel, dessen Lösung uns durch den dramatischen und verstörenden Charakter der Psychopathologie der Patientin und ihrer Identitätsstörung erschwert wurde. Gleichwohl war die Beziehung zwischen der Mutter und ihm ein entscheidendes Puzzleteil. Ganz allmählich begann Ralph sich zu öffnen, bis er uns schließlich bei folgender Rekonstruktion half: Irgendwann nach Marys Adoleszenz und den Veränderungen, die sich in dieser turbulenten Zeit vollziehen, ließ sich die Realität ihrer weiblichen Geschlechtsidentität nur noch durch intensivierte ich-schwächende Spaltungen der Psyche verleugnen. Zugleich nahm die inzestuöse Beziehung zur Mutter ihren Fortgang. Mary stand vierundzwanzig Stunden am Tag und sieben Tage in der Woche »auf Abruf« bereit, um die Mutter befriedigen zu können. Diese nahm keine Rücksicht darauf, was die Patientin gerade machte, sondern rief ihren Namen auf eine ganz bestimmte melodische Weise, die unmissverständlich besagte: »He, Mary, du weißt doch, was du zu tun hast? Jetzt bin ich an der Reihe.« Gehorsam unterbrach Mary, womit auch immer sie sich beschäftigte, um ihrer Mutter in einem quasi entrückten Zustand ins Schlafzimmer zu folgen. Nun lehrte die Mutter sie eine weitere Variante des sexuellen Lustgewinns, das Fisten.

Mary lernte, ihre ganze Hand, einen Finger nach dem anderen, in die Vagina der Mutter zu schieben, eine Faust zu ballen und dann kraftvolle Pumpbewegungen auszuführen, die für sie selbst sehr schmerzhaft waren. Diese Praktik befriedigte den sexuellen Masochismus der Mutter und stimulierte den sexuellen Sadismus der Patientin. Zunächst fand sie das Ansinnen der Mutter derart abstoßend, dass sie nicht fähig war, diese »Pflicht« zu erfüllen. Sie wurde von Angst überwältigt, verfiel noch tiefer in ihre autohypnotische Trance und wechselte in ihren wichtigsten, durch Ralph personifizierten alternativen Bewusstseinszustand. Die Gelegenheit, der Mutter Schmerzen zuzufügen, sich noch intensiver mit der Angreiferin zu identifizieren und die Mutter mit der Faust zu »ficken«, bestätigte Ralph in seiner Überzeugung, ein echter »Motherfucker« zu sein. »Er« nutzte jede Gelegenheit, um seinem Ruf gerecht zu werden, und diese erotisch aufgeladene Grausamkeit wehrte die Verzweiflung ab, die die Patientin überkam, wenn ihr bewusst wurde, dass sie eine menstruierende Frau mit Brüsten und ohne Penis war.

Indem die Faust buchstäblich zum Phallus der Mutter wurde, der mithin keine unbewusste Phantasie oder ein symbolisches Derivat (Lacan, 1982) blieb, diente sie als Penis. Die Wut war »sein«, Ralphs, beherrschender Affekt. »Er« empfand keine Schuldgefühle, und erst viele Jahre später, nachdem die Patientin unzählige Male ihren sadomasochistischen Wunsch ausgedrückt hatte, in einer Blutorgie zu schwelgen, und ich diese Phantasien in meiner eigenen Psyche containt hatte, begann Ralph, bislang verborgene positive Gefühle für mich anzuerkennen. Damit einhergehend konnten ambivalente Gefühle mir gegenüber ohne dissoziatives Spalten und Switchen toleriert werden. Dass Ralph schließlich auch Marys Schuldgefühle und das Entsetzen zu »empfinden« vermochte, das sie wegen des Fistens der Mutter empfand, war ein weiteres Anzeichen für die einsetzende psychische Integration. Wenn Mary »draußen« war, konnte sie darüber hinaus Erinnerungen an diese Erlebnisse mit der Mutter wiederbeleben und mit mir darüber sprechen. Sie stellte diese *détente* zwischen zwei gequälten Selbsten in einem wunderschönen Bild dar, auf dem ihr eigener und Ralphs Körper sowohl mit Brüsten als auch mit einem Penis gemalt waren, einander umarmten und miteinander verschmolzen.

Zusammenfassung und Schluss

Um die Komplexität von Marys Psyche, die dem von Breuer und Freud in den Anfängen der Psychoanalyse beschriebenen »doppelten Bewusstsein« ähnelt, besser zu verstehen, können wir das archaische Konzept der hypnoiden Hysterie noch einmal im Lichte der späteren theoretischen Weiterentwicklungen und der metapsychologischen Verbesserungen des Konzepts der Ich-Spaltung betrachten. Bestimmte traumatische Bedingungen können die kindliche Psyche an der für das psychische – und unter Umständen auch körperliche – Überleben notwendigen Entwicklungsaufgabe, Widersprüche miteinander zu vereinbaren, scheitern lassen; zu diesen traumatischen Bedingungen zählt beispielsweise die Bindung an eine mörderische, sexuelle Gewalt ausübende Mutter. Unter solchen Umständen können die Selbst- und die Objektrepräsentationen miteinander verschmelzen und scheinbar abgetrennte Selbste entstehen lassen, die in autohypnotischen, hypnoiden Zuständen aufrechterhalten werden. Bei solchen Patienten mit dissoziativem Charakter und niedrigem Funktionsniveau (I. Brenner, 1994), die den diagnostischen Kriterien der dissoziativen Identitätsstörung (American Psychiatric Association, 2015 [2013]) entsprechen, treten in der analytischen Arbeit die organisierenden Einflüsse zutage, die offenbar an der Bildung dieser Personifizierungen beteiligt sind und von Fairbairn (2007 [1944]) als eine Variante der üblichen funktionalen Strukturen der Psyche – also des Es, des Ichs und des Über-Ichs – betrachtet wurden. Zu den organisierenden Einflüssen, die die analytische Untersuchung als Grundlage dieser Selbste identifiziert hat, zählen perverse Sexualität, autosymbolische Phänomene in Träumen sowie in hypnoiden und hypnogogischen Zuständen (Silberer, 1909), Nahtoderfahrungen und die allgemeinen spalterischen Folgen der Aggression, die auch Marys Fall demonstrierte. In anderen Fällen dieser Art wurde zudem eine intergenerationelle Weitergabe beschrieben (I. Brenner, 2001). Dieses einzigartige idiosynkratische Ensemble von Repräsentationen besitzt Überlebenswert und kann es den Betroffenen ermöglichen, trotz massiver Störungen in zwischenmenschlichen Beziehungen ein sehr hohes Funktionsniveau aufrechtzuerhalten (Oxnam, 2005).

Das ursprünglich von Freud (1915e) formulierte Prinzip, demzufolge die unlustvollen oder »bösen« Selbst- und Objektrepräsentationen externalisiert werden und die »guten« Selbst- und Objektrepräsentationen internalisiert bleiben, besitzt zwar nach wie vor Gültigkeit, doch lässt sich unter Umständen eine Pseudoexternalisierung und Verschiebung auf die inneren, dissoziierten Selbste als zusätzlicher »Bestandteil« dieser Strukturen beobachten. Zudem trägt die amnestische autohypnotische Barriere zu den unverwechselbaren Charakteristika bei, die ihre Verkapselung verstärken und sie eigenständiger machen als die widersprüchlichen Selbste, die durch Verleugnung und durch die von Kohut (1973 [1971]) beschriebene vertikale Spaltung voneinander getrennt werden.

Weil hierbei nicht nur verschiedene Ich-Funktionen, sondern auch Triebabkömmlinge aus dem Es sowie Über-Ich-Verbote und –Strebungen operieren, können wir diese Personifizierungen auch als »pathologische intersystemische Unterorganisationen« betrachten. Für dieses – ursprünglich von Schafer (1968) beschriebene – Konzept plädieren auch Lichtenberg und Slap (1973). Sie vertreten die Auffassung, dass die Bezeichnung »pathologische intersystemische Unterorganisation« für widersprüchliche psychische Gruppierungen, beispielsweise den Fetischismus, präziser sei als der Begriff »Spaltung des Ichs« (S. 784).

Indem Lichtenberg und Slap (1973) den Freud'schen Begriff »Spaltung« ihrerseits in vier Kategorien zerlegen (nämlich in ein allgemeines Entwicklungsprinzip, eine infantile Organisation psychischer Inhalte, eine Abwehr und eine Möglichkeit, widersprüchliche psychische Gruppierungen aufrechtzuerhalten), plädieren sie für eine *restriktive* Verwendung von »Spaltung«, um der Sprachverwirrung (Ferenczi (1967 [1933)] vorzubeugen, an der unsere Theoriebildung krankt. Sie empfehlen, den Terminus »Spaltung« der im frühkindlichen Leben herrschenden Tendenz vorzubehalten, auf der Grundlage der frühesten Erfahrung zwei Gruppen von Erinnerungsspuren zu organisieren, und zwar gemäß einer primordialen Qualität des Lustvollen-Guten-Belohnenden bzw. des Unlustvollen-Schlechten-Strafenden (S. 784). Ein solches Vorgehen könnte zwar der Mehrdeutigkeit des Begriffs Abhilfe schaffen, doch würden wir die von Breuer und Freud beschriebene »Spaltung der Psyche«, der man ihre Bedeutsamkeit bis heute nicht abspricht, dadurch noch weiter verunklaren oder womöglich gar in den Mülleimer der Geschichte befördern. Ihr konzeptueller Nachfolger, die »Ich-Spaltung«, hat so viele weitreichende Implikationen, dass ebendiese vielleicht – ironischerweise – seinem Erfolg Abbruch getan hat. Betrachtet vor dem Hintergrund eines aktuellen Fallberichtes, dessen Ähnlichkeit mit der Behandlung Anna O.s unverkennbar ist, kann die Geschichte dieses Konzepts uns möglicherweise dabei helfen, den Begriff erneut in eine historische Perspektive zu rücken und unser Verständnis einiger der größten klinischen Herausforderungen zu vertiefen.

3. Kapitel
Über Dissoziation

»Ich schreibe anders als ich rede, ich rede anders als ich denke, ich denke anders als ich denken soll und so geht es weiter bis ins tiefste Dunkel.«

Franz Kafka, Brief an die Schwester vom 10. Juli, 1914

Einleitung

Man könnte behaupten, dass die Psychoanalyse eine Psychologie des Traumas sei, die sich nach über einem Jahrhundert fruchtbarer Weiterentwicklungen und Exkursionen erneut ihrer Wurzeln besinne. Dies würde jedoch voraussetzen, dass sie die Abwehrfunktion veränderter Bewusstseinszustände tatsächlich zu integrieren vermag. Freud hatte seit seiner frühen Zusammenarbeit mit Breuer und seinen eigenen Schwierigkeiten, die Beteiligung hypnoider Zustände an der Hysterie anzuerkennen, mit den zahllosen psychischen Konsequenzen des Traumas größte Mühe. Angesichts der einschüchternden Wirkung des »Eckpfeilers« der Verdrängung passen wir unsere klinischen Beobachtungen weiterhin einer Theorie an, in die sie sich nicht immer nahtlos fügen und die den zutage tretenden dissoziativen Phänomenen oft genug nicht Rechnung trägt.

In diesem Kapitel zeichne ich die Entwicklung des psychoanalytischen Theoretisierens über die Dissoziation und verwandte Phänomene sowie über die Dissoziation im Alltagsleben nach; ich erläutere den Zusammenhang von Bindung und Dissoziation, die Dissoziation bei Traumatisierungen im Erwachsenenalter und die Dissoziation bei schwerem frühen Trauma, die mit der dissoziativen Identitätsstörung (DID) einhergeht – eine Störung, die man früher als multiple Persönlichkeit bezeichnet hat.

In ihren mittlerweile legendären *Studien über Hysterie* beschrieben Freud und Breuer eine »Spaltung des Bewußtseins« (Freud 1895d), S. 91, S. 182) oder »Bewußtseinsspaltung (S. 122), die eine Abtrennung psychischer Inhalte von der »herrschenden Vorstellungsmasse des Ich« (S. 174) bewirkt. Diese

Beschreibung wies auf das Verdrängungskonzept voraus. Freud sprach auch von einer »Spaltung der Psyche« (S. 284), die durch die Koexistenz bewusster und unbewusster Vorstellungen charakterisiert ist. Diese Beobachtung war vor allem deshalb so faszinierend, weil die Patientin zwischen verschiedenen psychischen Zuständen wechseln konnte. Sie führte Gespräche, zeigte kontrolliertes Verhalten und unterhielt Beziehungen, um dann im nächsten Augenblick in einen anderen Zustand zu verfallen, in dem sie sich an nichts Vorangegangenes mehr erinnerte. Breuer hat all dies in seinem Bericht über Anna O. geschildert, deren »clouds« und düstere Stimmung, Agitiertheit und hysterische Symptome ebenso plötzlich wieder verschwinden und ihrem üblichen Selbst weichen konnten, das daraufhin von ihrem schwergestörten Selbst keinerlei Kenntnis hatte. Diese schwerkranke, todunglückliche junge Frau, die mit dem körperlichen Verfall und dem Tod des geliebten Vaters völlig überfordert war, benötigte nicht nur hohe Dosen Chloralhydrat, sondern war auch auf die »Redekur« – ein Begriff, den sie selbst prägte – angewiesen. Die Psychoanalyse wurde geboren, als sich die »Abwehr« zweifelsfrei als »Motiv« der Bewusstseinsspaltung erwies (Freud 1895d, S. 233). (Gleichwohl sollte es noch beinahe 100 Jahre dauern, bis man über die Kombination der Psychoanalyse mit der Pharmakotherapie, der Anna O. ebenfalls den Weg bahnte, ernsthaft zu diskutieren begann.)

Wie im 2. Kapitel erwähnt, erkannte Freud (1910a) schon früh, dass »widerstreitende Seelenkräfte« (S. 23) die Psyche aus dynamischen Gründen spalten können, das heißt, dass die Spaltung entgegen Janets Vermutung keine konstitutionellen oder biologischen Ursachen hat. Allerdings hat Freud auf dem Gebiet der Dissoziation, Hysterie und des Traumas eine Menge an unerledigter Arbeit hinterlassen, weil er eine andere Richtung einschlug, als er sich die Ausformulierung seiner Überlegungen zur Verdrängung sowie zur Triebtheorie und zum Strukturmodell vornahm. Die frühere Theorie einer »Spaltung der Psyche« geriet darüber entweder ganz in Vergessenheit oder wurde unter das spätere, weitreichende Konzept der Spaltung im Ich subsumiert.

Offensichtlich aber war Freud selbst mit dieser Entwicklung nicht restlos zufrieden. Er erwähnt das Thema, legte es aber ohne überzeugende Erklärung ad acta. In *Das Unbehagen in der Kultur* (Freud, 1930a) erwähnt er

> »Fälle, in denen uns Teile des eigenen Körpers, ja Stücke des eigenen Seelenlebens, Wahrnehmungen, Gedanken, Gefühle wie fremd und dem Ich nicht zugehörig erscheinen« (S. 423f.).

Und weiter heißt es:

> »Im Falle äußerster Leidmöglichkeit werden auch bestimmte seelische Schutzvorrichtungen in Tätigkeit versetzt. Es scheint mir unfruchtbar, diese Seite des Problems weiter zu verfolgen« (S. 448)!!!

Das dynamische Unbewusste: verdrängt oder dissoziiert?

In *Zur Psychopathologie des Alltagslebens* erläutert Freud (1901b) die Beteiligung unbewusster Vorgänge an den jedermann bekannten Phänomen des Vergessens von Namen, Worten und Wortfolgen oder deren Ersetzung durch andere, gleichfalls dynamisch bedeutsame Substitute. Das von ihm beschriebene »Versprechen« hat es als »Freud'scher Versprecher« zu erheblicher Bekanntheit gebracht. Auch »Verschreibungen« und andere Fehlhandlungen sind Beispiele für die unzähligen Beeinträchtigungen unseres bewussten Denkens durch innere Zwänge. Dass solche »Fehler« unbewussten Ursprungs sind und die Verdrängung der ihnen zugrundeliegende Abwehrmechanismus ist, gilt mittlerweile als dermaßen selbstverständlich, dass sich in der Literatur auffällig wenige Beiträge finden, die speziell den Parapraxen gewidmet sind (Kelman, 1975a; Mintz, 1975; Szalai, 1934). Auch Lehrbücher zur psychoanalytischen Behandlungstechnik haben im Großen und Ganzen kaum etwas zu diesem Thema zu sagen (Fenichel, 2014 [1945]; Glover, 1955; Greenson, 1973 [1967]; Nunberg, 1971 [1932]. Allerdings wies Anna Freud (1987 [1936]) darauf hin, dass Versuche, eine Fehlhandlung zu deuten, häufig misslingen und den Patienten sogar ablenken können. Wir haben es also mit der Paradoxie zu tun, dass eine allgegenwärtige, allgemein bekannte Facette des unbewussten Seelenlebens zu den überzeugendsten Beweisen seiner Existenz zählt, uns aber kaum zugänglich ist. Freilich würde man diese Unzugänglichkeit vermutlich auf die »Tiefe« der Verdrängung zurückführen.

In der frühen Behandlungsphase setzen sich Analysanden über Fehlhandlungen gern hinweg, selbst wenn der Analytiker sie darauf aufmerksam macht – sie haben nicht gehört, dass sie sich versprochen haben, können sich nicht daran erinnern, interessieren sich nicht dafür und glauben gar, der Analytiker habe sich verhört. Diese Verneinung (Freud, 1925j) kann so stark sein, dass der Analysand alles tut, um eine Untersuchung zu verhindern. Wenn er aber im Laufe der Zeit dem Analytiker zu vertrauen lernt und seine Fehlhandlungen schließlich auch ohne dessen Hilfe einsieht und selbständig zu analysieren beginnt, ist dies ist ein gutes Zeichen. Bei hartnäckigem Widerstand und ausbleibendem Fortschritt ist jedoch an eine Abwehr zu denken, die über die Verdrängung hinausgeht und größere Ähnlichkeit mit einer Minitrance aufweist, weil der Patient, wenn auch nur kurz, ohne sein beobachtendes Ich spricht und sich dessen, was er verbal oder gestisch äußert, nicht bewusst ist. Freud (1901b) selbst schrieb, das Verhalten ähnele der »somnambule[n] Sicherheit« (S. 157) – eine Anspielung auf seine in Vergessenheit geratene Beobachtung über Patienten, die auch spontan in eine autohypnotische Trance verfallen können (Freud 1891d, S. 150).

Hinweise auf die Beziehung zwischen Fehlhandlungen und Dissoziationsphänomenen treten in der Praxis unverkennbar zutage. So entwickelte beispielsweise eine suizidale Patientin nach mehrjähriger Behandlung, die eine »Integration« und Selbstkontinuität herbeigeführt hatte, eine Unfallneigung. Ein ums andere Mal unterliefen ihr Fehlhandlungen (I. Brenner, 2001). Ihr durch und durch selbstdestruktives Verhalten, zu dem es in amnestischen, fugue-ähnlichen Zuständen kam, konnte »gezähmt« werden, brach sich aber regelmäßig in Form einer »Psychopathologie des Alltagslebens« Bahn, wenn die Patientin beispielsweise stolperte oder mit Gegenständen kollidierte und sich Prellungen zuzog. Eine klinisch hilfreiche Definition der Dissoziation, die auch frühere Beobachtungen über hypnoide Zustände sowie über die Verdrängung und die Rolle des Traumas berücksichtigt, lautet folgendermaßen:

> »[...] ein durch Autohypnose, verstärkte Verdrängung oder Spaltung zu Abwehrzwecken veränderter Bewusstseinszustand. Er entwickelt sich als primitive, adaptive Reaktion des Ichs auf die Überstimulation durch ein äußeres Trauma, das je nach Grad seiner Integration eine große Bandbreite von Störungen des Wachheitsgrades, der bewussten Wahrnehmung, Erinnerung und Identität nach sich ziehen kann. Die Dissoziation kann sich in ihrer Funktion offensichtlich verändern und später als Abwehr gegen die wahrgenommene innere, von unerträglichen Affekten und Triebstrebungen ausgehende Gefahr eingesetzt werden. Sie kann also eine vorübergehende neurotische Abwehr darstellen oder zur Charaktereigenschaft werden, ja sogar zur vorherrschenden Abwehr avancieren. Der Inhalt der Assoziationen in der Dissoziation ist ebenso wichtig wie der Abwehrzweck, den sie erfüllt, und kann unter Umständen durch Hypnose zugänglich gemacht werden. Er verhält sich gegen die Psychoanalyse jedoch sehr resistent, sofern der Analytiker das Vorliegen der Dissoziation nicht erkennt« (I. Brenner, 1994, S. 840f.).

Mithin könnte es zwischen der Dissoziation und den Fehlhandlungen ein Kontinuum geben, und zwar in dem Sinn, dass Fehlhandlungen gewöhnlich von sehr kurzer Dauer sind und fugue-ähnliche Zustände längere Zeit persistieren.

Wenn die zeitliche Dauer das wesentliche Unterscheidungsmoment ist, haben sie vielleicht mehr gemeinsam, als man gemeinhin vermutet. Deshalb erscheint es mir sinnvoll, noch einmal zu rekapitulieren, was uns über die Fähigkeit bekannt ist, psychischen Inhalt durch veränderte defensive Bewusstseinszustände, die der Bildung der Verdrängungsschranke beim kleinen Kind vorausgehen, aus dem Gewahrsein auszuschließen.

Eine pathologische Entwicklungslinie

Die Verschlafenheit des Neugeborenen und die Trennung zwischen wacher Aufmerksamkeit und Schlafzustand bilden laut Winnicott (1945) die natürliche Grundlage der Dissoziation, während das motivierte Vergessen gewöhnlich nicht vor Ende des dritten Lebensjahres beobachtet wird. Die Dissoziation könnte der Vorläufer der Verdrängung sein – vielleicht ohne jemals vollständig durch diese ersetzt zu werden. Desorganisierte Bindungsmuster (Main & Solomon, 1990) und ihr Zusammenhang mit späteren Verhaltensschwierigkeiten und Dissoziationsproblemen (Main, 1993; Ogawa, Srolfe, Weinfield, Carlson & Egeland, 1997) sind insofern wichtig, als zu den Anzeichen eines solchen Musters auch das Erstarren oder Freezing zählen, eine orientierungslose Aktivität, Herumwandern, Angst und abrupte Affektschwankungen. Als ein Zwei-Personen-Modell von Konflikt, Symptom und Abwehr könnte ein solches Bindungsmuster dem »ungedachten Bekannten« (Bollas, 1997 [1987]) zugrunde liegen, das heißt, einem impliziten enaktiven Verhalten, das der Symbolisierung und der expliziten Erinnerung vorausgeht (Lyons-Ruth, 1999; D.N. Stern et al., 2002 [1998]). Aus diesem Grund könnten ein solcher »internalisierter Dialog als Abwehr« sowie das Vermeiden des Blickkontakts durch den überstimulierten Säugling, »der anderswohin schaut«, Vorläufer sein.

Damit der Säugling ein kontinuierliches Selbstgefühl entwickeln kann, muss ihm die Mutter eine kontinuierliche Erfahrung der Intimität vermitteln (Bach, 2001). »Wissen und nicht wissen« (Laub & Auerhahn, 1993) beginnt möglicherweise mit dem Bedürfnis einer verstörten, dissoziogenen Mutter, Wissen über sich selbst zu verleugnen; diese Einstellung beeinträchtigt ihre Fähigkeit, ihren Säugling kennenzulernen, der infolgedessen nicht wirklich erfahren kann, wer er ist. Unter dem relationalen Blickwinkel betrachtet, ist die Dissoziation eine ubiquitäre interpersonale Abwehr des Undenkbaren, das von der primären Betreuungsperson nicht angemessen anerkannt wurde (Bromberg, 1994). Gefördert wird die Entwicklung eines dissoziativen psychischen Zustands durch eine von Verleugnung und Misshandlung und/oder Missbrauch geprägte Atmosphäre, das heißt, durch

> »widersprüchliche Dialogbemühungen des desorganisiert gebundenen Kindes, das sich der Mutter annähert und ihr gleichzeitig ausweicht, sowie durch die Unfähigkeit der misshandelnden Mutter, dem Kind in einem kollaborativen Austausch dabei zu helfen, die widersprüchlichen Aspekte seines Erlebens zu integrieren« (Lyons-Ruth, 2003, S. 901).

Selbst in weniger traumatischen Settings kommt dem Bedürfnis der Mutter, von der Verzweiflung ihres Kindes nichts wissen zu wollen, als dynamischem Faktor zentrale Bedeutung zu.

In der Arbeit mit Erwachsenen beobachten Kliniker, die mit der schweren dissoziativen Pathologie vertraut sind, oft eine schwere, extensive Amnesie, die nicht nur die ersten Lebensjahre betrifft, sondern auch Ereignisse in der Latenz und Adoleszenz. Häufig ist die Kontinuität des Selbsterlebens in solchen Fällen durch verstörende Erinnerungslücken beeinträchtigt. Diese »Gedächtnislakunen« können so verstörend sein, dass der Patient sie zu bagatellisieren oder zu verschleiern versucht, indem er konfabuliert oder seinen Alkohol- oder Drogenkonsum, der das Problem freilich zusätzlich verschärft, als Ursache geltend macht. Sobald die Behandlung in Gang kommt, stellt sich nicht selten heraus, dass eine ungewöhnlich dichte »Verdrängungsschranke« vorliegt, die aber paradoxerweise durch Hypnose leicht durchbrochen werden kann (I. Brenner, 2001, 2004).

Offenbar bereitet eine extrem gestörte frühe Mutter-Kind-Beziehung die Bühne für fortgesetzte Probleme, die das Kind nur mithilfe außergewöhnlicher Maßnahmen psychisch überleben kann. Zu beobachten sind hier auch Bindungsstörungen des vermeidenden Typs: das Kind dissoziiert seine Bedürfnisse und scheint das Kommen und Gehen der Mutter kaum oder gar nicht zur Kenntnis zu nehmen.

Diskontinuität des Selbst

Wenn die Dissoziation damit zusammenhängt, dass die Mutter dem psychischen Zustand des Kindes konsequent keine Bedeutung zuschreibt (Whitmer, 2001), ist das Kennenlernen des Selbst beeinträchtigt, weil das eigene Erleben nicht angemessen repräsentiert wird. Infolgedessen gibt es kaum innere Kontinuität oder

Selbstkonstanz, und man ist darauf angewiesen, dass andere das eigene Selbst definieren. Die mit der dissoziativen Identitätsstörung (DIS) einhergehenden Störungen verweisen daher, folgt man Daniel N. Sterns (1992 [1985]) Modell, auf eine Beeinträchtigung der Entwicklung des Kern-Selbst, und zwar insbesondere in den Bereichen der Kohäsion, Kontinuität und Urheberschaft des Selbst. Sensorische Reize werden unter Umständen auf der bewussten Ebene zutreffend wahrgenommen, doch das Verständnis ihrer Bedeutung würde den Beitrag einer anderen Person voraussetzen, weil das Erleben noch unsymbolisiert (Ogden, 1986), unformuliert (D.B. Stern, 1997) und unrepräsentiert (Fonagy & Target, 1996) ist. Ohne diese Hilfestellung entwickelt sich die Tendenz, die eigenen Sinneswahrnehmungen der Realität eines Anderen unterzuordnen, um sehr schmerzliche somatische und psychische Zustände nicht wahrnehmen zu müssen: eine sogenannte »Verdrängung by proxy« oder »Verdrängung durch Stellvertretung« (Whitmer, 2001, S. 816).

Die »Illusion einer autonomen Psyche« (ebd., S. 817) nimmt in Verbindung mit der DIS extreme Dimensionen an, da die scheinbar separaten Selbste ihre Existenz gegenseitig verleugnen oder tatsächlich keine Kenntnis voneinander haben. Es kommt aber auch vor, dass sie einander buchstäblich bis zum Tod bekämpfen, um die ausschließliche Kontrolle über den Körper zu erlangen (I. Brenner, 2001, 2004). Hier liegen nicht nur Störungen im Kern-Selbst vor, sondern auch im intersubjektiven Selbst sowie – in drastischem Maße – im narrativen Selbst (D.N. Stern, 1992 [1985]). Diese Selbste weisen unter Umständen je eigene, unterschiedliche Biographien auf.

Die DIS ist also nicht nur symptomatisch für den »dissoziativen Charakter mit niedrigem Funktionsniveau«, sondern bildet eine Störung des Selbst, die durch ein generelles Fehlen der Selbstkonstanz gekennzeichnet ist. Die fehlende Selbstkonstanz wird jedoch durch einen ganzen Kader scheinbar getrennter Selbste mit je eigener Kohäsion verdeckt. Die Vulnerabilität für sadomasochistische Ausbeutung lässt sich häufig an den verängstigten Kind-Selbsten – hochkomplexen intrapsychischen Strukturen, die als Kompromissbildungen dienen – beobachten (C. Brenner, 1982). Solche Patienten rekurrieren auf eine pseudoexternalisierte Verschiebung, das heißt, sie verleugnen ihre Triebstrebungen, verbannen sie aus dem bewussten Gewahrsein und schreiben sie jemand anderem zu: jedoch keiner Person in der Außenwelt, sondern einem »inneren« Selbst (I. Brenner, 2001). Diese Abwehr zu bearbeiten, wann immer sie in der Übertragung auftaucht, ist ein entscheidender Bestandteil der Behandlung und bezieht veränderte Zustände, Amnesien, traumatische Erinnerungen und die pathognomische Entwicklung der dissoziierten Selbste ein. Da diese einen gewissen Grad an sekundärer Autonomie erlangt haben, können sie vom Patienten aktiviert werden, wenn er die Flucht vor dem Hier und Jetzt ergreifen möchte; sie können aber auch spontan infolge der Angst im Hier und Jetzt auftauchen. Stellt das »Switchen« von einem Selbst zum anderen eine Reaktion auf Angst in der Übertragung dar, gibt es dem Analytiker Gelegenheit, diese scheinbar bizarre Symptom-Abwehr-Konstellation zu bearbeiten.

Das Getrennthalten, z. B. durch Spaltung, kann angstlindernd wirken, indem es das »gute Selbst« oder das »gute Objekt« auf Kosten einer kohärenten Identität »schützt«. Zudem können die wohlbekannten Symbolisierungsschwierigkeiten (Bass, 1997; Bollas, 1989; Grubrich-Simitis, 1984; Levine, 1990; Ogden, 1986), die mit der DIS einhergehen, in bestimmten Selbsten verkapselt sein, während andere Selbste außerordentlich kreativ und zu hochabstraktem Denken fähig sind. Solche Personifizierungen werden defensiv durch eine Schranke geschützt, die mithilfe autohypnotischer Amnesie und Analgesie zusätzlich verstärkt wird. Eine solche Absonderung oder Isolierung getrennter Selbste steht einer normativen Entwicklung anderer Bereiche der Psyche nicht unbedingt entgegen (Wholey, 1926) und kann unter Umständen sogar den Ausbruch einer Psychose verhindern (Kramer, 1993). Diese Barriere fungiert offenbar als eine sehr wirkungsvolle Verdrängungsschranke, die auf die üblichen therapeutischen Interventionen kaum anspricht. Deshalb ist es von entscheidender Bedeutung, dass der Therapeut ein Behandlungsbündnis mit dem Patienten in all seinen psychischen Zuständen aufbauen und sich in seine von wechselnden Selbsten bevölkerte psychische Realität einfühlen kann.

Phänomenologie der dissoziativen Identitätsstörung (DIS)

Keine andere Störung wurde in der Geschichte der Psychologie derart hartnäckig missverstanden und diffamiert wie die dissoziative Identitätsstörung (DIS). Heute wie schon vor mehr als sechzig Jahren gilt, dass sich die »Gläubigen« in zwei Lager teilen, nämlich in die Naiven und in solche, die mit den betroffenen Patienten tatsächlich zu tun haben (Taylor & Martin, 1944).

Das *DSM-5* (American Psychiatric Association, 2015 [2013]) beschreibt die diagnostischen Kriterien der DIS wie folgt:

> »A. Störung der Identität, die durch zwei oder mehr unterscheidbare Persönlichkeitszustände gekennzeichnet ist und die in einigen Kulturen auch als das Erleben von Besessenheit beschrieben wird. Die Störung der Identität um-

fasst eine deutliche Diskontinuität des Bewusstseins des eigenen Selbst und des Bewusstseins des eigenen Handelns, begleitet von damit verbundenen Veränderungen des Affekts, des Verhaltens, des Bewusstseins, des Gedächtnisses, der Wahrnehmung, des Denkens und/oder sensorisch-motorischer Funktionen. Diese Merkmale und Symptome können von anderen beobachtet oder von der Person selbst berichtet werden.

B. Wiederkehrende Lücken bei der Erinnerung alltäglicher Ereignisse, wichtiger persönlicher Informationen und/oder traumatischer Ereignisse, die nicht als gewöhnliche Vergesslichkeit zu werten sind.

C. Die Symptome verursachen in klinisch bedeutsamer Weise Leiden oder Beeinträchtigungen in sozialen, beruflichen oder anderen wichtigen Funktionsbereichen.

D. Das Störungsbild ist nicht normaler Bestandteil breit akzeptierter kultureller oder religiöser Praktiken. *Beachte:* Bei Kindern können die Symptome nicht besser durch imaginierte Spielkameraden oder andere Fantasiespiele erklärt werden.

E. Die Symptome sind nicht Folge der physiologischen Wirkung einer Substanz (z.B. Blackout oder ungeordnetes Verhalten während einer Alkoholintoxikation) oder eines medizinischen Krankheitsfaktors (z.B. komplex-partielle Anfälle)« (S. 181).

Im Gegensatz zum *DSM-5*, das diese Entität als Achse-I-Störung aufführt, kategorisiert das *Psychodynamic Diagnostic Manual* (American Psychoanalytic Association, 2006) sie unter der Bezeichnung »dissoziative Persönlichkeit«, um dem variierenden Schweregrad der Charakterpathologie Rechnung zu tragen. Dieser Blickwinkel deckt sich weitgehend mit meinem eigenen klinischen Verständnis der DIS, die ich als »dissoziativen Charakter mit niedrigem Funktionsniveau« bezeichne (I. Brenner, 1994). Mehr dazu später.

Eine solche charakterologische Formulierung ist zwar klinisch von Nutzen, entspricht aber nicht der vorherrschenden psychiatrischen Haltung und könnte die Konfusion, die mit der Störung – seit man sie erstmals beschrieben hat – ohnehin einhergeht, paradoxerweise noch verstärken.

Ein Spiegelbild der verworrenen Situation ist die Vielzahl der Namen, unter denen sie aufgeführt wurde: Gespaltene Persönlichkeit, Gmelin-Syndrom, wechselnde Persönlichkeit, multiplexe Persönlichkeit, Doppelexistenzen, doppeltes Bewusstsein, duales Bewusstsein, duale Persönlichkeit, Doppelpersönlichkeit, Doubles, multiple Persönlichkeit, dissoziierte Persönlichkeit, multiple Persönlichkeitsstörung und – heute – dissoziative Identitätsstörung (Ellenberger, 1996

[1970]; Greaves, 1993). Die aktuelle Nomenklatur bringt die Überzeugung zum Ausdruck, dass das eigentliche Problem gar nicht die übergroße Vielzahl von Selbsten sei, sondern das mit Dissoziationsvorgängen zusammenhängende Fehlen eines einzigen einheitlichen Selbstes. Für Konfusion sorgte auch Bleuers Einführung des Begriffs »Schizophrenie«: Das Wort bedeutet »gespaltene Psyche« und ersetzte die zuvor gängige Bezeichnung »Dementia praecox«. Seither ist die Anzahl der veröffentlichten Fallberichte über Patienten mit multipler Persönlichkeit signifikant zurückgegangen, was die Vermutung nahelegt, dass zwischen diesen Entitäten eine erhebliche diagnostische Unklarheit herrscht (Rosenbaum, 1980). Weil die dissoziative Identitätsstörung zusammen mit Depersonalisierung, Derealisation, emotionalem Rückzug, bizarren Konversionssymptomen, »hysterischen« akustischen Halluzinationen und sogar mit sogenannten Schneider'schen Symptomen ersten Ranges (Kluft, 1987a) auftreten kann, ist es bisweilen schwierig, zwischen diesen Störungen zu unterscheiden. Zudem bedarf es oft einer langjährigen Behandlung, bevor eine DIS eindeutig diagnostiziert wird (Coons, Bowman & Milstein, 1988). Das eigene Verhalten nicht als solches anzuerkennen, sondern es einer getrennten Persönlichkeit zuzuschreiben, kann darüber hinaus einen beträchtlichen sekundären Krankheitsgewinn vermitteln, vor allem wenn juristische Belange im Spiel sind (Orne, Dinges & Orne, 1984).

Immer wieder erörtert wurde die Frage nach iatrogenen Einflüssen durch Hypnose oder andere Interventionen, die womöglich eine multiple Persönlichkeit hervorrufen könnten (James 1890; McDougall, 1926), obwohl meines Wissens in der Literatur kein einziger Fall einer iatrogenen dissoziativen Identitätsstörung dokumentiert ist. Dennoch hielt man es für möglich, dass die Störung durch das Militär für spezielle Missionen induziert werde (Estabrooks, 1945). Dass die Validität der Diagnose bis heute von vielen Autoren bezweifelt wird, ist deshalb nicht überraschend. Ironischerweise handelte es sich ausgerechnet bei Anna O., deren »Redekur« die psychoanalytische Bewegung begründete (Freud, 1895d), um einen »Fall von doppelter Persönlichkeit« (Jones, 1984 [1953], S. 266), deren Geist uns seither verfolgt.

Weitere metapsychologische Überlegungen

Dass zwischen schweren frühen, fortgesetzten Traumata einschließlich körperlicher Misshandlung und sexuellen Missbrauchs (Kluft, 1984; Putnam, 2013 [1989]; Ross, 1989) und der dissoziativen Identitätsstörung eine hohe Korrelation besteht, ist mittlerweile unbestritten. Deshalb findet Janets (1889) Dissoziationstheorie, die für traumatisierte Menschen mit entsprechender konstitutioneller Empfänglichkeit eine Spaltung oder Desintegration der Psyche postulierte, heute wieder Interesse. Die Entwicklung autonomer Komponenten, die abgeschieden und durch Hypnose behandelt werden können, bildete die Grundlage dieses räumlichen Modells, mit dem auch Jung (1902) arbeitete, als er die »personifizierten autonomen Komplexe« beschrieb.

Im psychoanalytischen Mainstream erläuterte Fliess (1953a) sehr viel später ein »hypnotisches Ausweichen«, während Dickes (1965) die Abwehrfunktion des hypnoiden Zustandes betonte. Shengold (1989) wiederum erläuterte eine autohypnotische Abwehr, die mit hypnotischer Unterstützung und hypnotischer Vigilanz einhergehen kann. Sogar Anna Freud (1987 [1954]) wies darauf hin, dass sexuelle Angst durch einen tranceähnlichen Schlaf abgewehrt werden könne. Gleichwohl hat der Begriff »Dissoziation«, wie Glover (1943) herausstreicht, in der Psychoanalyse eine »wechselvolle Geschichte«, und bis vor wenigen Jahren haben nur wenige Autoren es gewagt, ihn erneut in ihr Vokabular aufzunehmen.

Gerade so, wie man zahlreiche Formen der Psychopathologie auf eine Spaltung in der Psyche zurückgeführt hat, wurden auch zahlreiche Theorien aufgestellt, um die dissoziative Identitätsstörung zu erklären. Freud (1923b) war der Ansicht, dass sich unterschiedliche, verdrängte Identifizierungen abwechselnd des Bewusstseins bemächtigen könnten. Fairbairn (1952) hielt die »multiple Persönlichkeit« lediglich für ein alternatives Modell des psychischen Apparates, in dem die Komplexität der Schichtung und Verschmelzung innerer Objekte von Individuum zu Individuum variiert. Glover (1943) beschrieb frühe, unintegrierte Ich-Kerne als Vorläufer der Dissoziation, während Federn (2017 [1945]) die Reaktivierung unterschiedlicher, verdrängter Ich-Zustände postulierte. Watkins und Watkins (1979, 1997) knüpften an Federn an und postulierten ein Kontinuum der Zerteiltheit, das von einer adaptiven und normativen über die fehlangepasste und pathologische Spaltung bis zur dissoziativen Identitätsstörung reicht. Abse (1974, 1983), ein Hysterie-Experte, vertrat die Ansicht, dass sowohl die Ich-Spaltung als auch veränderte Bewusstseinszustände notwendig seien, um die für die dissoziative Identitätsstörung typische Dissoziation zu erklären. Diese Struktur opfere die Verdrängung und ein klares, kontinuierliches Bewusstsein auf und spiegele in den amnestischen, dissoziierten »Persönlichkeiten« auch die Identitätsdiffusion wider (Akhtar, 1992).

Berman (1981) betonte ebenfalls die Spaltung und führte zum Beleg gravierend gestörte Mutter-Tochter-Beziehungen und den späteren Verlust einer kompensatorischen, überaus intensiven, erotisierten ödipalen Beziehung zum Vater an. Er beschrieb getrennte »Persönlichkeiten« als »Repräsentationen von Partialobjekten, die sich zu abgespaltenen Repräsentationen des Selbst weiterentwickelten« (S. 298). Ein solches fragmentiertes Selbst weist unter Umständen auch eine Entwicklungsstörung (Lasky, 1978) oder, wie Kernberg (1973) im Zusammenhang mit dem von ihm postulierten Kontinuum der dissoziativen Psychopathologie erläutert, psychotische Züge auf. Diesem Modell zufolge bildet die Psychose mit kaum vorhandener Differenzierung zwischen Selbst und Objekt das eine Ende des Spektrums, während die hysterische Dissoziation, die wechselseitige Amnesie unterschiedlicher Persönlichkeiten und die Verdrängung das andere Ende repräsentieren.

Man hat die dissoziative Identitätsstörung auch als einen Subtypus der Borderline-Persönlichkeit zu erklären versucht (Buck, 1983; Clary, Burstin & Carpenter, 1984), als Variante eines narzisstischen Charakters (Greaves, 1980; Gruenwald, 1977) und als eine spezifische Art des Übergangsobjektes (Marmer, 1980). Kluft (1984) beschrieb sie als eine posttraumatische, in der Kindheit wurzelnde Störung, für deren Entstehung eine Dissoziationsneigung und der Entwicklungsstand zum Zeitpunkt der Traumatisierung relevant sind. Arlow (1992) postulierte

> »wechselnde bewusste Repräsentationen hochorganisierter Phantasiesysteme, die jeweils zu einer spezifischen idiosynkratischen Entität verschmelzen [...], miteinander nicht kompatibel sind und [...] innere Konflikte dramatisieren« (S. 75).

Relevant ist hier insbesondere Arlows Schlussfolgerung, dass die »veränderten Ich-Zustände [...] teilweise in die *Charakterstruktur* des Individuums aufgenommen werden können« (S. 75). Dem Wesen der Dissoziation und ihrer Bedeutsamkeit für die Entwicklung trägt aber keine dieser Theorien angemessen Rechnung. Die Überlegung, dass eine pathologische Entwicklungslinie vom Schlaf-Wach-Zyklus des Neugeborenen zur Dissoziation als zentraler Abwehr der dissoziativen Identitätsstörung führen könnte, ermöglicht es daher, aktuelle Beobachtungen aus der Kinderanalyse in meine klinische Erfahrung mit erwachsenen Patienten zu integrieren (I. Brenner, 1994, 2001, 2004).

Sowohl in ambulanten als auch in stationären Settings hatte ich die außergewöhnliche Gelegenheit, mehrere Hundert Patientinnen und Patienten mit der Verdachtsdiagnose DIS zu behandeln, Erstgespräche mit ihnen zu führen oder behandelnde Kollegen zu beraten, Therapien zu supervidieren und Fälle zu besprechen. Die Störung führt offensichtlich zu stärkeren Meinungsverschiedenheiten und Parteibildungen in den Behandlungsteams als andere Erkrankungen, zumal häufig die Glaubwürdigkeit der Patienten und die Diagnose an sich zur Debatte stehen. Viele Inzestüberlebende glauben sich selbst nicht (Kramer, 1985) oder haben Angst, keinen Glauben zu finden (Sachs, 1967). In den Kliniken werden diese Muster dann inszeniert.

Tatsächlich leiden zahlreiche Patienten mit behandlungsresistenter borderline-ähnlicher Pathologie und/oder Essstörungen, die oft sehr schwierige, langjährige Analysen hinter sich haben, in Wirklichkeit unter nicht erkannten dissoziativen Problemen (Kluft, 1987b). Eine dissoziative Pathologie spielt gelegentlich auch bei Transsexualität (Schwartz, 1988), Zoophilie (Shengold, 1967), Pädophilie, Drogensucht, Prostitution und Striptease-Tanz eine Rolle (Socarides, 1992). Wenn man diese Beobachtungen ernst nehmen will, muss man die Fülle einschlägiger psychoanalytischer Erkenntnisse zusammenführen, doch bislang ist unklar, wie dies am besten zu geschehen hat.

Der dissoziative Charakter

Am hilfreichsten hat sich mir persönlich das Modell eines Kontinuums der dissoziativen Charakterpathologie erwiesen, in dem die Dissoziation anstelle der Spaltung oder Verdrängung die zentrale Abwehr darstellt (I. Brenner, 1994). Auf diesem Kontinuum des dissoziativen Charakters entspräche das maligne Ende, der dissoziative Charakter mit niedrigem Funktionsniveau, der dissoziativen Identitätsstörung. Charakteristisch für den dissoziativen Charakter mit mittlerem Funktionsniveau sind wenig kohärente Selbst-Organisationen, die sogenannten »gemilderten« Fälle der multiplen Persönlichkeit (Ellenberger, 1996 [1970], S. 207) oder die »Nicht Näher Bezeichnete Dissoziative Störung«. Der dissoziative Charakter mit höherem Funktionsniveau entspricht einem übertriebenen Rekurrieren auf defensive Zustandsveränderungen, geht aber mit einer zuverlässigeren allgemeinen Selbstkonstanz einher.

Fallbericht

In einem autobiographischen Bericht schildert Robert Oxnam, ein international bekannter Asien-Experte, das qualvolle Seelenleben eines fraglos glaubwürdigen, im Fokus der Öffentlichkeit stehenden Menschen. Ausführlich berichtet er von der Zeit, in der er depressiv wurde, eine schwere Essstörung entwickelte und sehr viel Alkohol trank, um seine frühen Erinnerungen an einen sexuellen Missbrauch zu unterdrücken. In einer Therapiesitzung blendete er sich aus, und dem Psychiater stellte sich eine seiner jungen Alter-Persönlichkeiten vor. Anschließend konnte Oxnam sich an nichts erinnern. Er war schockiert, als der Psychiater ihm sagte, die Stunde sei zu Ende und von einem bislang unbekannten Teil seiner selbst in Anspruch genommen worden, während er selbst sich in einem amnestischen Zustand befunden habe.

Robert Oxnam besaß ein »System« aus insgesamt elf verschiedenen Selbsten unterschiedlichen Alters mit unterschiedlichen intellektuellen Fähigkeiten, unterschiedlichem Geschlecht und unterschiedlichen Verantwortlichkeiten. Diese inneren Selbste wohnten in einer Burg, in der sich auch eine Bibliothek befand. Hier wurde das »Babybuch« aufbewahrt, die Geschichte seiner Kindheit. Auf diese hochsymbolische, traumgleiche Weise wurden seine Erinnerungen an die schwere frühe Traumatisierung, unter anderem durch anale Vergewaltigung und eine Nahtoderfahrung infolge von Ersticken, vor Beginn seiner Therapie voneinander getrennt gehalten. Sie waren unzugänglich gewesen. »Das Babybuch war in mein Gedächtnis eingebrannt und wartete darauf, geöffnet zu werden. Doch sobald ich an den möglichen Inhalt dachte, verschwand das Lächeln aus meinem Gesicht und mich schauderte« (Oxnam, 2008 [2005], S. 142).

Dr. Oxnams Selbste strebten mit aller Macht danach, Wissen zu erwerben und erfolgreich zu sein. Anders als weniger begabte Menschen mit einer solchen psychischen Organisation erlangten »sie« tatsächlich einen hohen Bekanntheitsgrad. Eindrucksvoll schildert Oxnam das Entsetzen, das ihn packte, als seine Stimmen ihm bei einer Wohltätigkeitsveranstaltung, die er selbst organisiert hatte und zu der Präsident George H. Bush als Hauptredner erwartet wurde, keine Ruhe ließen:

> »Im selben Moment als Präsident Bush eintraf, spürte ich wieder eine innere Vibration als klingele mein Handy. Ich wusste, dass eine Nachricht von Bobby einging.
>
> ›Der Präsident ist nicht glücklich. Er ist traurig.‹
>
> ›Selbstverständlich ist er glücklich. Er lächelt. Bitte, stör mich jetzt nicht!‹
>
> ›Sieh dir doch nur seinen Gesichtsausdruck an. Er ist nicht glücklich. Er lächelt gekränkt. Wer hat ihn gekränkt?‹
>
> ›Okay, ich sehe es. Aber wir können uns jetzt nicht unterhalten. Ich meine es ernst. Wir reden später. Bis dann!‹« (Oxnam, 2008 [2005], S. 124)

Dr. Oxnam berichtet, dass er nach dem Tod seiner Mutter eine schwere Tablettenüberdosis genommen habe – so viel zur potentiellen Lebensgefährlichkeit dieser Störung (I. Brenner, 2006a, 2009a).

Dissoziierte Selbste

Die für die dissoziative Identitätsstörung typischen Personifizierungen oder Alter-Persönlichkeiten können als überdeterminierte Kompromissbildungen verstanden werden, in denen verleugnete traumatische Erinnerungen, Affekte, Ängste, Triebe und Phantasien verkapselt sind. Die Bildung dieser Selbste ist möglicherweise auf das dissoziative Selbst zurückzuführen, welches behauptet: »Das gehört nicht zu mir!«, und wie der »Mann hinter dem Vorhang« in *Der Zauberer von Oz* nicht gesehen werden möchte, wenn es die Illusion eines omnipotenten, furchterregenden Selbst erschafft.[3] Wie schon erwähnt, kann die illusorische Einheit oder Selbst-Konstanz bewirken, dass keines der Selbste die Anwesenheit der übrigen wahrnimmt.

Wenn man die Möglichkeit einer Dissoziation anerkennt, gemeinsam mit dem Patienten in seinen verschiedenen Bewusstseinszuständen ein therapeutisches Bündnis schmiedet und die »Mosaikübertragung« analysiert, gelingt es unter Umständen, eine außerordentlich traumatische Kindheit zu rekonstruieren. Bislang konnte man fünf »organisierende Einflüsse« identifizieren, die jenes »Das gehört nicht zu mir!«-Selbst in Dienst nimmt, um die scheinbar getrennten Identitäten mittels einer amnestischen, autohypnotischen Barriere hervorzubringen (I. Brenner, 2001, 2004). Genauso wie Oxnam seine übrigen Selbste erst wahrzunehmen vermochte, als er im Erwachsenenalter dekompensierte und in der Therapie ein Kind-Selbst zum Vorschein kam, fungierte sein Therapeut als sein Hilfsgedächtnis, bis er selbst ein »Ko-Bewusstsein« erlangen und sein beobachtendes Ich erweitern konnte.

Einer der organisierenden Einflüsse ist die perverse Sexualität, d. h. eine von Aggression erfüllte Sexualität mit Partialobjekten und Körperteilen. Offenbar durchläuft das Individuum in unterschiedlichen Bewusstseinszuständen ganz unterschiedliche Wege der sexuellen Entwicklung. Häufig zu beobachten ist eine Trias von Personifizierungen – ein transsexuelles Selbst, ein homosexuelles Selbst und ein sadomasochistisches heterosexuelles Selbst. Zum Beispiel empfand ein Mann, sobald er in einen amnestischen, veränderten Bewusstseinszustand verfiel, ein überwältigendes Verlangen, den Urin anderer Männer zu trinken. Dann lockte er junge Burschen in sein Apartment und ließ sie genau so viel Bier trinken,

---

3 Freuds (1936a, S. 254f.) Schilderung seiner Depersonalisationserfahrung auf der Akropolis ist hier insofern aufschlussreich, als er eine intrapsychische Illusion erschuf, nicht dort zu sein, wo er sich real befand, um seinen Vater nicht zu übertrumpfen und eine Bestrafung durch das Über-Ich zu riskieren.

dass ihr Urin hinreichend verdünnt war, damit er ihn bei der Fellatio schlucken konnte. Er selbst ejakulierte dabei. In einem anderen Bewusstseinszustand war er ein extravaganter, transsexueller Gourmetkoch mit besonderem Stolz auf seine Spezialgerichte und -soßen.

Gleichermaßen wichtig ist das Ich im Traumzustand, vor allem das »funktionale Phänomen«, ein Begriff, mit dem Silberer (1909) die Symbolisierung wechselnder Bewusstseinszustände in hypnagogischen und dissoziativen Zuständen bezeichnete. Der Patient anthropomorphisiert zum Beispiel einen traumatisch induzierten Dissoziationszustand, indem er ihn in Gestalt eines kleinen Kindes oder wütenden Teenagers darstellt. Diese Figuren treten sowohl in wiederkehrenden Träumen als auch in späteren, traumatisch induzierten veränderten Zuständen auf. Oxnams hermetisch abgeriegelte innere Burg könnte eine Transformation des Kühlschranks gewesen sein, in dem er beinahe erstickt wäre. Möglicherweise bringt diese Bildersprache die panische Angst und die wechselnden Bewusstseinszustände, die er damals erlebte, in kristallisierter Form zum Ausdruck.

Ein dritter Einfluss ist die intergenerationelle Weitergabe, bei der die traumatische Vorgeschichte des Täters insgeheim in die »Biographie« einer – gewöhnlich auf der Identifizierung mit dem Angreifer beruhenden – Personifizierung inkorporiert wird. Dieses Phänomen, das man zunächst bei Kindern von Holocaust-Überlebenden beobachtete (Bergmann, Jucovy & Kestenberg, 2016 [1982]) und später auch bei bindungsgestörten Kindern traumatisierter Mütter, ist mitunter aufgrund anderer Symptome nicht einfach zu erkennen. So besaß eine Frau mit der oben erwähnten perversen Trias ein destruktives männliches Selbst, das den Körper »in Besitz nehmen« wollte und aus diesem Grund eine brutale Mastektomie durchzuführen versuchte, die zu einem massiven Blutverlust führte. Hier wurde nicht nur ein dissoziierter transsexueller Konflikt aufgedeckt; vielmehr war auch ein Trauma des Vaters an die Patientin weitergegeben worden, denn dieses männliche Selbst bestand darauf, dem Militär anzugehören und als kleiner Junge vergewaltigt worden zu sein (I. Brenner, 2001).

Auch die ursprünglich von Freud (1920g) beschriebenen spalterischen Folgen der Aggression, die mit einer Identifizierung mit dem Angreifer einhergehen, und die ungewöhnlichen Manifestationen von Nahtoderlebnissen (Gabbard & Twemlow, 1984), zum Beispiel autoskope Phänomene und sogar Psi-Phänomene, können an der Erzeugung dieser Selbste beteiligt sein (I. Brenner, 2001, 2004). So hatte ein Patient, der als Kind infolge einer Vergiftung fast gestorben war, sein Erleben in Gestalt eines Selbst, das ein »totes Kind« personifizierte, verkapselt. Dieses »tote Kind« besaß unheimliche, vielleicht sogar übersinnliche Wahrnehmungsfähigkeiten.

Zwar stellt die Dissoziation an sich eine Kompromissbildung dar, doch ermöglichen ihre defensiven Aspekte es dem Analytiker, mit ihr zu arbeiten. Sie weist gewöhnlich Merkmale sowohl der Verdrängung als auch der Spaltung auf, was zu der Konfusion bezüglich ihrer Kategorisierung beiträgt, dient aber als spezifischer Mechanismus, um psychische Inhalte dynamisch voneinander getrennt zu halten. Elizabeth F. Howell (2005) erläutert in ihrem Vergleich von Verdrängung und Dissoziation, dass beide Mechanismen motiviert sind und der Abwehr dienen, die Dissoziation aber spontan während eines traumatischen Erlebnisses oder unter Hypnose auftreten kann. Tatsächlich korreliert die auch im *DSM-5* (American Psychiatric Association, 2015 [2013]) aufgeführte peritraumatische Dissoziation in hohem Maß mit der Entwicklung einer posttraumatischen Belastungsstörung (PTBS). Darüber hinaus richtet sich die Verdrängung üblicherweise gegen aktiv vergessene deklarative Erinnerungen, während die Dissoziation häufig unformulierte, implizite Erfahrungen betrifft (D. B. Stern, 1997). Meine eigene klinische Arbeit lässt mich an einer solch klaren, eindeutigen Unterscheidung allerdings zweifeln. So sagte eine Patientin einmal zu mir: »Ich kann über das, woran ich mich erinnere, nicht nachdenken.« Ihre anderen Selbste schützten sie vor verstörend klaren Erinnerungen an den schweren sexuellen Missbrauch, den sie als kleines Mädchen erlitten hatte.

Was die Spaltung (Kernberg, 1983 [1975]) betrifft, so zerteilt sie die intrapsychische Welt in aggressiv und libidinös besetzte – d. h. ausschließlich »böse« und ausschließlich »gute« – Selbst- und Objektrepräsentationen. Im Falle der Dissoziation bleibt diese exakte Aufteilung aus. Stattdessen liegt gewöhnlich eine Amnesie vor. Howell (2005) erläutert den Zusammenhang zwischen Spaltung und Dissoziation unter einem relationalen Blickwinkel und schreibt:

> »Was wir als ›Spaltung‹ bezeichnen, ist eine Reinszenierung posttraumatischer, dominant-submissiver Beziehungsmuster [...] eine spezifische Organisation alternierender dissoziierter Zustände eines hilflosen Opfer-Selbst bzw. eines missbräuchlichen, wuterfüllten Selbst [...], die möglicherweise auf frühe Erfahrungen mit dem Bindungsstil und auf biologische Zustände zurückzuführen sind« (S. 163).

Trotz der klinischen Unschärfe in extremen Situationen, zum Beispiel im Falle der fluktuierenden amnestischen Bewusstseinszustände, die bei einer dissoziativer Identitätsstörung auftreten, steht der grundlegende Mechanismus der Dissoziation außer Frage. Es ist von ausschlaggebender Bedeutung, nicht nur den Zeitpunkt eines solchen dissoziativen Switchens zu analysieren, sondern auch den Inhalt dessen, was in diesem psychischen Zustand gesagt wird. Diese klinischen Funde und die gemeinsam mit dem erwachsenen Patienten vorzunehmende Rekonstruktion des Kindheitstraumas korrelieren mit Daten, die in der Kinderbeobachtung und in der Entwicklungsforschung gewonnen wurden.

Dissoziation des Traumas im Erwachsenenalter

Fallbericht

Der traumatisch induzierte Zusammenbruch einer hinlänglich konsolidierten erwachsenen Psyche kann zwar dissoziierte Zustände hervorrufen, wird sich aber vermutlich nicht als dissoziative Identitätsstörung im strengen Sinn äußern, weil das Selbst sich in der Kindheit und Adoleszenz bereits entwickelt hat. Was wir stattdessen beobachten, ähnelt daher eher dem dissoziativen Charakter mit niedrigem Funktionsniveau, aber ohne die tiefgreifende Beeinträchtigung der Selbst- und der Objektkonstanz. Yehiel De-Nur, ein gefeierter israelischer Schriftsteller, der Auschwitz überlebte und weltweit unter seiner tätowierten Häftlingsnummer als »Ka-Tzetnik 135633« bekannt wurde, hat ebendieses Phänomen, 1961, nach seiner Aussage im Eichmann-Prozess, beschrieben. In der Verhandlung hatte ihn der Richter gefragt, weshalb er sich hinter einem Pseudonym verstecke:

> »Eine Routinefrage, ganz offensichtlich, aber im Augenblick, als sie wie ein Blitz in mein Hirn eindrang, brach für mich die Hölle los. Nicht nur wurde von mir verlangt, die beiden Identitäten in eins zu verschmelzen, sondern man forderte von mir ein öffentliches Geständnis, eine vorbehaltlose Erklärung dieses Sachverhalts. Mein einziger Ausweg war, in ein Niemandsland zu fliehen – als vegetabiles Geschöpf in ein Anstaltsbett.« (S. 84)

Er erläutert die Dissoziation seiner Persönlichkeit in Auschwitz und seine anschließenden Bemühungen um neuerliche Integration. Staunend macht er sich klar, dass es ihm schließlich doch gelungen ist, in der ersten Person, in der Ich-Form, zu schreiben:

> »Doch alles, was ich jemals geschrieben habe, ist im wesentlichen ein persönliches Tagebuch, die zu Papier gebrachte Zeugenaussage eines Ich, Ich, Ich. – Ich kann bezeugen ..., ich habe gesehen ..., ich habe erlebt ..., bis ich dann, schon halb fertig mit einem Buch, alles in die dritte Person verwandeln musste: von ich zu er. Ich empfand es als Spaltung, als Qual und Entfremdung, und was das Schlimmste

war – Gott helfe mir – ich empfand es, als schriebe ich Literatur. Und doch wusste ich, dass ich, hätte ich mich nicht hinter der dritten Person versteckt, niemals hätte schreiben können. Und siehe da, hier stecke ich mitten im Manuskript und merke überhaupt nicht, wie selbstverständlich ich – von der ersten Zeile an – die Verbindung mit einem Ich zulasse.

Wieso ist mir das bis jetzt nicht aufgefallen? [...] Zweifelsfrei erkenne ich endlich die zwei Identitäten, die nebeneinander in meinem Körper existieren.« (S. 84f.)

Während seiner Behandlung mit LSD konnte De-Nur Jahre später eine unerträgliche Erinnerung abrufen. Im Konzentrationslager hatte man ihn dabei erwischt, wie er durch das Fenster einer Baracke hindurch SS-Männer beobachtete, die jüdische Frauen vergewaltigten. In diesem Augenblick hatte sich die traumatische Zerteilung seiner Psyche vollzogen:

»Ich sehe: *Feldhure* eintätowiert zwischen den Brüsten meiner Schwester. Und in diesem Moment sehe ich mich entzweigespalten.

Ich sehe, wie ich meinen Körper verlasse, mich in zwei Ichs aufspalte: Ich stehe da und starre auf meinen Körper, der in tödlicher Ohnmacht am Boden liegt. [...]

Ich konnte den Befehl des Lagerkommandanten nicht hören, damals. Ich war bewusstlos.« (S. 110)

Depersonalisiert und auf sich selbst hinunterblickend, fährt er fort:

»Jetzt, da ich meinen Körper verlassen habe, sehe ich auch, wie Siegfried mich an den Füßen zurück zum Block schleift: Ich bin mein eigenes Trauergeleit; ich schreite hinter meinem am Boden aufschlagenden Kopf. [...]

Ich starre auf mich hinunter, wie ich an den Füßen zurück zum Block geschleppt werde, und sehe den Schlüssel zu meinen Alpträumen. [...] Diesmal falle ich nicht in Ohnmacht, denn ich bin gespalten in zwei. Genau wie *damals* und *jetzt* eine einzige Zeiteinheit sind, multipliziert mit zwei, sind das *Ich* von damals und das *Ich* jetzt eine einzige Identität, getilgt[4] durch zwei. Ich schaue hinunter auf mein unbewusstes Selbst, und ich sehe das Selbst, das mich anstarrt. Ich schaue, und sehe den Schlüssel zur Spaltung. [...]

Meine Mutter. Ich sehe sie nackt in der Reihe marschieren, eine von *ihnen*, ihr Gesicht der Gaskammer zugekehrt. ›Mama! Mama! Mama!‹« (S. 111)

---

4 Anm. der Übers.: »getilgt« ist vermutlich ein Druckfehler in der deutschen Buchausgabe. Im englischen Original heißt es: »divided by two«, also »geteilt durch zwei«.

Seine Dissoziationserfahrung des »Wissens und Nicht-Wissens«, »Hier zu sein und nicht hier zu sein« und »ich und nicht ich zu sein« ist unmissverständlich. Dass er seinem »traumatisierten Selbst« (Volkan, 1996) jedoch einen Namen gibt, wirkt gegenüber einer stärker strukturierten Personifizierung, die infolge ihrer eigenen amnestischen Schranke autonomer, weniger bekannt und konsequenter abgetrennt ist, willkürlich und bewusst. Darüber hinaus finden sich keine Anhaltspunkte für einen defensiven Versuch, eine fehlende Selbstkonstanz zu maskieren, oder für das Bedürfnis, eine illusorische Selbstkohärenz zu erzeugen. Stattdessen klammert De-Nur sich bewusst an die Ka-Tzetnik-Persona und stellt sie in den Dienst seines kreativen Ausdrucksvermögens. Insofern entsprechen seine Symptome möglicherweise eher einer »Nicht Näher Bezeichneten Dissoziativen Störung« (American Psychiatric Association, 2015 [2013], S. 185).

Schlussbetrachtung

Unter extrem traumatischen Bedingungen ist die kindliche Psyche nicht in der Lage, Widersprüche in Einklang zu bringen, selbst wenn dies für das psychische und möglicherweise auch für das körperliche Überleben notwendig wäre. Um die Bindung an eine mörderische, sexuelle Gewalt ausübende Mutter zu erhalten, verbinden sich die Selbst- und Objektrepräsentationen stattdessen zu scheinbar getrennten Selbsten, die in autohypnotischen, hypnoiden Zuständen aufrechterhalten werden. Die analytische Arbeit mit dieser Störung, dem dissoziativem Charakter mit niedrigem Funktionsniveau (I. Brenner, 1994) oder der dissoziativen Identitätsstörung (American Psychiatric Association, 2015 [2013]), deckt die organisierenden Einflüsse auf, die zur Bildung solcher Personifizierungen beitragen. Dazu zählen neben einer perversen Sexualität auch die aus Träumen bekannten autosymbolischen Phänomene sowie hypnoide und hypnagogische Zustände (Silberer, 1909), Nahtoderlebnisse sowie die allgemeinen spalterischen Auswirkungen der Aggression und eine intergenerationelle Weitergabe des Traumas (I. Brenner, 2001). Dieses charakteristische, idiosynkratische Ensemble von Repräsentationen besitzt Überlebenswert und ermöglicht es den Betroffenen, trotz gravierender Beziehungsschwierigkeiten in anderen Bereichen, etwa der Kreativität, der Sprache oder Mathematik, außerordentliche Leistungen zu erbringen (Oxnam, 2005).

Während man im Allgemeinen davon ausgeht, dass die unlustvollen oder »bösen« Selbst- und Objektrepräsentationen externalisiert werden und die »guten« Selbst- und Objektrepräsentationen internalisiert bleiben (Freud, 1915e), beobachtet der Analytiker in manchen Fällen auch eine Pseudoexternalisierung und Verschiebung auf die inneren, dissoziierten Selbste. Indem die amnestische autohypnotische Schranke die unverwechselbaren Eigenschaften der Selbst- und Objektrepräsentationen intensiviert, begünstigt sie deren Verkapselung, wodurch sie sich weit stärker voneinander unterscheiden als die widersprüchlichen Selbste, die durch die Verleugnung und durch die von Kohut (1973 [1971]) beschriebene vertikale Spaltung getrennt gehalten werden. Infolgedessen sprechen diese Strukturen auf das klassische analytische Verfahren zumeist nicht an.

4. Kapitel

Sehen und nicht sehen

> »Er wollte nicht sehen und sah wirklich nicht [...], er wollte nicht verstehen und verstand nicht [...]. Er gestattete sich nicht, darüber nachzudenken, und dachte auch wirklich nicht darüber nach; aber obwohl er es sich nie eingestand und nicht nur keinerlei Beweise, sondern auch keine Verdachtsmomente hatte, wusste er doch ganz genau, dass er ein betrogener Ehemann war, und war tief unglücklich darüber.«
>
> *Tolstoj (1877), Anna Karenina, S. 301*

Einleitung

Dank der Weiterentwicklung unserer psychoanalytischen Behandlungstechnik können heute auch Patienten, die als besonders schwierig gelten, von der Psychoanalyse profitieren. Damit einhergehend gab uns eine Patientengruppe, deren psychoanalytische Behandlung man in der Vergangenheit nicht für möglich hielt, Gelegenheit, unsere Grundkonzepte zu überprüfen. Vor diesem Hintergrund behaupte ich zum Beispiel, dass man die bewussten Aspekte der Selbstbeobachtung überschätzt hat, während unbewusste Aspekte der Selbstwahrnehmung im Laufe der Jahre bagatellisiert oder unter andere Konzeptualisierungen subsumiert wurden. Der Einfluss unbewusster Kräfte auf die Selbstwahrnehmung kann bei jenen Patienten gewinnbringend erforscht werden, die veränderte Bewusstseinszustände zu Abwehrzwecken einsetzen, denn bei ihnen treten ein ums andere Mal dissoziierte, unbewusste Selbstanteile zutage. Zur Einstimmung eine Beobachtung, die ich zu Beginn meines Psychologiestudiums machte.

Bis zu diesem Zeitpunkt hatte ich noch nie jemanden auf einem »Horrortrip« erlebt, und deshalb hat jene junge Frau, deren einfache, aber tief bewegende Worte mich nach wie vor verstören und faszinieren, einen unauslöschlichen Eindruck in mir hinterlassen. Sie stand zusammen mit ihren Freunden ein Stück weit vor mir in der Warteschlange vor einem Kino ganz in der Nähe des Campus. Ein neuer Film machte Furore, und jeder wollte ein Ticket ergattern. Nach einer Weile platzte es plötzlich aus dieser jungen Frau heraus: »Ich bin hier und ich bin nicht hier – und ich bin hier und ich bin nicht hier – und ich bin hier und ich bin nicht hier – und ich bin hier und ich bin nicht hier – und ich bin hier ...«

Die meisten Wartenden reagierten auf ihre Verwirrung schweigend, besorgt und ablehnend. Freunde der jungen Frau versuchten vergebens, sie zu beruhigen, doch sie bekundete ihre Desorientiertheit und Verwirrung mit wachsendem Nachdruck. Auch als ihre Freunde sich in ihrer Verlegenheit und Ratlosigkeit anschickten, sie fortzuführen, wiederholte sie ihr Mantra ein ums andere Mal mit einer Stimme, die immer hohler und gespenstischer klang. Den Film konnte sie sich in dieser Verfassung nicht ansehen. Offensichtlich war sie in einen psychischen Zustand gewechselt, der sowohl ihre Selbstwahrnehmung als auch ihre Wahrnehmung der Umwelt veränderte.

Welcher Film damals gezeigt wurde, weiß ich schon lange nicht mehr, der Anblick jener jungen, dekompensierenden Frau aber ist mir unvergesslich geblieben. Ich habe mich seither oft gefragt, weshalb mich die Beobachtung dieser Wahrnehmungsstörung so sehr beeindruckt hat. Ich studierte, wie schon erwähnt, Psychologie im Grundstudium und hatte nichts als die Einführungsseminare und ein Semester Psychologie der psychischen Störungen besucht, doch dieses Thema hatte mich augenblicklich fasziniert. Auf einer bestimmten Ebene war ich nun Zeuge der realen, unmittelbaren Demonstration einer geistigen Verwirrung geworden, die mir zu denken gab. Ich kannte die junge Frau flüchtig. Sie war mir wegen ihres scheu zurückhaltenden, fast geheimnisvollen Wesens aufgefallen. Oberflächlich freundlich, strahlte sie eine Abgehobenheit und Distanziertheit aus, die ich damals leicht als Snobismus oder Arroganz hätte missverstehen können. Vor allem aber hatte ich durch die Buschtrommeln erfahren, dass sie an jenem Abend, bevor sie sich auf den Weg ins Kino begab, mit ihrer Clique zum ersten Mal im Leben Haschisch geraucht hatte. Da außer ihr selbst niemand negativ auf das Marihuana reagierte, ist nicht anzunehmen, dass es mit einem toxischen Halluzinogen versetzt war. Damals, als junger Psychologiestudent, spekulierte ich im Stillen mit dem Gedanken an eine psychische Vulnerabilität, die sie für den Verlust ihrer Orientierungsfähigkeit anfällig machte – meine vielleicht erste psychodynamische Formulierung überhaupt. Darüber hinaus fragte ich mich, wohin sie »ging«, wenn sie »nicht hier« war, denn sie hatte den Eindruck vermittelt, als habe sie ihren Körper, der weiterhin in der Warteschlange vor dem Kino stand, irgendwie verlassen. Mit anderen Worten: Ihr Körper fühlte sich für sie vermutlich so fremd an, dass er zu ihrem gewohnten Selbstgefühl nicht mehr passte.

Diese Wahrnehmungsstörung, so erkannte ich viele Jahre später, wies eine spezifische Qualität auf. Man könnte sie tatsächlich auf eine Depersonalisation oder Derealisation jenes Typs zurückführen, den man heute unter die größere Kategorie der »Dissoziationserfahrungen« subsumiert (Arlow, 1966; Guralnik &

Simeon, 2010). Einer extremen Ausprägung auf dem dissoziativen Kontinuum entspricht die dissoziative Identitätsstörung oder multiple Persönlichkeit. In meiner Arbeit mit Menschen, die mit diesem Phänomen – dem dissoziativen Charakter mit niedrigem Funktionsniveau (I. Brenner, 1994, 2001, 2004, 2009a) – leben, habe ich die Erfahrung gemacht, dass die Betroffenen unter Umständen das Gefühl haben, »hier und nicht hier« zu sein, »ich und nicht ich« zu sein oder eine schmerzliche, häufig traumatische Wahrheit »zu kennen und nicht zu kennen«. Freuds (1915e) Vergleich der bewussten Wahrnehmung eigener seelischer Vorgänge »mit der Wahrnehmung der Außenwelt durch die Sinnesorgane« (S. 270) hilft uns zu begreifen, was jener vorübergehend desorientierten jungen Frau widerfahren war. Sie erlebte ihre unbewussten seelischen Vorgänge vermutlich anders als gewohnt, weil ihre übliche Wahrnehmungsweise außer Kraft gesetzt worden war. Freud (1905e) schreibt:

> »Wie Kant uns gewarnt hat, die subjektive Bedingtheit unserer Wahrnehmung nicht zu übersehen und unsere Wahrnehmung nicht für identisch mit dem unerkennbaren Wahrgenommenen zu halten, so mahnt die Psychoanalyse, die Bewußtseinswahrnehmung nicht an die Stelle des unbewußten psychischen Vorganges zu setzen, welcher ihr Objekt ist. Wie das Physische, so braucht auch das Psychische nicht in Wirklichkeit so zu sein, wie es uns erscheint. Wir werden uns aber mit Befriedigung auf die Erfahrung vorbereiten, daß die Korrektur der inneren Wahrnehmung nicht ebenso große Schwierigkeit bietet wie die der äußeren, daß das innere Objekt minder unerkennbar ist als die Außenwelt« (S. 270).

Freud (1915e) legt sein Verständnis des Unbewussten dar, ruft uns in Erinnerung, dass psychische Prozesse unterschiedlichen, mit dem Primärvorgang zusammenhängenden Prinzipien gehorchen, und versucht, die Bedeutsamkeit jener problematischen Fälle von sogenannter multipler Persönlichkeit zu schmälern, weil die Analyse zeige,

> »daß die einzelnen latenten Seelenvorgänge, die wir erschließen, sich eines hohen Grades von gegenseitiger Unabhängigkeit erfreuen, so als ob sie miteinander nicht in Verbindung stünden und nichts voneinander wüßten. Wir müssen also bereit sein, nicht nur ein zweites Bewußtsein in uns anzunehmen, sondern auch ein drittes, viertes, vielleicht eine unabschließbare Reihe von Bewußtseinszuständen, die sämtlich uns und miteinander unbekannt sind. Drittens kommt als schwerstes Argument in Betracht, daß wir durch die analytische Untersuchung erfahren, ein Teil dieser latenten Vorgänge besitze Charaktere und Eigentümlichkeiten, welche

> uns fremd, selbst unglaublich erscheinen und den uns bekannten Eigenschaften des Bewußtseins direkt zuwiderlaufen. Somit werden wir Grund haben, den gegen die eigene Person gewendeten Schluß dahin abzuändern, er beweise uns nicht ein zweites Bewußtsein in uns, sondern die Existenz von psychischen Akten, welche des Bewußtseins entbehren. Wir werden auch die Bezeichnung eines ›Unterbewußtseins‹ als inkorrekt und irreführend ablehnen dürfen. Die bekannten Fälle von ›*double conscience*‹ (Bewußtseinsspaltung) beweisen nichts gegen unsere Auffassung. Sie lassen sich am zutreffendsten beschreiben als Fälle von Spaltung der seelischen Tätigkeit in zwei Gruppen, wobei sich dann das nämliche Bewußtsein alternierend dem einen oder dem anderen Lager zuwendet« (S. 269).

Das Problem der »einzelnen latenten Seelenvorgänge, die […] sich eines hohen Grades von gegenseitiger Unabhängigkeit erfreuen, so als ob sie miteinander nicht in Verbindung stünden und nichts voneinander wüßten« (S. 269), bereitet Theoretikern und Klinikern seither Kopfzerbrechen. Dies gilt vor allem dann, wenn es, wie so oft bei dieser Patientenpopulation, mehr als »zwei Gruppen« gibt. Um die klassische Theorie mit Erkenntnissen der Selbstpsychologie und der relationalen Theorie in Einklang zu bringen, beschreiben Slap und Slap-Shelton (1991) pathogene, sequestrierte Schemata als Residuen früher Kindheitstraumata, die die Wahrnehmung und Aktivität auf der Ebene des dynamischen Unbewussten färben und dann wiederauftauchen. Nach Meinung dieser Autoren erklärt das Wiederauftauchen der Schemata den Wiederholungszwang. Sie beziehen in diese Überlegungen auch die Träume ein und betrachten solche nächtlichen geistigen Vorgänge als »das Produkt der Interaktion zwischen den sequestrierten Schemata und einem Tagesrest« (S. 79). Weiter schreiben sie:

> »Das sequestrierte Schema wird als eine psychische Organisation verstanden, der traumatische Eindrücke und Situationen aus der Vergangenheit zugrunde liegen, die von der allgemeinen, zusammenhängenden Vorstellungsmasse abgetrennt wurden und auf der primitiven kognitiven Ebene operieren, auf der sich die Assimilation gegenüber der Akkomodation durchsetzt« (S. 79).

In diesem Sinn führen Slap und Slap-Shelton (ebd.) die Wahrnehmungsstörungen auf »anachronistische Schablonen« zurück, die Einfluss auf die Wahrnehmung nehmen.

Die in der folgenden Vignette beschriebene Patientin, einer jener »bekannten Fälle« (Freud, 1915e, S. 269), vermochte ihre durch sequestrierte Schemata und dissoziierte Selbste geprägte psychische Realität nicht zu akzeptieren. Das Ergebnis war ein chirurgisches Malheur.

Fallbericht

Cindy plante eine Laseroperation zur Behebung ihrer Kurzsichtigkeit. Da sie zu diesem Zeitpunkt sehr wenig Geld hatte, fand ich die Dringlichkeit, mit der sie die Sache betrieb, erst recht auffällig und erläuterte ihr meinen Eindruck. Abgesehen von ihrer bewussten Vorstellung, nach einer Laseroperation besser als je zuvor sehen zu können und nie wieder auf eine Brille angewiesen zu sein, waren tiefere Kräfte am Werk, die entschlossen schienen, die Untersuchung ihrer inzestuösen Beziehungen mit nahen männlichen Verwandten zu erschweren. Da sie seit mehreren Jahren in Analyse war und nicht nur erhebliche Veränderungen in ihrem Verhalten, ihrer Identität sowie ihrem Erinnerungsvermögen, sondern auch gelegentliche Selbstverletzungen zu beobachten waren, hatte die Vermutung einer schweren dissoziativen Störung einiges für sich (I. Brenner, 2001).

Als ich ihren rationalisierenden Ausführungen über die bevorstehende Operation lauschte, erinnerte ich mich daran, dass Cindy unter dem Namen Candy in einem anderen ihrer verschiedenen Bewusstseinszustände eine Brille mit anderer Sehstärke trug. Candy, ein eher leichtfertiges, kapriziöses, scheinbar getrenntes und hypersexuelles Selbst, hatte eine ganz andere Ausstrahlung als Cindy und machte dieser zum Vorwurf, sich wie eine alte Jungfer zu verhalten. Sie unterhielt eigene Beziehungen und bewahrte ihre Garderobe, an deren Kauf Cindy keinerlei Erinnerung hatte, getrennt von deren Kleidung auf. Darüber hinaus konnte Candy zwar Cindys Gedanken lesen, aber nicht umgekehrt – sie las sie gleichsam durch einen Einwegspiegel. Candy kannte auch die übrigen inneren Bewohner. Cindy widerstrebte es, ihre Amnesie für die Zeiträume, in denen dieses andere Selbst sich behauptete, anzuerkennen, doch die Indizien für ihr geheimes Leben wurden zur Quelle der analytischen Untersuchung. In einem weiteren Bewusstseinszustand konnte sie laut eigener Aussage so scharf sehen, dass sie überhaupt keine Brille benötigte. In solchen Phasen trug sie Männerkleidung und versteckte ihr langes Haar unter einer Baseballkappe. Dieses Transgender-Selbst neigte zu paranoiden Gewaltausausbrüchen. Wenn die Patientin sich als Mann kleidete, brachte sie sich in erhebliche Schwierigkeiten und verhielt sich auch mir gegenüber in der Übertragung durchaus bedrohlich. Dieses »männliche« Selbst versuchte, sich einen Penis anzueignen. In einem weiblichen Körper gefangen zu sein weckte seine grenzenlose Wut. Mir kam in den Sinn, dass Cindys Plan, an ihren Augen einen irreversiblen Eingriff vornehmen zu lassen, möglicherweise auch Ausdruck einer »Verschiebung nach oben«, nämlich einer Verschiebung des Wunsches, andere Genitalien zu besitzen. Diese symbolische Lösung aber würde ihre Sehschärfe dauerhaft erheblich beeinträchtigen.

Ich hatte dieses Phänomen der veränderlichen, wechselnden Sehschärfe auch bei anderen Patienten beobachtet, fand aber in der Literatur keine Fallberichte. Deshalb nahm ich an, dass die Veränderungen der Sehkraft nicht hysterischer Natur waren, sondern eher mit einer psychophysiologischen Veränderung der extraokulären Muskeln zusammenhingen, die die Akkomodation der Augen steuern.[5] An diesem Punkt ihrer Therapie war Cindy mit einer weiteren Ebene sehr schmerzlicher Wahrheiten konfrontiert, die den traumatischen Charakter ihrer familiären Herkunft und den schweren Missbrauch betrafen, den sie erlitten hatte. Diese Wahrheiten waren in ihrem üblichen Bewusstseinszustand fast unerträglich für sie. Erneut tauchten Suizidimpulse auf. Zweifellos gab es in ihrer Vergangenheit Dinge, die sie sehen und nicht sehen wollte und die maßgeblich beeinflussten, wie sie sich selbst sah. Eine spezifische Personifizierung ihres Über-Ichs war bösartig und strafend. In einem verzweifelten Moment verfiel sie auf eine äußere, konkrete Lösung für ihr inneres Problem. Diese Deutung ließ die Patientin jedoch völlig unbeeindruckt, und so stürzte sie sich in ihr medizinisches Unglück. Wie nicht anders zu erwarten, konnte sie nach dem Eingriff über ein Jahr lang nur verschwommen sehen. Ihr Augenarzt war entsetzt und ratlos. Die Patientin wurde depressiv und zog sich in ihrer Verzweiflung zurück. Die intensive Beschäftigung mit ihrem neuen Problem, der eingeschränkten Sehkraft, ließ allerdings die Suizidalität in den Hintergrund treten.

Diskussion

Man könnte behaupten, dass die Erforschung der unbewussten Wahrnehmungsbeeinflussung das Kernstück der gesamten psychoanalytischen Arbeit bilde. Wir sehen nur, was unsere Psyche uns zu sehen erlaubt oder uns zu sehen drängt, und

5 Die Augen und das umgebende Gewebe zeigen eine starke Reaktion auf Affektzustände. Beobachtet wurden auch Veränderungen der Augenfarbe. Als ich eine solche Patientin in der Klinik behandelte, bestand sie darauf, die Gespräche in einem abgedunkelten Raum zu führen: Ich sollte nicht erkennen können, wenn ein Wechsel stattgefunden hatte und ein anderes Selbst »draußen« war.

realisieren dies nicht, sofern wir nicht begreifen, was außerhalb unseres bewussten Gewahrseins geschieht. Edith Jacobson (1978 [1964]) schrieb über den Blick auf das eigene Selbst:

> »Unter einer realistischen Selbstimago verstehen wir vor allem eine, die den Zustand und die besonderen Eigenschaften, die Möglichkeiten und Fähigkeiten, die Vorzüge und Grenzen unseres körperlichen und seelischen Selbst widerspiegelt. Sie umfaßt also einerseits unsere äußere Erscheinung, unsere Anatomie und Physiologie, andererseits unser Ich, unsere bewußten und vorbewußten Gefühle und Gedanken, Wünsche und Haltungen, unsere physischen und psychischen Funktionen und Verhaltensweisen« (S. 33).

Und weiter heißt es:

> »Vorläufig mag es genügen, auf die enormen und recht durchschlagenden Einflüsse hinzuweisen, die die infantilen Verleugnungs- und Verdrängungsvorgänge auf die Entstehung unserer Imagines vom Selbst und von der Welt der Objekte ausüb[en]. [...] durch das Herausschneiden eines beträchtlichen Sektors unlustvoller Erinnerungen durch die infantile Verdrängung [wird] eine große Zahl unannehmbarer Aspekte des Selbst und der Außenwelt eliminiert. Die auf Grund der Verdrängungsarbeit zustande gekommenen Lücken können durch Tarnungselemente, durch Verzerrungen oder Beschönigungen ausgefüllt werden, die durch aufwändige Manöver[6] des Abwehrsystems des Ichs produziert werden« (S. 32).

Cindy war nicht in der Lage, ihre psychische Realität der multiplen, dissoziierten Selbste zu tolerieren. Sie klammerte sich an die Illusion einer Kohärenz, die offenkundig sehr brüchig war und dynamischen Einflüssen unterlag. Als sie die Flucht antrat, um den Zustand ihrer Selbst-Organisation nicht sehen zu müssen, fügte sie ihrer Fähigkeit, die Außenwelt zu sehen, schweren Schaden zu. Dieses extreme Beispiel für die Reziprozität zwischen innerer und äußerer Wahrnehmung half, sobald wir es besser verstanden hatten, die scheinbar bizarre und quasi-psychotische Symptomatik zu erklären. In weniger komplexen, alltäglicheren Fällen ist dieses Prinzip unumstößlich.

Von der Analyse vorübergehender Verzerrungen elementarer Sinneserfahrungen bis zur Übertragungsanalyse lautet die Grundfrage, wie unsere individuelle Gesamtdynamik das, »was wir sehen«, beeinflusst. Diese Auffassung ist weder

6 Anmerkung der Übersetzerin: Übersetzung geändert.

neu noch originell, und ebendies ist vielleicht der Grund, weshalb das Interesse der Analytiker an dieser Thematik schwindet. In Freuds (1900a) früher Arbeit besaß die Wahrnehmung vorrangige Bedeutung, denn Vbw/Bw waren für die topische Theorie dogmatisch. Das ursprüngliche Modell konzeptualisierte die Wahrnehmung, wie Slap und Slap-Shelton (1991) erläutern, als zutreffend und konfliktfrei. Im Zuge der Weiterentwicklung seiner Überlegungen und aufgrund der Erkenntnis, dass der Primärvorgang sich in Abkömmlingen manifestiert (Freud, 1915e), wurde die Unterscheidung verschwommener. Mit der Einführung der Strukturtheorie (Freud, 1923b), die die Wahrnehmung als eine – wenngleich ungemein wichtige – Ich-Funktion konzipiert, schien die Unterscheidung zwischen dem Bewussten und dem Unbewussten an Bedeutung einzubüßen. Einhergehend mit der Erforschung der unbewussten Phantasie (Arlow, 1969) und ihres zentralen, organisierenden Einflusses auf die Ich-Tätigkeit verschob sich die Betonung vor allem auf die psychische Hervorbringung und auf die Triebeinflüsse, auch wenn man der Wahrnehmung zweifellos Rechnung trug. Die kleinianische Objektbeziehungstheorie, die sich auf die maßgebliche Bedeutung der Spaltung und projektiven Identifizierung konzentrierte (Klein, 2000 [1946]; Bion, 2013 [1959]), bereicherte auch unser Verständnis der Art und Weise, wie unbewusste Faktoren unsere Wahrnehmung beeinflussen können. Doch auch hier galt die Aufmerksamkeit vor allem den Abwehrmanövern.

Meiner Erfahrung nach überwiegen bei Erwachsenen mit frühen schweren Traumata Abwehrstrukturen, die um veränderte Bewusstseinszustände organisiert sind, und eine damit einhergehende Amnesie, die Breuer und Freud als »Bewusstseinsspaltung« (Freud 1895d, S. 122) beschrieben haben. Betroffene mit dieser psychischen Organisation, die dissoziieren und unter gravierenden Beeinträchtigungen der Selbstkonstanz leiden, können scheinbar getrennte Selbstorganisationen aufweisen, die sich alternierend des Bewusstseins bemächtigen und des Sekundärprozesses bedienen – ganz ähnlich wie im legendären Fall der Anna O. Bei diesen Patienten sind überdies das »Herausschneiden eines beträchtlichen Sektors unlustvoller Erinnerungen« (Jacobson, 1978 [1964], S. 32) sowie aufwändige Manöver des Abwehrsystems des Ichs zu beobachten. Weil Freud von der Behandlung solcher Patienten irgendwann Abstand nahm, vertraten spätere Analytikergenerationen die Überzeugung, dass die Störung sich entweder leicht erklären lasse, unwichtig sei oder aber so rätselhaft, dass Analytiker ihr nicht beikommen könnten (I. Brenner, 2009a). Im Folgenden beschreibe ich die klinische Herausforderung, eine sehr plötzliche und dramatische, dynamisch signifikante Veränderung der Selbstwahrnehmung zu bearbeiten, die heutige Analytiker mit technischen Fragen konfrontiert.

Fallbericht

Minh, eine hochgewachsene, auffallend schöne, aber distanziert wirkende Amerikanerin asiatischer Herkunft, kam seit mehr als vier Jahren fünfmal wöchentlich zur Analyse. Ihre Sitzung war zur Hälfte vorbei, als sie in Tränen ausbrach, weil sich der vorzeitige Tod ihres Onkels jährte. Ihre problematische und extrem ambivalente gemeinsame Beziehung hatte ausgerechnet in der Zeit, als ihm klar wurde, wie wichtig seine Nichte für ihn war, ein abruptes Ende gefunden. Er hatte versucht, Wiedergutmachung zu leisten. Weil Minhs Vater aufgrund militärischer Verpflichtungen zumeist abwesend war, hatte dieser Onkel, ein Bruder ihrer Mutter, als Vaterersatz gedient. Nun kämpfte sie mit ihrer Verbitterung und ihrem Kummer darüber, ihn erneut und diesmal für immer verloren zu haben. Sie drehte sich auf die Seite und verbarg ihren Kopf unter dem Arm. Sie hörte auf zu weinen. Reglos und mucksmäuschenstill lag sie da. In meiner affektiven Resonanz und Abstimmung auf ihren psychischen Zustand nahm ich in diesem Augenblick einen plötzlichen Bruch unserer Verbundenheit wahr. Ich wartete wortlos ab und stellte mich gleichermaßen auf ein ausgedehntes Schweigen und einen weiteren Gefühlsausbruch ein. Nach einem kurzen Moment begann sie, mit verändertem, mir aber bereits vertrautem Tonfall zu sprechen, einem verspielt klingenden Singsang. Sie sprach mich formlos mit »Doc« an, während sie normalerweise jede persönliche Anrede vermied und penibel darauf achtete, sich weder allzu formal noch allzu ungezwungen zu geben – ein altes Thema, das uns bereits wiederholt beschäftigt hatte. Ihre Zurückhaltung hing offenbar mit ihren Bemühungen zusammen, eine optimale Distanz herzustellen (Mahler, Pine & Bergman, 1980 [1975]), und spiegelte ihren Versuch wider, in der Übertragung eine gesundere prä-ödipale Beziehung zur Mutter wiederaufleben zu lassen. In der Realität war diese Beziehung sehr schwierig gewesen. Trennungen gingen häufig mit wütenden Protesten und den oben beschriebenen Unterbrechungen unseres Rapports einher. Chaotische Phasen und veränderte Bewusstseinszustände schienen den Manifestationen einer desorganisierten, desorientierten Bindung im Erwachsenenalter zu entsprechen.

Als ich nun hörte, dass sie mich mit »Doc« ansprach, sah ich mich in meiner Eingebung bestätigt, dass ein anderes, von ihrem »regulären« scheinbar getrenntes Selbst sich ihrer exekutiven Ich-Funktionen bemächtigt hatte. Sie ließ immer wieder vulgäre, krude Formulierungen in ihre Rede einfließen, die eher der Ausdrucksweise einer intelligenten frühreifen Jugendlichen entsprachen. In krassem Gegensatz dazu kultivierte Minh eine extreme Höflichkeit, Korrektheit und Umsicht, um nur ja niemanden vor den Kopf zu stoßen. Oft wirkte sie schüchtern und ein wenig verängstigt. Linh, das andere Selbst, entwertete Minh gnadenlos und nannte sie eine Idiotin, weil sie so sentimental, naiv und vertrauensselig sei. Sie lasse es zu, dass andere ihre Gutmütigkeit und ihre Angst, jemandem auf die Füße zu treten, ausnutzten. Darüber hinaus war Linh extrem eifersüchtig auf Minh, die so viel Zeit »draußen« verbrachte und dank der Analyse offenbar auch robuster geworden war. Für Linh war es schwieriger geworden, sich »nach draußen zu kämpfen« und »zu übernehmen«.

Dennoch gab es weiterhin Phasen, in denen Minh von unerträglichen Affekten, von Schmerz und tiefer Traurigkeit, aber auch von ihrer durch libidinöse und aggressive Strebungen geweckten Angst dermaßen überwältigt wurde, dass sie entweder das Behandlungszimmer verließ, um eine Auszeit zu nehmen, oder aber aus ihrem Körper heraustrat und dissoziierte. In solchen Situationen nahm gewöhnlich Linh von ihr Besitz. Prodromalsymptome wie lähmende Kopfschmerzen, Hitzewallungen und Übelkeit gingen dem Wechsel voraus. Die Patientin hatte wegen dieser rätselhaften Symptome, die sie über längere Zeiträume buchstäblich lahmlegten und funktionsunfähig machten, bereits mehrere Neurologen konsultiert. Man hatte eine okuläre Migräne diagnostiziert. Ungläubig musste sich die Patientin schließlich eingestehen, dass die Symptome auch eine Veränderung ihrer Selbstzustände ankündigten.

Unter den weiteren Selbsten, die den therapeutischen Prozess erheblich beeinflussten, auch wenn sie immer seltener auftauchten, befand sich ein intellektuelles, wuterfülltes Selbst mit lesbischen Vorlieben, das mich anzuschreien pflegte, um mich wissen zu lassen, wie sehr es mich hasste und mir misstraute. Dieses Selbst hinterließ wütende Nachrichten auf meinem Anrufbeantworter und redete mich mit meinem Vornamen an, dessen Aussprache es spöttisch und verächtlich zerdehnte. Zusammen mit Linh war es stark genug, um Minh innerlich zu verfolgen und zu bestrafen. Dann schloss sie sich bei schlechtem Wetter aus ihrem Haus und in gefährlichen Stadtvierteln aus ihrem Auto aus. Unter normalen Umständen hätte man solche Fehlleistungen ohne weiteres der »Psychopathologie des Alltagslebens« (Freud, 1901b) zurechnen können. Als Personifizierungen eines strafenden Über-Ichs – wie in Cindys Fall – beruhten sie zweifellos auf einer unbewussten Motivation und auf Bestrafungswünschen, die infolge nicht anerkannter Schuldgefühle verdrängt worden waren. Minh wusste seit langem um diese Selbste, ging aber sehr zurückhaltend mit dem Thema um, weil es für sie mit tiefer Scham verbunden war und sie befangen machte. Die Existenz der verschiedenen Selbste war ihr seit Jahren »bekannt und zugleich nicht bekannt«, doch sie vermochte das Problem nicht einmal vor sich selbst, geschweige denn vor einem Außenstehenden, zum Beispiel ihrem Analytiker, in Worte zu fassen.

Minh verglich das Phänomen mit den »fliegenden Mücken« im Auge, die ins periphere Sehfeld entschwinden, sobald man sich auf sie zu konzentrieren versucht. Sie befanden sich knapp außerhalb der Reichweite ihres Bewusstseins, so dass sie nicht sehen konnte, dass sie ihren Körper mit anderen Selbsten teilte. Aber sie träumte von einer Geburtstagsfeier mit vier leeren Stühlen und verstand die Symbolik ohne Mühe.

Linh hatte bezeichnenderweise Zugang zu der inneren Bevölkerung der Patientin und sprach offen über das Problem, formulierte Einsichten und lieferte detaillierte biographische Informationen über die perversen, inzestuösen Verletzungen ihres Mädchenkörpers. Häufig gingen solche Episoden einem weiteren Fortschritt in der Behandlung voraus. Minh konnte zunächst nur eine extrem ungewöhnliche Beziehung zu ihrem Onkel anerkennen, für die sie keine Worte fand. Alles, was sie in den ersten Behandlungsjahren zu sagen vermochte, ging in der prägnanten Formulierung auf: »Ich kann über das, woran ich mich erinnere, nicht nachdenken!«

Linh hingegen konnte sich, wie schon erwähnt, an solche Dinge nicht nur erinnern, sondern auch über sie nachdenken und sprechen. Sie schützte Minh und hatte die Kontrolle übernommen, wenn der Schmerz für das Kind unerträglich wurde. Aber sie mochte oder konnte nicht anerkennen, dass Minhs körperliches Schicksal auch ihr eigenes war. Im Grunde wollte sie, dass ich ihr dabei half, Minh auszuschalten.

Im Laufe der Zeit wurde die Rivalität zwischen Minh und Linh für die Patientin in beiden Bewusstseinszuständen deutlich spürbar. Sie war extrem eifersüchtig auf all meine anderen Patienten, besonders auf die Patientinnen, und ihre besitzergreifende Haltung wurde offensichtlich sowohl innerlich als auch äußerlich repräsentiert und agiert. Als ich in jener Sitzung hörte, dass die Patientin mich mit »Doc« anredete, verstand ich dies als Bestätigung dafür, dass gerade ein wichtiger defensiver Wechsel stattgefunden hatte, der vermutlich mit der Unfähigkeit zusammenhing, den Kummer und Schmerz zu ertragen, denn nun drängte sich Linh nach draußen. Der Kliniker bekommt es in solchen Situationen mit einem behandlungstechnischen Dilemma zu tun, dessen Handhabung für die Analyse gewaltige Konsequenzen hat und über das wir in unserer Diskussionsgruppe zu dissoziativen Störungen, die sich regelmäßig im Rahmen der Tagungen der American Psychoanalytic Association trifft, im Grunde in jeder Sitzung diskutieren. Soll man das dissoziierte Selbst anerkennen und auf dieser Ebene mit der Patientin kommunizieren? Bestätigt, verstärkt oder reifiziert ein solches Vorgehen womöglich eine quasi-wahnhafte Überzeugung, dass die eigene Psyche andere Personen beherbergt? Oder wäre gerade diese Haltung ein empathischer Ausdruck des

Respekts vor der psychischen Realität der Patientin? Bringt sie iatrogene Komplikationen für die Behandlung mit sich? Oder sollte der Analytiker sämtlichen Äußerungen der Patientin genauso zuhören wie den üblichen Assoziationen und die Patientin so behandeln wie jede andere Analysepatientin (Gottlieb, 1997)? Wenn sie über die für eine Psychoanalyse erforderliche Ich-Stärke verfügt, müsste sie am Ende doch auch in der Lage sein, auf diese Abwehrhaltung zugunsten besser angepasster, gesunder Abwehrmechanismen zu verzichten? Haben wir es mit einer phantasierten Vielzahl von Persönlichkeiten zu tun oder mit strukturellen Veränderungen, die so tiefgreifend sind, dass es gerechtfertigt ist, auch mit diesen Selbsten zu arbeiten? Handelt es sich um eine gestörte Selbstwahrnehmung oder um die Wahrnehmung gestörter Selbste?

Diskussion

In ihrer Ausbildung lernen Psychiater im Allgemeinen, dass sie die Wahnvorstellungen schizophrener Patienten nicht bestätigen oder unterstützen sollten. Dies hat mehrere Gründe und hängt nicht zuletzt mit der Gefahr zusammen, den Realitätsbezug womöglich weiter zu schwächen. Infolgedessen lernt der angehende Psychiater, taktvoll zuzuhören und das psychotische Denken nicht aggressiv infrage zu stellen, weil dies einer weiteren Dekompensation und Gewalt- oder Suizidimpulsen Vorschub leisten könnte. Dieses Schibboleth kam auch oft in der Behandlung von Patienten mit »multipler Persönlichkeit« zur Anwendung, denn bis zum heutigen Tag laufen Behandler, die mit der Störung wenig Erfahrung haben (Taylor & Martin, 1944), Gefahr, Schizophrenie und dissoziative Identitätsstörung miteinander zu verwechseln. Weil der von Bleuler eingeführte Begriff »Schizophrenie« die Bedeutung »gespaltene Psyche« hat und Freud sich mit diesen Spaltungen nicht lange aufhielt, hat die dissoziative Identitätsstörung bis zum heutigen Tag selbst ein Identitätsproblem (I. Brenner, 1999). So ironisch es ist, zählt man sie oft nicht einmal zum Anwendungsbereich der Psychoanalyse.

Angesichts dieser historischen Besonderheiten und der speziellen Dynamik der betroffenen Patienten erlangte die behandlungstechnische Frage, wie der Therapeut der dissoziierten und unbewussten Selbstwahrnehmung des Patienten zuhören und auf sie reagieren sollte, maßgebliche Bedeutung. Erkennt er das »Switchen« nicht an, wird er die Patientin verletzen und wütend machen; eine übertriebene Aufmerksamkeit für die Wechsel kann aber ebenfalls negative Folgen haben. Linh hatte ihre Fähigkeit, in den Sitzungen bei dem »gemeinsamen« früheren Psychotherapeuten nach Belieben herauszukommen und wieder zu verschwinden, regelrecht genossen. Trotz bester Absichten und beträchtlicher klinischer Erfahrung hatte jener Therapeut diese Wechsel offenbar überhaupt nicht bemerkt, so dass die Behandlung auch nach beinahe 10 Jahren keinerlei Fortschritte erzielte.

Die Vorstellung, dass sich das Switchen gewissermaßen von selbst erübrigt, wenn der Analytiker es nicht beachtet, könnte einer Verhaltenstherapie, die sich als Psychoanalyse ausgibt, Vorschub leisten. Statt das problematische Verhalten zu analysieren, würde der Therapeut absichtlich oder unwillentlich der Behandlungsstrategie folgen, es durch Ignorieren zu »löschen«. Weil viele solcher Patienten überdies in der Kindheit schwere sexuelle Traumata erlitten haben (I. Brenner, 1994, 2001, 2004; Kluft, 1986) und man ihnen für den Fall, dass sie jemandem davon erzählten, mit furchtbaren Konsequenzen gedroht und/oder sie einer Gehirnwäsche (Shengold, 1989) unterzogen hat, um sie davon zu überzeugen, dass ihnen ohnehin niemand glauben würde, verstehen sie andere trefflich zu lesen und wissen genau, wann sie sich verschließen, verstecken und zum Chamäleon werden müssen. Aus einer Winnicott'schen Perspektive betrachtet, würde sich ihr pseudogefügiges falsches Selbst behaupten (Winnicott, 1955).

Das beobachtende Ich, das Selbstgewahrsein, die Selbstwahrnehmung und die Wahrnehmung des Selbst sind Themen, denen hier entscheidende Bedeutung zukommt, weil häufig ein bestimmtes Selbst eine verhältnismäßig hohe Kohärenz aufweist. Kluft (1986) spricht in diesem Zusammenhang von der »narzisstischen Besetzung der Getrenntheit«. Gleichzeitig mangelt es solchen Patienten per definitionem in erheblichem Maße an Selbstkonstanz. Diese scheinbar in sich widersprüchliche Konstellation erfüllt offenbar den Zweck, Vernichtungsängste abzuwehren; ironischerweise aber können die anderen, weniger kohärenten Selbste für die Patientin in bestimmten Situationen zu Begleitern oder Gefährten werden und sie vor Trennungsangst schützen. So gesehen, erfüllen sie genauso wie die imaginären Gefährten mannigfaltige Funktionen (Wälder, 1930). Ein derart komplexes psychisches Arrangement ist mit Vorsicht zu handhaben, denn die starke internalisierte Aggression könnte eine suizidale Regression in Gang setzen. Weil der Kliniker im folgenden Fall ein solch feinabgestimmtes Vorgehen nicht für nötig erachtete, kam es zu einer beinahe tödlichen Katastrophe.

Fallbericht

Vor vielen Jahren übernahm ein Kollege während meiner Urlaubszeit die Versorgung einer schwertraumatisierten stationären Patientin. Diese klagte in einem

Gespräch mit ihm darüber, dass sie immer deutlicher spüre, wie ein anderes Selbst von ihrem Geist Besitz zu ergreifen versuche. Sie habe eine »Ko-Wahrnehmung« dieses anderen Selbst und fürchte, bei einer solchen Übernahme für alle Zeiten irgendwo in ihrem Geist verloren zu gehen. Begleitet wurde dieses Gefühl von einer intensiven Angst, verlassen zu werden. Der Kollege, der das Ausmaß ihres Konflikts völlig unterschätzte, erklärte tollkühn, er wolle versuchen, sie von jenem Selbst, das ihr so sehr zusetze, zu befreien. In dem Irrglauben, durch dieses imponierende, autoritäre Auftreten tatsächlich einen psychischen Exorzismus bewirken zu können, reaktivierte er ein böswilliges väterliches Introjekt. Die Patientin geriet in Panik und zog sich in ihr Zimmer zurück. In dissoziiertem Zustand fand sie eine Rasierklinge, die sie dort versteckt hatte, und durchtrennte dann im Badezimmer ihre Speichenarterie. Sie hatte geplant, sich aus dem Badezimmer kommend nach rechts zu wenden und sich auf ihr Bett zu legen, um dort zu verbluten. In ihrem tiefen Konflikt zwischen dem Wunsch zu sterben und dem Wunsch zu leben aber wandte sie sich nach links und sank prompt im Gang zu Boden. Eine aufmerksame Stationsmitarbeiterin eilte herbei und stoppte die Blutung durch einen eilends angelegten Druckverband. Eine anschließende Notoperation, bei der das Gefäß verschlossen wurde, rettete der Patientin das Leben.

Als ich diese neuerliche Katastrophe nach meiner Rückkehr gründlich untersuchte, stellte sich heraus, dass das distanzlose, autoritäre Auftreten meines Stellvertreters für die Patientin, die sich in der Übertragung von mir verlassen fühlte, überaus bedrohlich gewesen war. Genauso wie sich ihre Mutter allabendlich in ein Alkoholkoma getrunken und es dem Vater dadurch ermöglicht hatte, sich an seiner Tochter ungestraft sexuell zu vergreifen, war auch der Analytiker, der sie eigentlich schützen sollte, verschwunden und hatte sie dem Ersatzarzt ausgeliefert.

Das Wiederaufleben der Angst und der Erinnerungen an die wiederholten sexuellen Übergriffe ihres Vaters, der in ihren wehrlosen Kinderkörper eingedrungen war, führte gleichsam zu einer Inszenierung dieses Schemas durch einen inneren Täter in Gestalt eines dissoziierten Selbst, der aus Angst, erwischt, verurteilt und anschließend ausgelöscht zu werden, die Flucht in den Suizid angetreten hatte. Bestimmend für die unbewusste, desorientierte Selbstwahrnehmung der Patientin war das Gefühl, ein gejagter Sexualstraftäter zu sein. Als sie sich ohne jede Fluchtmöglichkeit in die Enge getrieben sah, gab sie einem verzweifelten lebensbedrohlichen Impuls nach. Die Frage nach der Wahrnehmung des Selbst wird ausgesprochen schwierig, wenn es eine Organisation multipler dissoziierter Selbste gibt, die manchmal abwechselnd, manchmal gemeinsam, sozusagen bewusst werden oder sich des Bewusstseins bemächtigen.

Wahrnehmung des körperlichen Selbst

Freud (1923b) hat uns daran erinnert, dass das Ich in erster Linie ein körperliches ist. Aus diesem Grund geht man im Allgemeinen von einer somatischen, sensomotorischen Grundlage des Selbst aus. Das wachsende Gewahrsein des Säuglings für seine Körperhaltung und für die muskuläre Koordination sowie seine sensorischen und anderen Wahrnehmungen werden zu Schemata organisiert (Schilder, 1950; Piaget & Inhelder, 1996 [1966]). Multiple Schemata und Wahrnehmungen des Körperbildes verschmelzen dann unter normalen Umständen mehr oder weniger nahtlos zu einem kohärenten Selbstgefühl (Kohut, 1973 [1971]). Ein Knotenpunkt der Entwicklung, von Lacan (1996 [1953]) irrtümlich in den 8. Lebensmonat und das von ihm beschriebene »Spiegelstadium« datiert, ist das Wiedererkennen des eigenen Selbst im Spiegel. Dieses Stadium unterscheidet sich von Kohuts (1973 [1971]) »Spiegelstadium«, nämlich der Lebensphase, in der sich das Baby im Glanz des mütterlichen Blickes sonnt. Wenngleich Säuglinge mitunter schon früher auf ihr Bild reagieren, zeigt die moderne Forschung, dass sie diese Fähigkeit erst im Alter zwischen 15 und 18 Monaten erwerben (Asendorpf, Warkentin & Baudonnière, 1996).

Diese Entwicklungserrungenschaft geht mit anderen Meilensteinen der Entwicklung, etwa der Analität und der Wiederannäherung sowie den entsprechenden affektiven und kognitiven Besonderheiten einher und besitzt eine ungemein wichtige organisatorische Qualität. Studien kamen zwar zu dem Ergebnis, dass andere Spezies, zum Beispiel der Schimpanse (de Veer et al., 2003), der asiatische Elefant (Plotnik, de Waal & Reiss, 2006) und der Große Tümmler (Marten & Psarakos, 1995), ebenfalls lernen können, sich im Spiegel wiederzuerkennen; was dieser Entwicklungsschritt für die genannten Arten allerdings bedeutet, werden wir aufgrund der Sprachbarriere wohl niemals verstehen.

Unser fasziniertes Interesse am eigenen Spiegelbild ist wahrscheinlich älter als der Mythos des Narziss, denn schon in der vor fast 30.000 Jahren entstandenen altsteinzeitlichen Höhlenmalerei finden sich Widerspiegelungen realistischer Menschenhände in Form farbiger, sorgfältig auf die Wand aufgebrachter schablonenartiger Abbildungen. In weit jüngerer Zeit ging das Faszinosum Spiegelbild dann auch in zahlreiche literarische Genres ein; denken wir nur an das Märchen von Schneewittchen, in dem die böse, eitle Königin den Spiegel fragt: »Spieglein,

Spieglein an der Wand, wer ist die Schönste im ganzen Land?« Auch in literarischen Bearbeitungen des Übernatürlichen, etwa in der Geschichte des Vampirs Dracula, dem jeder Spiegel das Spiegelbild verweigert, taucht das Thema auf. In Lewis Carrolls (2012 [1871]) *Alice hinter den Spiegeln*, der Fortsetzung von *Alice im Wunderland*, entdeckt die Titelheldin jenseits des Spiegels eine bizarre, sonderbare Welt. Nachdem sie durch einen auf dem Kamin platzierten Spiegel geschritten ist, führt eine Zeitreise sie in ein Land der Gegensätze und Verkehrungen. Ein klinisches Korrelat zu dieser phantasievollen Geschichte ist der folgende Fall.

Fallbericht

In einer Sitzung, in der Christine besonders große Angst hatte und meine Präsenz im Raum sehr bewusst wahrnahm, erläuterte ich ihr, dass ich auf gewisse Weise wie ein Spiegel sei, indem ich ihr zuhörte und das, was sie sage, widerspiegelte. Zu meiner großen Überraschung veränderten sich kurz darauf ihr Affekt, ihre Syntax, ihr Tonfall und ihre Körpersprache. Ein sehr junges Selbst tauchte auf und fragte kichernd: »Sie sind ein Spiegel?« Ich registrierte diese Veränderung ihres Selbst-Zustands und wartete zunächst lediglich ab. Die kindliche Stimme schilderte eine ganze Reihe von Erinnerungen; danach sprach die Patientin wieder mit normaler Stimme und berichtete von Erlebnissen aus ihrer frühen Kindheit. Im Anschluss an die sexualisierte Quälerei durch die eigene Mutter suchte sie gewöhnlich Zuflucht im Badezimmer, wo sie dann ihr tränenüberströmtes Gesicht im Spiegel erblickte. Sie sah dort ein Mädchen, das sie nicht als sich selbst wahrnahm. In ihrem depersonalisierten Zustand erlebte sie sich so, als begebe sie sich in den Spiegel hinein, um bei dem Mädchen, das ihrer Meinung nach darin lebte, Hilfe und Trost zu suchen. Darauf folgte gewöhnlich eine Phase der Amnesie, die in der Sitzung wiedererlebt wurde. Als wir zu rekonstruieren versuchten, was ihr als kleines Mädchen widerfahren war, stellte sich heraus, dass ein anderes Selbst, von ihr als das »Spiegelmädchen« oder »Mädchen im Spiegel« bezeichnet, dissoziativ auftauchte, sich der Kontrolle bemächtigte und ihr den Schmerz abnahm. Die Patientin war sehr verwirrt, und es dauerte mehrere Wochen, bis sie diesen Aspekt ihres Erlebens in Worte fassen und begreifen konnte. Ihre Beziehung zu ihrem Spiegelbild und ihre Versuche, in die Welt im Innern des Spiegels zu flüchten, um Hilfe bei ihrem dissoziierten Spiegelbild zu finden, waren offenbar ein autohypnotischer Versuch, einer emotional und körperlich unerträglich schmerzhaften Situation zu entkommen.

Schlussbetrachtung

In Cervantes' Roman *Don Quijote de la Mancha* begegnen der Herr und sein Diener dem Ritter der Spiegel, einem Nachbarn, der mit Hilfe von Spiegeln seine Identität verschleiert, um den Junker zu überlisten, ihn von seiner Ritterfahrt abzubringen und nach Hause zu geleiten. Am Ende wird Don Quijote von seinem Wahn geheilt, weil er gezwungen ist, sich selbst im Spiegel zu sehen und seine aus dem Unbewussten aufgetauchte phantasmatische Selbstwahrnehmung aufzugeben. Der Spiegel als Symbol realistischer Wahrnehmung ist auch Thema von Shakespeares Philosophie des Theaters. So legt der Dichter seinem Hamlet die Worte in den Mund, Zweck des Schauspiels sei es seit jeher, »der Natur gleichsam den Spiegel vorzuhalten« (*Hamlet* III,2) und dem Leben den Abdruck seiner Gestalt zu zeigen. Auch der große italienische Dramatiker Pirandello, ein Zeitgenosse Freuds, maß dem Spiegel zentrale Bedeutung für sein Werk bei:

> »Wenn ein Mann lebt, lebt er und sieht sich nicht selbst. Nun, stellen wir einen Spiegel vor ihm auf, damit er sich im Akt des Lebens, beherrscht von seinen Leidenschaften, in ihm betrachten kann: Er wird entweder sprachlos staunen angesichts seiner eigenen Erscheinung oder die Augen abwenden, um sich nicht sehen zu müssen. Möglich auch, daß er sein Bild voller Abscheu anspeit oder die Fäuste reckt, um es zu zerschmettern; und wenn er geweint hat, kann er nun nicht mehr weinen; wenn er gelacht hat, kann er nicht mehr lachen usw. Mit einem Wort, es kommt zu einer Krise, und diese Krise ist mein Theater« (Pirandello, zitiert nach Bassanese, 1997, S. 54).

Ein Monolog des Laudisi aus dem Theaterstück *So ist es – wie Sie meinen* illustriert das Auftauchen abgelehnter, unerwünschter Selbstanteile:

> »Laudisi: *geht in dem Arbeitszimmer schlendernd herum, indem er vor sich hinlächelt und den Kopf schüttelt. Dann bleibt er vor dem großen Spiegel vor dem Kaminsims stehen, betrachtet sein eigenes Bild und spricht dazu*
>
> Da bist du ja …
>
> *Er begrüßt das Spiegelbild mit zwei Fingern, zwinkert schlau mit einem Auge und fragt grinsend*
>
> Sag mal, mein Lieber, wer von uns beiden ist nun verrückt?
>
> *Er hält seine Hand mit dem ausgestreckten Zeigefinger gegen das Spiegelbild, das die Geste, gegen ihn gerichtet, wiederholt. Er grinst dann und spricht wieder*

> Ja, ja, ich weiß wohl. Ich behaupte: Du bist es, und Du sagst, ich bin es. Wir kennen einander gründlich. Der Hund liegt aber dort begraben, dass Dich niemand so sieht, wie ich Dich sehe. Aber was wird aus Dir, in Deiner Form, wie Dich die anderen sehen? Ein Wahngebild, mein Lieber, nichts als ein Wahngebild. Und doch, siehst Du jene Narren? Ohne sich um das Wahngebilde zu kümmern, das sie mit sich selbst in sich selbst herumschleppen, rennen sie voller Neugierde dem Wahngebilde anderer Menschen nach« (II, 3).

Konzepte wie das beobachtende Ich lenken unsere Aufmerksamkeit auf die bewussten Wahrnehmungen des Selbst, doch um uns im Spiegel »wirklich« sehen zu können, müssen wir auch unbewusste, dissoziierte Einflüsse berücksichtigen.

Dritter Teil

Gesellschaftlicher Bereich

5. Kapitel
Intergenerationelle Transmission

> »Unsern Oberherrn, die Juden unter sich haben, wünsche ich und bitte, dass sie eine scharfe Barmherzigkeit gegen diese elenden Leute üben wollten, obs doch etwas (wiewohl es misslich ist) helfen wollte, wie die treuen Ärzte tun: wenn das heilige Feuer in die Knochen gekommen ist, fahren sie mit Unbarmherzigkeit zu und schneiden, sägen, brennen Fleisch, Adern, Knochen und Mark ab. Also tue man hier auch. Verbrenne ihre Synagogen, verbiete alles, was ich droben erzählt habe, zwinge sie zur Arbeit und gehe mit ihnen nach aller Unbarmherzigkeit um, wie Moses in der Wüste tat, der dreitausend totschlug, dass nicht der ganze Haufe verderben musste.«
>
> *Martin Luther (1841 [1543]), Von den Juden und ihren Lügen, S. 297*

> »Anstelle der Auswanderung der Juden ist nunmehr als weitere Lösungsmöglichkeit nach entsprechender vorheriger Genehmigung durch den Führer die Evakuierung nach dem Osten getreten. Unter entsprechender Leitung sollen nun im Zuge der Endlösung die Juden in geeigneter Weise im Osten zum Arbeitseinsatz kommen, wobei zweifellos ein Großteil durch natürliche Verminderung ausfallen wird.«
>
> *Reinhard Heydrich, Rede auf der Wannsee-Konferenz, Berlin, 20. Januar 1942*

Einleitung

Eine Langzeitstudie über die Kinder von Holocaust-Überlebenden gelangte nach 20 Jahren zu dem Ergebnis, dass sie – außer in »Extremsituationen« – keine gravierenderen psychischen Beeinträchtigungen aufweisen als die Mitglieder einer entsprechenden Kontrollgruppe (Van Ijzendoorn et al., 2013). Menschen, die sich durch eine nicht existente Diagnose stigmatisiert fühlen, werden dies vielleicht als Erleichterung empfinden. Auch bestimmte Institutionen und Regierungen, die sich womöglich aufgefordert sahen, kostspielige Behandlungen, Unterstützungsprogramme oder Wiedergutmachungszahlungen an die Nachkommen der

Überlebenden des Völkermordes zu finanzieren, könnten diese Ergebnisse zu ihren Gunsten auslegen. Doch ohne dass die Forscher dies beabsichtigt hätten, verstellt eine solche Schlussfolgerung den Blick auf das, was uns die mehr als 40-jährige psychoanalytische Erfahrung mit dieser Gruppe lehrt. Ich möchte diese Erfahrungen im Folgenden erläutern und stütze mich dabei auf unsere unverwechselbare Forschungsmethode, nämlich die tiefenpsychologische Untersuchung der unbewussten Psyche.

Fallbericht: Extremtrauma

Ich habe einmal einen Mann kennengelernt, der niemals über das, was er im Holocaust erlebt hatte, sprach, weil er überzeugt war, seine Kinder durch sein Schweigen zu schützen. Er wollte ihnen das Entsetzen, den Schmerz, den Kummer, die Traurigkeit und die Wut ersparen, die er unter Aufbietung aller Kraft in seinem Innern verschloss. Nie sollten sie von seinem Leiden erfahren. Was er gesehen hatte und was ihm widerfahren war, hätte ihn töten sollen, doch irgendwie hatte er überlebt. Wenn also seine Kinder, als sie noch klein waren, ihn nach den blauen Ziffern auf seinem Unterarm fragten, antwortete er lachend, es sei die Telefonnummer einer alten Freundin. Sie mochten ihm nicht recht glauben, spürten aber, dass es besser war, nicht in den Vater zu dringen, der durch gezwungene Heiterkeit über einen tiefen Abgrund, der jeden verschlucken konnte, hinwegzutäuschen versuchte. Die Augen irrlichterten, während der Mund lächelte, und verrieten seine Angst am Ende solcher Gespräche. Er hatte Schläge, Hunger, Erniedrigungen, Demütigungen, Entmenschlichung und grausame Bestrafung überlebt, ständig in Gefahr, der Unberechenbarkeit eines mörderisch gesinnten Wärters zum Opfer zu fallen. Er hatte mitangesehen, wie Freunde, Familienmitglieder und verehrte religiöse Führer gefoltert und umgebracht worden waren. Als er kurz vor der Evakuierung des Konzentrationslagers Auschwitz im Januar 1945 auf dem Tiefpunkt angekommen war und am Ende zu sein glaubte, setzte er sein Leben aufs Spiel, um zwei Freunden aus der Kindheit die Flucht zu ermöglichen. Ohne dass er es wusste, beobachteten diese Freunde von ihrem Versteck in einem nahegelegenen Dorf aus, wie er mit einer Gruppe anderer Überlebender in jenem brutalen Winter den Todesmarsch antrat. Der Mann hielt wundersamerweise durch und musste bis zu seiner Befreiung durch die Alliierten im April 1945 in einer Munitionsfabrik, einem Außenlager von Buchenwald, Zwangsarbeit verrichten. Insgesamt verbrachte er vom Zeitpunkt seiner Deportation kurz nach dem Überfall auf Polen im September 1939 bis zum Kriegsende mehr als fünfeinhalb Jahre als menschlicher Sklave in den berüchtigtsten Todeslagern des Naziregimes. Bei seiner Befreiung wog er neunzig Pfund, ein lebendes Skelett. Monatelang wurde er in einem Feldlazarett behandelt, bevor er in seine Heimatstadt reisen konnte, um nach überlebenden Verwandten zu suchen. Anschließend wanderte er in die USA aus. Hier fand er Arbeit, heiratete eine Amerikanerin und gründete eine Familie. Er hoffte, seine »Albtraumjahre« (Shirer, 1984) hinter sich gelassen zu haben. Doch ihm erging es ähnlich wie Kitty Hart (2001 [1981]), einer Auschwitz-Überlebenden, die Jahre später, als sie den Ort erneut aufsuchte, die beeindruckenden Worte sprach: »Ich wusste, ich brauchte eigentlich gar nicht zurückzukehren, weil es sich zeigte, dass ich nie richtig weg war« (S. 220).

Für diesen Mann gab es nichts wichtigeres, als seine Kinder zu schützen, indem er über das Grauen schwieg und sich bemühte, selbst nicht darüber nachzudenken. Dennoch durchdrang es jeden Aspekt seines täglichen Lebens. Zum Beispiel pflegte seine Frau große Mengen zu kochen, und er aß alles auf, was auf dem Teller lag. Er schlürfte sogar das Mark aus den Hühnerknochen. Während er sein Essen gierig hinunterschlang, projizierte er seine Erinnerungen an den Hunger auf seine Kinder: »Ihr braucht nicht so schnell essen. Keine bange. Euch wird niemand das Essen wegnehmen.« Er weigerte sich auch, im Winter schwere Kleidung zu tragen, und schien gegen Nässe und Kälte immun zu sein. Einen Zusammenhang mit einer verstörenden Erinnerung an seine ersten Erfahrungen mit dem Lagerleben vermochte er nicht zu erkennen.

Zusammen mit seinem Vater und vielen anderen Menschen war er in seiner Heimatstadt bei Tagesanbruch unter Androhung von Waffengewalt gezwungen worden, in die bewachte S-Bahn einzusteigen. Sie fuhr nach Sachsenhausen. Es war ein sehr warmer Tag Mitte September, und die neu eingetroffenen Häftlinge mussten schwere Winteruniformen anziehen, die von der Firma Hugo Boss entworfen und hergestellt worden waren. Die engen Verbindungen zwischen dem Unternehmen und der Nazi-Führung wurden erst vor wenigen Jahren bekannt. Ohne Wasser und Nahrung blieben die Männer dann mehrere Tage lang in überfüllten Baracken eingesperrt.

Viele Häftlinge starben. Nach diesem brutalen, aber effektiven Selektionsprozess wurden die Überlebenden für verschiedene »Arbeiten« eingeteilt. Sie mussten in einem Steinbruch schuften und in einer Ziegelei, die Baumaterialien herstellte, aus denen Häuser für die Angehörigen der Herrenrasse errichtet wurden, die sich Europa unterwerfen und das tausendjährige Reich begründen wollte. Es war Knochenarbeit, gefährlich, gnadenlos. Dass der 18 Jahre alte, zähe, kräftige Heranwachsende, dessen Träume von der Universität und einer Laufbahn als Arzt durch die tägliche Realität der Appelle, der Erschießungen und der nicht endenden Sklavenarbeit verdrängt worden waren, durchhielt, verdankte er seiner Jugend, seinem Überlebenstrieb und einer gehörigen Portion Glück. Ein Tag ging in den nächsten über. Gelegentlich sah er seinen Vater, dessen Zustand sich zusehends verschlechterte. Als die SS ihn dabei erwischte, wie er dem kranken Mann seine eigene magere Brotration zustecken wollte, wurde er brutal zusammengeschlagen und anschließend 24 Stunden lang in eine unterirdische Zelle eingesperrt, die so klein war, dass er sich nicht hinsetzen, sondern nur stehen konnte. Ihm sollte »eine Lektion erteilt« werden. Fortan litt dieser Mann lebenslang unter klaustrophobischen Ängsten. Wenn er es nicht vermeiden konnte, einen Aufzug zu benutzen, wurde er sehr still und zog sich innerlich zurück, um seine tiefe Angst unter Kontrolle zu halten. Nur mit größtem Widerstreben brachte er es fertig, Verwandte oder Freunde in Krankenhäusern oder Pflegeheimen zu besuchen, denn die Situation dort weckte seine Erinnerungen an kranke, dahinsiechende Gefangene, die darauf warteten, in die Gaskammer geschickt zu werden. Die Tochter eines anderen Lager-Überlebenden hat dieses Problem treffend in ihrem Gedicht »Things My Father Won't Do«[7] beschrieben:

> *Things My Father Won't Do*
> wear striped clothing
> go to the doctor
> tell me his dreams
> live in a house surrounded by a fence
> (Kirchheimer, 2007, S. 4)

Kinder und Enkelkinder von Überlebenden

Bei schwer traumatisierten Eltern aufzuwachsen kann direkte und indirekte Spuren hinterlassen. Dass die Täter von heute die misshandelten Kinder von gestern sind, ist mittlerweile allgemein bekannt (Blum, 1987; Steele, 1970). Doch nach wie vor wissen wir weit weniger über die subtile indirekte Weitergabe, die stattfindet, wenn Eltern ihre Kinder zu schützen versuchen. Dass die

7 *Was mein Vater alles nicht tut*
gestreifte Hemden tragen/zum Arzt gehen/mir seine Träume erzählen/in einem Haus mit einem Zaun drum herum wohnen

heranreifende kindliche Psyche die traumatische Vergangenheit solcher Eltern absorbiert, wird oft übersehen (Bergmann, Jucovy & Kestenberg,2016 [1982]; Jucovy, 1986; Kestenberg, 1972, 2016 [1982a], 2016 [1982b]; Klein, 1973). Der Dichter Paul Celan (1975 [1948]) schrieb, dass das Holocaust-Trauma durch Asche in der Muttermilch weitergegeben wird. Obwohl man diesen Aspekt der intergenerationellen Transmission durchaus als ein Belastungstrauma (Kris, 1956) oder als kumulatives Trauma (Khan, 1988 [1963]) konzeptualisieren könnte, wird seine Rolle aus mehreren Gründen mitunter gar nicht erkannt. Sie wird sogar mit hoher Wahrscheinlichkeit übersehen, wenn sie von einem unverkennbaren schweren Missbrauch, einer massiven Vernachlässigung oder einem Schocktrauma (Furst, 1967) überschattet wird oder wenn jene traumatische Lebensgeschichte der Eltern oder eines Elternteils gar nicht bekannt ist. Darüber hinaus können Gegenübertragungsaspekte den Analytiker zu einer unbewussten Kollusion mit dem Schweigen eines Patienten veranlassen; schmerzliche Affekte wie Trauer, Angst, Scham und Schuldgefühle, die mit der Vergangenheit der Eltern zusammenhängen können, werden so vermieden (Danieli, 1980; Moses, 1978). Wenn wir an die theoretischen Schwierigkeiten denken, mit denen wir konfrontiert sind, wenn wir bei einem einzelnen Patienten zwischen einer verdrängten Erinnerung an ein Trauma und einer unbewussten Phantasie zu unterscheiden versuchen (Person & Klar, 1994), verstehen wir, dass die Aufgabe zwangsläufig noch komplizierter wird, sobald es sich um Prozesse zwischen den Generationen handelt.

Gleichwohl hat man die intergenerationelle Weitergabe in Fällen untersuchen können, in denen die traumatische Vergangenheit eines oder beider Elternteile zweifelsfrei belegt, auf die Zeit vor der Geburt des Kindes begrenzt und das Kind selbst nicht direkt betroffen war. An dokumentierten Menschheitstragödien besteht leider kein Mangel. Der Großteil klinischer Daten über die intergenerationelle Transmission betrifft Holocaust-Überlebende der ersten und zweiten Generation; weitere Untersuchungen galten Kindern von Nazis, ehemaligen Kriegsgefangenen aus dem 2. Weltkrieg, Überlebenden der Völkermorde an den Armeniern und in Kambodscha, der ethnischen Säuberungen in Jugoslawien oder der japanischen Internierungslager für amerikanische GIs; auch über die Kinder der Hibakusha, der Überlebenden der Atombombenabwürfe auf Hiroshima und Nagasaki, sowie über die Nachkommen der versklavten Afrikaner in Amerika, der australischen Aborigines und der Indianer wurde geforscht (Danieli, 1998).

Die Ermordung von zwei Dritteln der europäischen Juden während des 2. Weltkriegs wird als Holocaust bezeichnet. Man hat den Begriff trivialisiert, kommerzialisiert, politisiert und instrumentalisiert. Man hat ihm seine Berechtigung abgesprochen oder ihn auch auf andere Massenmorde, zum Beispiel in Kambodscha, Ruanda und Bosnien, bezogen. Das Ausmaß individuellen Leidens ausgehend von der Größenordnung einer Katastrophe oder der Anzahl der Toten zu erfassen ist unmöglich. Infolge zahlreicher Variablen einschließlich prämorbider Faktoren variiert der Schweregrad der Traumatisierung, und zwar nicht nur unter den Holocaust-Überlebenden, sondern auch unter den Überlebenden anderer genozidaler Verfolgungen. Am gründlichsten erforscht aber wurden tatsächlich die Auswirkungen des Holocaust. Mehr als 70 Jahre nach der Befreiung der Konzentrationslager schwindet die Zahl der Überlebenden rasch dahin. Aktuellen Erhebungen zufolge leben in Israel heute weniger als 200.000 Holocaust-Überlebende (Haaretz, 2012). Sie haben eine zweite, eine dritte und sogar eine vierte Generation in die Welt gesetzt. Unzählig die Lektionen, die ihre Geschichte uns über Politik, Religion und menschliche Natur lehrt, aber auch über die langfristigen Folgen schwerer psychischer Traumatisierungen (Grubrich-Simitis, 1979; Krystal, 1968; Ornstein, 1986) von Erwachsenen, Jugendlichen und Kindern (Kestenberg & Brenner, 1996).

Der Fortgang der Zeit ermöglicht es uns, nun auch multigenerationelle Transmissionen zu erforschen. Rivka Bekerman-Greenberg (2011), die selbst der zweiten Generation angehört, arbeitet in ihrem Dokumentarfilm *I Am Carrying The Holocaust In My Pocket* die tiefen emotionalen Verbindungen zwischen vier Frauen und deren Großeltern, die dem Holocaust entkommen konnten, heraus. Die Weitergabe an die dritte Generation erfolgt offenbar auf zweierlei Weise: sowohl durch die der zweiten Generation angehörenden Eltern als auch unmittelbar durch die überlebenden Großeltern selbst. Die Trauer über deren Tod lässt auch all ihre Verluste wiederaufleben, so dass die Belastung für die dritte Generation umso schwerer wird. Im Laufe der Zeit und infolge der nach und nach stattfindenden Verarbeitung aber hat sich die irrationale Scham der Überlebenden bei den Enkeln in ein Gefühl des Stolzes verwandelt. Dass der Holocaust auch in ihrem Leben eine zentrale Rolle spielt, zeigen ihre Sublimierungen, ihre Berufswahl und die Probleme, mit denen sie sich auseinandersetzen. Eine Patientin, die ich selbst behandelt habe, vertiefte sich in die Erforschung einer kleinen Minderheit, die im Mittelalter verfolgt worden war; eine andere Patientin setzte sich für den Tierschutz ein, und eine weitere hielt es zuhause nicht aus, war ständig auf Reisen und ließ sich auf ungesunde Beziehungen ein, von denen sie sich eine wundersame Heilung erhoffte. Als Kind und Jugendliche hatte sie den Schilderungen ihrer Großeltern gelauscht, die ihre Zeit in den Lagern mythisierten und romantische Geschichten darüber erzählten, wie sie sich nach der Befreiung in Südamerika kennengelernt hatten. Ihre Eltern hingegen hatten es nach Möglichkeit vermieden, über den Holocaust zu sprechen. So war ein geheimes Band zwischen den Überlebenden und ihrer Enkelin entstanden – ein Band, von dem die zweite Generation zumindest auf der bewussten Ebene ausgeschlossen blieb. Vor dem Hintergrund von rund 30 Analysen, die in der Holocaust Discussion Group der American Psychoanalytic Association vorgestellt wurden, seit ich der Gruppe angehöre, bin ich jedoch überzeugt, dass sich unbewusste Einflüsse durchaus bemerkbar gemacht haben.

Judith Kestenberg (2016 [1982a]) hat das Phänomen, infolge eines Traumas – und nicht psychosebedingt – in zwei Welten gleichzeitig zu leben, als »Zeittunnel« bezeichnet. Sie erkannte, dass Holocaust-Überlebende ihren Kindern die eigene traumatische Vergangenheit auf eine so intensive Weise vermitteln, dass eine Transposition der Vergangenheit stattfindet und die Kinder das Gefühl entwickeln, gleichfalls in einer Holocaust-Realität zu leben. Infolgedessen ist das noch unreife Ich der Angehörigen der zweiten Generation nicht nur mit den üblichen Anpassungsaufgaben konfrontiert, sondern muss darüber hinaus auch das traumatische Wiedererleben des Holocaust, unter dem die Eltern leiden, integrieren. Unter Umständen kommt es zu einer Intensivierung entwicklungsinhärenter Gefahren und zu einer charakteristischen, ungemein intensiven inneren Beschäftigung mit Themen wie Überleben, Verlust, Verfolgung und jüdische Identität. So entsteht das Gefühl, praktisch »dort« zu sein – ein surreales, unheimliches Gefühl, das auch dissoziiert werden kann. Es wirft wichtige metapsychologische Fragen nicht allein bezüglich der Spezifität des Holocaust-Traumas, sondern der Transmission von Traumata generell auf.

Auf einer basalen Ebene wäre denkbar, dass die Überzeugung kleiner Kinder, schon immer Teil des Lebens ihrer Eltern gewesen zu sein, durch bestimmte Umstände lediglich verstärkt und fixiert wird. Fragen wie: »Wo war ich, als ich noch nicht geboren war?«, sind nicht nur eine Funktion des Separations-Individuationsprozesses (Mahler, Pine & Bergman, 1980 [1975]), sondern auch ein kognitiver Meilenstein, denn um sie stellen zu können, muss das Kind zunächst begreifen, dass seiner eigenen Existenz schon etwas vorausgegangen ist. Ebenso wie andere universale angstbesetzte Themen wird auch dieses in der populären Literatur und in Filmen behandelt, häufig mittels des Kunstgriffs der Zeitreise. Nicht selten ist der Protagonist hierbei ein Kind, das in der Zeit zurückgeht und in das Dilemma gerät, die Vergangenheit verändern zu müssen, um ein Verbrechen zu rächen, eine Ungerechtigkeit wiedergutzumachen oder eine Tragödie zu verhindern.

Die zugrunde liegende ödipale Komponente solcher Wiedergutmachungsphantasien wurde vor Jahren in dem Kinohit *Zurück in die Zukunft* (1985) auf humorvolle Weise in Szene gesetzt. Hier sehen wir einen jungen Mann, der sich seiner Eltern abgrundtief schämt und jede Verbindung zu ihnen kappen möchte. Er reist in der Zeit zurück und lebt seine Vorgeschichte mit Hilfe eines wild dreinblickenden, in Wirklichkeit aber freundlichen Wissenschaftlers (kein Analytiker!). Er verstrickt sich in eine erotische Dreiecksbeziehung mit seinen Eltern, die, der Zeitreise geschuldet, im Teenageralter sind und nicht wissen, dass er einmal ihr Sohn sein wird. Er widersteht den amourösen Avancen seiner künftigen Mutter und springt dem mitleiderregenden, wehrlosen Schwächling von Vater zur Seite, um den Schläger, der ihn in der Schule tagtäglich drangsaliert, an seinem Treiben zu hindern. So kann sein künftiger Vater beweisen, wie stark er ist. Er ist stolz auf sich selbst und verschafft sich Respekt, vor allem aber gewinnt er die Liebe der künftigen Mutter seines Sohnes. Dieser Sohn, der Held der Geschichte, rächt die Demütigungen, die sein Vater erlitten hat, und rehabilitiert ihn. Dank seiner Hilfe wird aus dem Vater ein Mann, zu dem er aufblicken kann. Dies gelingt allerdings nur, indem er seinen eigenen ödipalen Wünschen entsagt. Im Gegenzug bekommt er einen starken, erfolgreichen Vater, mit dem er sich auf gesunde Weise identifizieren kann. Wie bei Transpositionen üblich, ist die Beziehung zwischen Vergangenheit und Gegenwart mehrdeutig. Diese Ambiguität kann Verwirrung stiften und einer Desorientierung Vorschub leisten, wenn die Grenzen zwischen Traum, Phantasie, Erinnerung und Realität im Zusammenhang mit einem schweren frühen Trauma verwischen (I. Brenner, 1995a). Viele Kinder von Holocaust-Überlebenden haben unbewusste Wiedergutmachungsphantasien über die Rettung eines Familienangehörigen vor den Nazis.

Die »Selektion«

Eine damit zusammenhängende organisierende Phantasie, die sich bei Kindern von Überlebenden ebenfalls häufig findet, kreist um die »Selektion« (I. Brenner, 1988). Ödipale und prä-ödipale, in dieses Holocaust-Szenarium verflochtene Konflikte können mit unerträglich realistischer Metaphorik aus der Vergangenheit der Eltern inszeniert werden. Auch dieses Motiv wurde literarisch behandelt, nämlich in William Styrons Roman *Sophies Entscheidung* (1980 [1979]). In der psychoanalytischen Literatur wurde eine Frau mit einer »Selektionsphantasie«, deren Mutter den Holocaust überlebt hatte, von Ilany Kogan (1995a, 1995b) beschrieben. Die Patientin konnte sich weder der psychischen Vereinnahmung dieser immerwährend trauernden Mutter entziehen noch die Angst und die Schuldgefühle eines ödipalen Triumphes ertragen. Stattdessen flüchtete sie sich in eine perverse Lösung, charakterisiert durch Sadomasochismus und durch die Phantasie von einer phallischen Frau (Bak, 1968). In dieser Phantasie war sie selbst ein weiblicher Dr. Mengele in SS-Uniform mit einem phallischen Totschläger in der Hand. Sie führte die »Selektionen« auf der Rampe in Auschwitz durch, auf der die Züge mit den Deportierten ankamen, und entschied über Leben und Tod der Häftlinge, indem sie mit dem Schlagstock lässig nach links oder rechts wies. Nach Belieben teilte sie die Menschen ein in solche, für die es noch Verwendung gab, und solche, die sofort umgebracht wurden. Als omnipotenter »Todesengel« (Abraham, 1986) besaß sie die uneingeschränkte Kontrolle über die Welt ihrer inneren Objekte. Kirchheimer (2007) beschreibt dies in ihrem Gedicht »A Daughter's Dream«[8] mit folgenden Worten:

> I was standing in a line,
> sent to the left, but I was still
> alive. I should have been
> sent to the right, and
> I tried to change the dream,
> tried to stand in another line
> but was sent to the left again and
> given a number written
> on a piece of paper,
> 23344,
> and it was wrong.
>
> And I went back again, and
> I was standing in a line,
> sent to the right, and
> I got a number, this time
> On my arm, and I finally felt better.

---

8 *Einer Tochter Traum*
Ich stand in einer Reihe,/nach links geschickt, aber ich/war noch am Leben. Ich hätte/nach rechts geschickt werden sollen, und/ich versuchte, den Traum zu verändern,/versuchte, in einer anderen Reihe zu stehen/wurde aber wieder nach links geschickt und/bekam eine Nummer/auf einem Stück Papier,/23344,/und das war nicht richtig.
Und ich ging wieder zurück, und/ich stand in einer Reihe,/nach rechts geschickt, und/ich bekam eine Nummer, diesmal/auf meinen Arm, und ich fühlte mich endlich besser.

(S. 88)

Die Holocaust-»Kultur«

Die Holocaust-»Kultur« (Kestenberg & Gampel, 1983) kann das gesamte psychische Leben der Kinder von Überlebenden durchziehen, *als ob* sie in eine Zeit zurückversetzt worden seien, in der die Realität schlimmer war, als jede Phantasie es sein könnte. Auf beinahe unheimliche Weise ließen Angehörige der zweiten Generation Elemente der Vergangenheit wiederaufleben, sobald sie das Alter erreichten, in dem ihre Eltern einst der grausamen Verfolgung ausgesetzt waren. Eine solche Internalisierung der Vergangenheit eines Elternteils erfolgt offenbar jenseits der Welt der Symbolik oder der Metapher. Sie lässt vielmehr eine sehr tiefe, intensive präverbale Kommunikation zwischen dem Kind und seiner Mutter oder seinem Vater vermuten (Herzog, 2016 [1982]). Volkan beschreibt in seinem Buch über pathologisches Trauern, auf welche Weise die Repräsentation des eigenen traumatisierten Selbst durch Mütter und Väter im Kind deponiert werden kann. Faimberg (2009 [1988]) hat eine spezifische Identifizierung als ein »Teleskopieren der Generationen« beschrieben. Sie postuliert ein intergenerationelles narzisstisches Problem, das dadurch gekennzeichnet ist, dass ein Elternteil sich die Fähigkeit des Kindes, Lust zu empfinden, aneignet und als dominantes und eindringendes Objekt internalisiert wird. Das Konzept ähnelt der von Bollas (1997 [1987]) beschriebenen »extraktiven Introjektion«. In dieser Struktur werden drei Generationen so verdichtet, dass Elemente einer verheimlichten Geschichte, die nicht zum Patienten gehören, inkorporiert werden. Diese Identifizierungen sind unbewusst und zeitlos. Unter Umständen können sie in der Übertragung aufgedeckt werden. Typisch sind in solchen Fällen eine alles beherrschende Anhedonie und der Eindruck des inneren Abgestorbenseins. Weil das Kind zum »Container« (Kogan, 1995a) wird, in dem die Eltern ihre Verluste und Ängste, ihre Wut und ihre Hoffnungen deponieren, gilt die projektive Identifizierung hier als zentraler Mechanismus. Anna Freud (1987 [1936]) zog schon vor langer Zeit den Schluss, dass die »Identifizierung mit dem Angreifer« bei Traumatisierungen häufig eine Rolle spielt und dass ihr die Projektion von Schuldgefühlen zugrunde liegt. So gesehen, wäre die Projektion der »Überlebendenschuld« (Niederland, 1961) ein wesentlicher Bestandteil der unerträglichen Bürde, die auf der zweiten Generation lastet. Blum (1986, 1987) erinnert uns jedoch daran, dass auch die Identifizierung mit dem Befreier und die Identifizierung mit dem Opfer wichtige Ergebnisse der erfolgreichen Bearbeitung des Traumas sind.

Die intergenerationelle Transmission schwerer psychischer Traumata wurde zwar zuerst bei Kindern von Holocaust-Überlebenden erkannt, ist aber nicht ausschließlich dieser Gruppe vorbehalten (Apprey, 1993; I. Brenner, 2001). Ihre Auswirkungen können sich in den nachfolgenden Generationen abschwächen. Diese kulturelle Transmission kann durch das Über-Ich erfolgen (Freud, 1940a) sowie durch die Inkorporation der gemeinsam geteilten Bilder von Tragödien, die in das Phantasieleben von Großgruppen eingeflochten werden (Volkan, Ast & Greer, 2002). Ein solches Erbe trägt wahrscheinlich zu den mündlichen Überlieferungen und der individuellen Unverwechselbarkeit von Familien, ethnischen Gruppen oder ganzen Gesellschaften bei. Sogar in der Modewelt sind Bilder dieser Art eingesetzt worden. Vor einigen Jahren zog das Unternehmen Hugo Boss, das während des Zweiten Weltkriegs Uniformen herstellte – von Sträflingsanzügen bis hin zu den Uniformen der SS-Führung – heftige Kritik auf sich, weil es auf Werbetafeln ausgemergelte Modells mit kahl rasierten Köpfen und Tattoos auf den Unterarmen zeigte. Das angesagte Label Urban Outfitters brachte unter der Bezeichnung »Auschwitz chic« gar ein leuchtendgelbes T-Shirt mit einem sechszackigen Stern auf Höhe der linken Brust auf den Markt – eine Anspielung auf den Davidstern, den die verfolgten Juden in Europa tragen mussten. Holocaust-Videospiele schaffen es ebenso in die Nachrichtensendungen wie Nazi-Kostüme, die von bekannten Musikern oder anderen Prominenten zur Schau gestellt werden, weil diese Bilder auch viele Jahrzehnte später noch zutiefst schockieren.

Die »zweite Generation«

Das Wissen um die Bedeutsamkeit der »Transmission« verbreitete sich Ende der 1970er und zu Beginn der 1980er Jahre, als Angehörige der zweiten Generation ihre Gemeinsamkeiten entdeckten und eine Bewegung gründeten, in deren Kontext unter anderem spezialisierte Gruppentherapien stattfanden (Fogelman & Savran, 1979). In ganz Nordamerika entstanden lokale Organisationen, und zahlreiche Verlage begannen, autobiographische Bücher zu publizieren, etwa Helen Epsteins Dokumentation *Die Kinder des Holocaust* (1990 [1979]), die mittlerweile als Klassiker gelten darf. Epstein berührte eine sehr empfängliche Saite, als sie von dem »eisernen Kasten« (S. 12) berichtete, der bis zum Rand gefüllt war mit den gefährlichen, unausgesprochenen Geheimnissen aus der Holocaust-Vergangenheit ihrer Eltern. Die Sammlung ihrer Interviews mit Kindern von Überlebenden wurde zum Handbuch für viele Tausend Leser und bewies, dass diese verblüffend widerstandsfähige und kreative Population, deren Prognose die psychiatrische Literatur stets eher zurückhaltend formuliert hatte (Krystal, 1968), mündig geworden war. Art Spiegelman (1986, 1991) wiederum benutzte in seinen Büchern *Maus I* und *Maus II* auf umstrittene, aber effektive Weise das Medium des Comics, um seine Erfahrungen als Sohn eines Überlebenden zu schildern. Er zeichnete die Geschichte seiner Vorfahren, die von den Nazis verfolgt worden waren, als Kampf zwischen den als bösartige Katzen gezeichneten Nazis und den Juden als wehrlosen Mäusen. In subtil ironischer Brechung illustriert Spiegelman die Nazi-Propaganda, die die Juden als gefährliches Ungeziefer dargestellt hatte.

1974 gründeten etliche Psychoanalytiker in New York die Group for the Psychoanalytic Study of the Effects of the Holocaust on the Second Generation (GPSEHSG), weil sie die Erfahrung gemacht hatten, dass die maßgebliche Bedeutung, die die Holocaust-Vergangenheit der Eltern für ihre Nachkommen besaß, in Analysen häufig nicht erkannt oder aber bagatellisiert oder defensiv vermieden wurde. Unter der Leitung von Judith Kestenberg, Martin Bergmann und Milton Jucovy traf sich die Gruppe einmal im Monat, um Fallmaterial vorzustellen und die Transmission des Traumas zu erforschen. In dieser Gruppe wurde im Laufe der Jahre wahrscheinlich mehr kollektives Wissen zu diesem Thema generiert als irgendwo sonst auf der Welt. Die Analytiker wollten die sogenannte persönliche Pathologie von der mit dem Holocaust zusammenhängenden Pathologie unterscheiden und untersuchten die Interaktion, die sich im psychoanalytischen Prozess entfaltete. Darüber hinaus boten sie auf der in jedem Winter in New York stattfindenden Tagung der American Psychoanalytic Association eine Diskussionsgruppe an und veröffentlichten die bahnbrechende Aufsatzsammlung *Kinder der Opfer, Kinder der Täter. Psychoanalyse und Holocaust* (Bergmann, Jucovy & Kestenberg, 2016 [1982]).

Nachdem ich 1980 an dieser Diskussionsgruppe teilgenommen hatte, schloss ich mich der monatlich tagenden Studiengruppe an und freute mich sehr, als mir die Mitglieder 1990 die Leitung der jährlichen Diskussionsgruppe anboten. Dori Laub wurde zum stellvertretenden Vorsitzenden ernannt, und seither arbeiten wir zusammen. Meine Mitarbeit an Kestenbergs internationaler Forschung über Kinder von Überlebenden führte zur Veröffentlichung einer ganzen Reihe von Aufsätzen und Vorträgen und schließlich zur Publikation unseres Buches *The Last Witness: The Child Survivor of the Holocaust* (Kestenberg & Brenner, 1996). In jenem Band haben wir unter anderem die Transmission des Traumas unter dem Blickwinkel des Überlebenden untersucht.

Dissoziative Aspekte der Transmission

Die Pathogenität von Transmissionsprozessen steigt an, wenn diese mit symptomatischen Störungen des Erinnerungsvermögens, der bewussten Wahrnehmung, des Bewusstseins und der Identität einhergehen. Fallberichte über Holocaust-Überlebende betonen mehrheitlich eine defensive, auf Verdrängung oder Spaltung beruhende Transposition; lediglich ein einziger Bericht beschreibt Dissoziationssymptome (Gampel 2016 [1982]). Obgleich die Ätiologie nach wie vor umstritten ist, teilen viele maßgebliche Autoren die von Van der Kolk und Kadish vertretene Ansicht, dass die Dissoziation – außer im Falle organischer Ursachen – durch psychische Traumata hervorgerufen wird (Van der Kolk & Kadish, 1987). In dem oben erwähnten Fall berichtet Gampel (2016 [1982]) über die Behandlung eines siebzehnjährigen Mädchens mit Amnesie, Desorientiertheit, Lernschwierigkeiten und »Absencen«. Der Vater dieser Jugendlichen hatte den Holocaust als einziger seiner Familie im Warschauer Ghetto und in einem Konzentrationslager überlebt. Er sprach nie über seine Vergangenheit. Die Tochter aber beschäftigte sich insgeheim mit der Phantasie von einem Zaun in einem Ghetto, an dem Kinder, die mit ihm in Berührung kamen, durch einen Stromschlag starben. Die Eltern des Mädchens waren entsetzt und ratlos, als sie erfuhren, dass ihre Tochter um solche Dinge nicht nur wusste, sondern sich so intensiv mit ihnen beschäftigt hatte, dass sie darüber krank geworden war. Ihre beinahe psychotisch wirkenden Dissoziationssymptome verschwanden, nachdem man ihr die Vergangenheit des Vaters in mehreren Sitzungen, an denen die ganze Familie teilnahm, offengelegt hatte. Ob das Mädchen in dieser sehr verschwiegenen Familie weiteren traumatogenen Einflüssen ausgesetzt war, ist nicht klar. Offensichtlich aber identifizierte sie sich mit ihrem Vater als kindlichem Opfer. Ein ähnliches Phänomen wurde nach 9/11 beschrieben. Ein dreijähriges Mädchen malte ganz konkret die Albträume ihres Vaters – seine Vorstellungen, wie seine Arbeitskollegen bei den Angriffen auf das World Trade Center gestorben waren. Er selbst war an jenem Tag nicht ins Büro gegangen und zerbrach nun innerlich unter seinen Schuldgefühlen, ohne doch darüber sprechen zu können (Coates, Schechter & First, 2003).

Psychische Traumata und ihre unzähligen Folgen wirken offenbar sowohl auf die Zeitwahrnehmung als auch auf den potentiellen Raum ein. Von dem häufig geschilderten Gefühl der zeitlichen Verlangsamung im akuten Zustand bis zur zeitlichen Desorientiertheit in subakuten und chronischen traumatischen Zuständen unterliegt das überwältigte, hilflose Ich einer Regression, die mit neurophysiologischen Veränderungen der zerebralen Blutversorgung und der

Stressregulationshormone zusammenhängen (Yehuda, 1999). Kitty Hart, die als 15-Jährige aus ihrem Ghetto verschleppt und nach Auschwitz deportiert worden war, hat dies wie folgt beschrieben:

> »Es war unmöglich, einen Begriff von Zeit zu behalten. Eine Stunde am Morgen war sicher: Wenn gepfiffen, herumgeschrien und gebrüllt wurde und man zum Morgenappell antreten mußte – dann war es genau 4 Uhr. Doch über Tage und Monate verlor man bald die Übersicht; die Jahreszeiten gingen ineinander über. [...] Zwischen Sommer und Winter konnte man keine Jahreszeit genau benennen. Lebewesen sah man nicht. Nirgendwo einen Grashalm, nur weite Schlammgebiete« (Hart, 2001 [1981], S. 125).

Als sei die Zeit am psychischen Apparat vorbeigegangen, wird das Trauma in Gestalt von Träumen, Flashbacks und Phantasien, aber auch als unbewusstes Verhalten ein ums andere Mal erneut durchlebt. Dieser Wiederholungszwang, dessen Widerspruch zum Lustprinzip Freud (1920g) vor mehr als achtzig Jahren erkannte, und seine Schicksale können für das Seelenleben zentrale Bedeutung erlangen. Wenn die Nachkommen schwer traumatisierter Menschen die stigmatisierenden Narben ihrer Eltern tragen, kommen mehrere Mechanismen als Erklärung infrage, vom Belastungstrauma (Kris, 1956) oder kumulativen Trauma (Khan, 1988 [1963]) bis zur intergenerationellen Transmission des Traumas (I. Brenner, 2002b; Kestenberg, 1980, 2016 [1982a], 2016 [1982b]; Kogan, 1995a, 1995b). Die Tochter zweier Überlebender beschreibt dies in ihrem Gedicht »How to Spot One of Us«[9] wie folgt:

> We're the ones who didn't know our relatives

---

9 *Wie man unsereinen erkennt*
Wir sind diejenigen, die ihre Verwandten nicht kannten/und mit Akzent sprachen, diejenigen, deren Eltern/nervös wurden, wenn wir nicht zeitig/nach Hause kamen, uns vor Angst/allein nirgendwo hingehen lassen wollten/den Nachbarskindern erzählten, die Ziffern
auf ihren Unterarmen seien ihre Telefonnummern/die nicht nach Deutschland reisten, Nacht für Nacht/aus Träumen erwachten, über die Vergangenheit/nie sprachen oder nie aufhörten/über die Vergangenheit zu sprechen, und wir sind diejenigen
die von großen Familien träumen, die/sich wünschen, dass Wörter einfach nur Wörter wären,/sich wünschen, nicht zusammenzuzucken/wenn jemand ›Lager‹ sagt oder ›Selektion‹/und manchmal sind wir diejenigen/die alles dafür tun/dass du nicht weißt, wer wir sind.

spoke with accents, the ones whose parents
got nervous if we didn't come home
on time, were afraid to let us go
places by ourselves, who
told the neighborhood kids the numbers

on their forearms were their phone numbers,
who won't visit Germany, who wake up
night after night from dreams, who never talk
about the past, or never stop
talking about the past, and we're the ones

who dream about big families, who
wish words could just be words, wish »camp«
or »selection« didn't make us flinch,
and sometimes we're the ones
who do everything we can
so you don't know who we are.
(Kirchheimer, 2007, S. 69)

Bindung

Im 2. Weltkrieg beobachtete man während der Luftangriffe auf London, dass es sicher gebundenen Kindern, die bei ihren Müttern geblieben waren, psychisch weitaus besser ging als Gleichaltrigen, die man von ihren Müttern getrennt und aufs Land in Sicherheit gebracht hatte. Die evakuierten Kinder waren zwar weniger Gefahren ausgesetzt, litten aber umso mehr unter dem Verlust ihrer liebevollen, aufmerksamen Mütter (Freud & Burlingham, 1943). Seit John Bowlbys Erkenntnisse und Theorien in größerem Umfang anerkannt und weiterentwickelt werden, weiß man auch, dass Störungen der Mutterbindung, die zum Beispiel als desorganisiertes/desorientiertes Reaktionsmuster Ausdruck finden, bei Kindern auftreten, deren Mütter schwer traumatisiert sind, ihre Kinder aber nicht direkt misshandelt haben (Hesse & Main, 1999). Die psychosexuelle Phantasiewelt kleiner Kinder kann erfüllt sein von Bildern ungesehener Gräuel, von repetitiven Überlebensszenarien, ungesagten Begegnungen mit dem Tod und einer unbewältigten Trauer um Verwandte, die das Kind selbst nie kennengelernt hat. Möglicherweise bestätigen solche weitergegebenen Traumata die Grundannahme sehr kleiner Kinder, schon immer Teil des Lebens ihrer Eltern gewesen zu sein.

Verstärkt durch Triebbedürfnisse und die unvermeidliche Frustration des Wunsches, die Mutter/den Vater voll und ganz besitzen zu können, kann das Verlangen, Teil ihrer alles beherrschenden Traumawelt zu sein, die mit der Urszene zusammenhängenden Ängste solcher Kinder intensivieren und um eine zusätzliche Dimension erweitern. Davies (2001), die ihre eigene Position irgendwo zwischen McDougall (1985 [1978]) und Laplanche (1976) verortet, ist der Auffassung, dass die unintegrierte Sexualität der Mutter/des Vaters durch unsere westlichen Erziehungspraktiken unbewusst an das Kind weitergegeben wird und in ihm einen Bereich dissoziierter, früher somatischer sexueller Erregung entstehen lässt. Möglicherweise enthält in manchen Fällen der intergenerationellen Transmission eines schweren psychischen Traumas dieses unausgereifte sensorische Erleben auch die traumatischen Affekte der Eltern. Dies würde dem Gefühl, in deren Vergangenheit zu leben, Vorschub leisten. Das erhöhte Risiko dieser Population, irgendwann im Laufe des Lebens an einer PTBS zu erkranken, könnte mit dieser Konfusion zusammenhängen (Solomon, Kotler & Mikulincer, 1988; Yehuda, 1999). Kinder von Überlebenden, die in der israelischen Armee gekämpft haben, wiesen eine erhöhte Vulnerabilität auf (Solomon, Kotler & Mikulincer, 1988); psychoanalytische Dokumentationen aus Israel (Kogan, 1995a, 1995b) sowie die Beobachtungen unserer Holocaust-Diskussionsgruppe in der Zeit nach dem 11. September 2001 lassen eine folgenreiche Verschmelzung der Holocaust-Pathologie mit dem Trauma im Hier und Jetzt vermuten.

Der Relativitätstheorie entsprechend, könnte es auf der oben erwähnten metaphorischen Zeitreise zu einer Verkürzung von Raum und Zeit kommen, die mit einer Verengung oder einem Kollaps des »potentiellen Raumes« in der Psyche der zweiten Generation zusammenhängt. Man hat einen solchen Kollaps der Zeit mit dem Unvermögen in Verbindung gebracht, eine Symbolisierungsfähigkeit zu entwickeln oder aufrechtzuerhalten (Volkan, Ast & Greer, 2002). Schwierigkeiten mit dem abstrakten und metaphorischen Denken wurden schon vor langen Jahren bei schwer traumatisierten Menschen und sogar bei manchen ihrer Kinder beschrieben (Grubrich-Simitis, 1984; Herzog, 2016 [1982]). Die Realität einer bestimmten Erfahrung oder Situation ist dann für das Kind überwältigend und bestätigt ihm, dass die schlimmsten Ängste und Wünsche tatsächlich Wirklichkeit werden können. So war die Realität des Holocaust-Albtraums schlimmer als jede Phantasie. Eine defensive Lösung kann darin bestehen, dass das Kind Elemente dieser Realität überbesetzt, um seine Phantasie abzuwehren; eine ständige Beschäftigung mit bestimmten Details, einer bestimmten Struktur oder Funktionsweise der äußeren Welt kann die Folge sein. »Weil die dialektische Resonanz zwischen realistischer und phantasmatischer Bedeutung unmöglich wird, fehlt dem Patienten jede Vorstellungskraft« (Ogden, 1986, S. 221). Die unausgesetzte unbewusste Beschäftigung mit Themen, die mit dem Holocaust zusammenhängen, ist gleichwohl sehr weit verbreitet.

Reis (1995) hat versucht, die kognitiv-verhaltenstherapeutische Traumatheorie in die psychoanalytische Terminologie zu übersetzen. Er beschreibt die sogenannte Triggerreaktion als eine zeitliche Verzögerung der Erinnerung an das Trauma, als Wiedererleben des Traumas und als inhärente Beeinträchtigung des subjektiven Zeitgefühls. Er erinnert an Bions (2013 [1962b]) und Ogdens (1994) Betonung der Aufgabe des Analytikers, das unartikulierte Erleben des Patienten symbolisch zu transformieren. Diese ursprüngliche Erfahrung kann laut Winnicott (1991 [1974]) »nicht in die Vergangenheit gelangen [...], wenn das Ich sie nicht zuerst in seine eigene gegenwärtige Erfahrung aufnehmen und unter omnipotente Kontrolle bringen kann« (S. 1120f.). Der nonverbale Bereich wurde mit einer Vielfalt sich teils überschneidender Begriffe benannt, zum Beispiel Urverdrängung (Freud, 1915d), Beta-Elemente (Bion, 1990 [1962a]), das Nichterinnerbare und das Unvergessliche (Frank, 1969), das ungedachte Bekannte (Bollas, 1997 [1987]), multisensorische Brücken (I. Brenner, 1988), unformulierte Erfahrung (D. B. Stern, 1997), präsymbolische Repräsentationen (Beebe, Lachmann & Jaffe, 1997) und Zeroprozess (Fernando, 2009). Als Kitty Hart mehr als dreißig Jahre nach ihrer Befreiung nach Auschwitz zurückkehrte, fand sie folgende Worte für ihren lebenslangen Kampf, ihr Schicksal der Vergangenheit zu überantworten:

> »Ihr mögt wohl Gras sehen; aber ich sehe kein Gras. Ich sehe Schlamm, gleichsam ein Meer von Schlamm. [...] Öffne meine Augen und sehe Gras. Sobald ich sie schließe, sehe ich Schlamm. [...] Die Wachtürme schauen auf uns herab. Dort oben sind Gewehrläufe, sie sind auf dich gerichtet. Ich gehöre hierher. Ich wusste, ich brauchte eigentlich gar nicht zurückzukehren, weil es sich zeigte, dass ich nie wirklich weg war. Die Vergangenheit, die ich sehe, ist realer als dieser nette Anschein, der einem an diesem Platz vorgesetzt wird« (Hart, 2001 [1981], S. 220).

Wenn das psychische Trauma die Synthesefunktion des Ichs schädigt und bewirkt, dass eine Erfahrung niemals »in die Vergangenheit gelangen« kann, bleibt man einem Zustand der Zeitlosigkeit überlassen (Bromberg, 1991), in dem man das Trauma ständig, immer wieder, durchlebt. Und solange es intrapsychisch immerfort stattfindet, kann dieses Trauma nicht zu einer Erinnerung werden, die man verdrängen kann. Mithin verhält es sich nicht so, dass ein an sich gutartiges Ereignis im Anschluss an eine spätere, durch die Entwicklung verstärkte Erfahrung traumatisch wird; vielmehr geschieht das Gegenteil. Das heißt, ein traumatisches Ereignis kann erst entgiftet werden, nachdem es infolge einer späteren Erfahrung zu einem Teil der persönlichen Vergangenheit geworden ist. Für die Überlebenden der genozidalen Verfolgung im Holocaust war jene Entwicklungserfahrung die Mutter- bzw. Vaterschaft. Ein Kind zu bekommen war das größte Versprechen auf Heilung.

Die Gründung einer neuen Generation jüdischer Kinder kündete von dem endgültigen Sieg über Hitlers Befehl, alle Juden zu vernichten. Dass man diese Kinder, die Wardi (1997 [1992]) als »Jahrzeitkerzen« bezeichnet, nach den eigenen ermordeten Eltern und Geschwistern nannte, verlieh dem sinnlosen Leiden und der unermesslichen Trauer Sinn oder Bedeutung. Doch für viele Angehörige der zweiten Generation erwies sich die Aufgabe, das tägliche Leid ihrer Eltern zu lindern und ihre eigene, unwahrscheinliche Existenz zu rechtfertigen, als gewaltige Belastung (Kestenberg & Brenner, 1996). Die Eltern eigneten sich die heranreifende kindliche Psyche an und benutzten sie nicht nur als Repositorium für ihre eigenen unerträglichen psychischen Inhalte, sondern auch als Hilfs-Ich, das sie dabei unterstützte, sich nach der Befreiung in einer fremden Welt in einem fremden, neuen Land zurechtzufinden. Überlebende, die in ihre ursprünglichen Heimatländer zurückkehrten, machten darüber hinaus oft die Erfahrung, dass die Feindseligkeit, mit der ihnen ihre ehemaligen Mitbürger begegneten, die Vertrautheit der Vergangenheit überschattete und die Zeit abermals implodieren ließ.

Ein charakteristischer Behandlungsaspekt

Nachdrücklich betonte Judith Kestenberg, dass es in Analysen der Kinder von Holocaust-Überlebenden notwendig sei, die Lebensläufe der Eltern gründlich zu rekonstruieren – ein Analyseaspekt, dem man traditionell keine wesentliche Bedeutung beimisst. Dadurch kann das Kindzum Interpreten der Erfahrung seiner Eltern werden (vgl. Hoffmann, 1983), sich von ihnen abgrenzen und sich aus dem Zeittunnel befreien, der es zurück in die Lager transportiert hatte. In Bions Terminologie übersetzt: Das heranwachsende Kind wurde zum Container der nicht verstoffwechselten Beta-Elemente seiner Eltern – eine Umkehr des Musters, das man eigentlich erwartet (Bion, 2013 [1956]; Kogan, 1995a, 1995b). Die Transmission dieser traumatisch induzierten dissoziativen Zustände, die als leerer

Kreis (Laub, 1998) oder psychisches Loch (Kogan, 2002) beschrieben wurden, bewirkt, dass etwas nicht Kennbares in die heranreifende kindliche Psyche eindringt. Man hat auch von einem »Affektpropeller« gesprochen (Kaplan, 2007 [2006]), um zu beschreiben, wie Affekte anstelle expliziter Erinnerungen in die Gegenwart eindringen, so dass die Generationen durch nicht verstoffwechselte Emotionen aneinander gebunden werden. Ebenfalls beschrieben wurde eine spezifische Behandlungsphase, nämlich die Phase des »gemeinsamen Akzeptierens der Holocaust-Wirklichkeit« (Grubrich-Simitis, 1984, S. 22), eine affektintensive Zeit sowohl für den Analytiker als auch für den Analysanden, in der Trauer und Authentizität an die Stelle der Verleugnung und Dissoziation dessen treten, was die Eltern infolge ihres Traumas nicht zu symbolisieren vermochten.

Die pathogene Wirkung des Schweigens der Eltern wurde auch in der familientherapeutischen Forschung beobachtet (Slipp, 1984). Hervorragend dargestellt wurde sie in dem Dokumentarfilm *Breaking the Silence*, für den Eva Fogelman (1984) das Drehbuch schrieb. Ein strenges, klassisches psychoanalytisches Behandlungsverfahren bringt die Gefahr mit sich, das Schweigen der Eltern zu reinszenieren und den Patienten zu schaden (Bergmann, Jucovy & Kestenberg, 2016 [1982]).

Unbelebte Objekte

Die Verwendung unbelebter, von Kindern inkorporierter Objekte, die zu den überlebenden Eltern gehören, könnte vielleicht Aufschluss über dissoziierte und unbewusst vermittelte psychische Inhalte geben. Solche Transpositionsobjekte können für die Eltern Ähnlichkeit mit Verbindungsobjekten und Generationsobjekten haben oder unmittelbar als solche fungieren; vom Kind wiederum können sie für alle erdenklichen entwicklungsfördernden oder pathologischen Zwecke benutzt werden. Sie können als Übergangsobjekte oder als Fetische dienen oder für einen eher neurotischen, mit ödipalen Strebungen zusammenhängenden Zweck eingesetzt werden, zum Beispiel wie das Stiefelpaar, das ein kleiner Junge in sein männliches Selbst inkorporierte (I. Brenner, 2009a). Ein anderer Junge wusste, dass sein Vater noch immer eine winzig kleine Bibel besaß, die er als Häftling in seiner Lageruniform verborgen hatte. Damals wie heute war sie sein wertvollster Schatz, den er an einem besonderen Ort aufbewahrte und den niemand berühren durfte. Die Bibel schien über magische Kräfte zu verfügen. In einem anderen Fall wuchs eine Frau mit dem Foto ihrer toten Halbschwester auf, die kurz bevor sie selbst auf die Welt kam im Ghetto ermordet worden war. Über dieses idealisierte Kind wurde nie gesprochen. Das Ausmaß, in dem solche Objekte gegenwärtig sind, und die Art und Weise, wie sie von anderen benutzt werden können, muss gründlicher erforscht werden. Das bedeutet, dass wir das klinische Material auch unter diesem Blickwinkel aufmerksam untersuchen müssen. Offenbar tragen solche Objekte zu Bereichen außergewöhnlicher Schwäche in der Textur des mentalen Raum-Zeit-Kontinuums des heranwachsenden Kindes bei. Wird sie bis zum Zerreißen gespannt, können die Risse ein psychisches Wurmloch entstehen lassen, das sie unversehens zeitlich in die Holocaust-Mentalität ihrer Eltern hineinkatapultiert.

Eine verdeckte Manifestation der intergenerationellen Weitergabe des Traumas

Eine verdeckte Manifestation der Weitergabe des Traumas findet sich im Falle der dissoziativen Identitätsstörung am schwersten Ende des Spektrums des dissoziativen Charakters und trägt zur Bildung eines Selbst bei, dem ein Täter zugrunde liegt. Ein Beispiel wäre etwa die Alter-Persönlichkeit »verfolgender Vater«. Missbrauchs- oder inzestuöse Szenarien werden zwischen den verschiedenen Alter-Persönlichkeiten in einer Weise agiert, die ein äußerer Beobachter als selbstverletzendes Verhalten bezeichnen würde. Mich hat es immer wieder erstaunt, dass selbst Patienten, die von den eigenen Eltern schwer traumatisiert wurden, häufig eine Alter-Persönlichkeit aufwiesen, die das frühe Leben dieser Eltern mit liebevollem, anteilnehmendem Blick betrachtete. Nicht selten bleibt eine solche Alter-Persönlichkeit von den anderen besonders strikt getrennt. Sie wird von ihnen gehasst, weil sie sich durch sie verraten fühlen und ihr vorwerfen, sich dem Täter zu unterwerfen (I. Brenner, 2001).

Selbst bei extremer Ausprägung der dissoziativen Pathologie werden die vermeintlich wahnhaften Gedanken und Phantasien sowie die quasi-psychotischen Symptome verständlich, wenn man die zahlreichen Schicksale des Traumas angemessen berücksichtigt. So kann das übertragene Trauma zum Beispiel an der Konfusion zwischen Vergangenheit und Gegenwart beteiligt sein, zu der stärker regredierte Patienten neigen. Wenn diese Menschen als Kinder von Eltern schwer traumatisiert wurden, die ihrerseits traumatisiert waren, kann sich das Trauma der Eltern mit einem Kindheitstrauma und mit Entwicklungsprozessen zu komplexen autohypnotischen, veränderten defensiven Bewusstseinszuständen verdichten. Je nachdem, auf welcher Ebene die Selbst- und die Objektrepräsentationen zum Zeitpunkt der Traumatisierung integriert sind, kann der internalisierte traumatisierende Elternteil als abgetrennter, dissoziierter innerer Verfolger erlebt werden. Unter diesen Umständen entwickeln die Betroffenen nicht das diffuse, allgemeine Gefühl, in zwei Welten gleichzeitig zu leben, sondern das weitergegebene Trauma der Mutter/des Vaters wird in die Lebensgeschichte der Personifizierung inkorporiert. Wenn dieser mögliche Beitrag zur Entwicklung einer dissoziativen Pathologie in der Therapie erkannt und berücksichtigt wird, lassen sich scheinbar bizarre Symptome in potentiell behandelbare Komplikationen der Traumatisierung übersetzen. Die Überlegung, dass eine Transmission über eine Identifizierung hinausgeht, wird gerade durch solche Fälle bestätigt. Dennoch lernen wir mit höherer Wahrscheinlichkeit eher typische Fälle kennen. Einen solchen stelle ich im Folgenden vor.

Fallbericht: ein Opfer der zweiten Generation

Vor einigen Jahren verbrachte ich ein paar Tage im mittleren Westen. Ich hielt einen Vortrag über den Holocaust, und im Anschluss daran wurde mir eine Frau zur Konsultation vorgestellt. Sie kannte jemanden, der jemanden kannte, der eines der Mitglieder der Gruppe kannte, von der die Veranstaltung organisiert worden war. Beide Eltern dieser Frau hatten den Holocaust überlebt. Sie gehörte einer kleinen, aber aktiven jüdischen Gemeinde an, in der sie an einer speziell für die zweite Generation eingerichteten Gruppe teilnahm. Weil sie von meinen einschlägigen Beiträgen und Aktivitäten wusste, hoffte sie sehnlich auf meine Hilfe. Zahlreiche der Motive, Herausforderungen, Schwierigkeiten und Kontroversen, mit denen diese Population den Kliniker konfrontiert, wurden durch das Problem, das sie mir schilderte, sowie durch die Art und Weise, wie ich mich in ihre Situation versenkte, illustriert.

Hier also ihre Geschichte.

Sie hatte viele Jahre lang in einer Branche gearbeitet, die ihre eigenen Regularien nur sehr lax umsetzte, was zu häufigen Gefährdungen der Mitarbeiter führte. Trotz ihres hohen Ansehens, ihrer Kompetenz und ungeachtet hervorragender Beurteilungen wurde sie bei der nächsten Beförderung von der neuen Geschäftsleitung übergangen. Darüber hinaus machte sich ein Klima der Willkür breit, es kam zu Diebstählen im Betrieb und zu Belästigungen weiblicher Angestellter. Der neue Chef schien beide Augen davor zu verschließen und maßregelte sie sogar, als sie um Hilfe bat. Die Bedingungen verschlechterten sich zusehends. Eines Tages spielte man ihr einen üblen Streich. Sie wurde zwischen zwei Maschinen von einem Mann niedergeworfen und zu Boden gedrückt. Sie schrie vor Schmerz, konnte sich nicht wehren und bekam panische Angst. Um sie herum versammelte sich eine Gruppe von Gaffern, die ihr nicht halfen, sondern sich an dem sexualisierten Spektakel sadistisch ergötzten. Nachdem sie sich aus dieser demütigenden Lage hatte befreien können, verspürte sie stechende Schmerzen im Rücken und in den Beinen. Buchstäblich gebrochen, humpelte sie davon. Ihr Supervisor war nicht erreichbar, und sie fühlte sich völlig allein gelassen.

Am nächsten Tag konnte sie nicht zur Arbeit gehen. Sie meldete sich krank und suchte den Betriebsarzt auf. Er zeigte kein Mitgefühl, sondern bedeutete ihr, dass sie trotz ihrer Rückenschmerzen und ihrer Angst arbeitsfähig sei. Zudem glaubte er, sie darüber aufklären zu müssen, dass sie in der Branche, die sie sich ausgesucht habe, mit solchen Vorkommnissen zu rechnen habe – es sei quasi ein Berufsrisiko. Fassungslos und verzweifelt, stellte sie sich selbst infrage. Noch während ihres Krankenurlaubs suchte sie eines Tages den Betrieb auf, um einer anderen geknechteten Kollegin beim Ausfüllen eines Beschwerdeformulars zu helfen. Sie wusste zwar, dass sie das Firmengelände für die Dauer ihrer Krankschreibung nicht betreten durfte, hielt es aber für richtig, sich über die Bestimmungen hinwegzusetzen, um ihrer Freundin zu helfen. Wie nicht anders zu erwarten, lief sie ihrem Chef über den Weg, mit dem sie ohnehin nicht gut auskam. Sie erhielt eine schwere Rüge und musste das Gelände unverzüglich verlassen. Als der Chef sie vor versammelter Mannschaft anbrüllte, fühlte sie sich erneut zutiefst gedemütigt und bekam Angst.

Die Schreierei hallte in ihr nach. Sie fühlte sich regelrecht verfolgt davon und war sehr verunsichert. »Ich habe mich gefühlt wie eine Jüdin in dem von Nazis besetzten Europa«, vertraute sie einer Arbeitskollegin an, die bezeichnenderweise ebenfalls jüdisch war. Mittlerweile kreisten ihre Gedanken ständig um das Schicksal ihrer Mutter während des Kriegs. Sie fragte sich, wie die Mutter sich gefühlt hätte, wenn sie nach all dem, was sie durchgemacht hatte, auf der Arbeit so schlecht behandelt worden wäre. Wäre eine solche Reaktion in ihrem Fall nicht natürlich gewesen? Die Vorstellung, wie ihre Mutter sich wohl verhalten hätte, beschäftigte sie unaufhörlich. Schließlich kam es zu einem Zwischenfall mit ihrer Freundin, der ihr unerklärlich war und all die vorangegangenen Kränkungen übertraf. Die Freundin gab ihre Bemerkung, sich »wie eine Jüdin unter den Nazis zu fühlen«, an den Chef weiter, der sich furchtbar aufregte, weil er glaubte, sie habe ihn beschuldigt, ein Nazi zu sein. Er erteilte ihr eine offizielle, in ihrer Personalakte vermerkte Abmahnung wegen verleumderischer Nachrede. Nun fühlte sie sich restlos überwältigt und völlig missverstanden. Sie war am Boden zerstört, unfähig, die Arbeit wiederaufzunehmen. Sie reichte Klage gegen ihren Arbeitgeber ein, machte eine posttraumatische Belastungsstörung geltend und wurde daraufhin zur psychiatrischen Begutachtung einbestellt. Sie fürchtete, dass man ihre Abstammung von zwei Holocaust-Überlebenden als Faktor, der ihre Vulnerabilität für eine Traumatisierung erheblich verstärkte, nicht berücksichtigen würde, und hoffte nun, dass meine Expertise ihr irgendwie helfen könnte.

Bis zu diesem Punkt kannte ich keine Details über den Hintergrund ihrer Eltern. Ich wusste lediglich, dass sie Entsetzliches durchgemacht hatten und dass ihr Vater sich sehr konsequent bemühte, ihr Überlebensstrategien beizubringen. Sie nahm an, dass auch ihre Mutter ein sehr schwieriger Mensch gewesen war, und war froh darüber, sich mit der alten Frau, die nun schon seit etlichen Jahren nicht mehr lebte, rechtzeitig versöhnt zu haben. Außerdem war sie stolz darauf, dass ihre Mutter ihr einen jiddischen Kosenamen gegeben hatte, ein mehrdeutiges Wort, das ein lebhaftes, zu Streichen aufgelegtes Kind bezeichnete. Nun sah es ganz danach aus, als habe sich der kleine Racker in eine schreckliche Situation hineinmanövriert. Vielleicht war sie tatsächlich zu weit gegangen.

Aus einem phänomenologischen und diagnostischen Blickwinkel betrachtet, hätte der Kliniker sich über ihre gedrängte, mit lauter Stimme vorgetragene Schilderung wundern und sich fragen können, ob die Patientin womöglich von einer hypomanischen Energie angetrieben wurde. Auffällig waren zudem ein vielleicht histrionischer Zug und eine gewisse narzisstische Ansprüchlichkeit sowie mehr als nur ein Anflug von Masochismus und Viktimisierung. Vorausgegangen war bereits die psychiatrische Diagnose einer Achse-I-Stimmungsstörung und charakterologischer Probleme der Achse II. Die Patientin war medikamentös wegen ihrer Depressionen behandelt worden. Inwieweit die jüngst erlittene Kränkung tatsächlich die Kriterien einer PTBS erfüllte, war also wegen der vorgängigen »Erkrankung« nicht eindeutig zu klären. Gleichwohl durchlebte sie den Angriff ein ums andere Mal, immer wieder, hatte panische Angst, auf die Arbeit zurückzukehren, und fühlte sich verraten und völlig isoliert.

Ihre unmittelbare Übertragungsreaktion auf mich enthielt zwei wichtige Aspekte: Sie idealisierte mich als ihren Retter und betrachtete mich als Teil ihrer Welt – sozusagen als »Landsmann«. Ihr Gefühl, aus demselben »Stall« zu kommen wie ich, spiegelte offenbar eine narzisstische Zwillingsübertragung der Art wider, wie sie von Kohut (1973 [1971]) beschrieben wurde. Tatsächlich nahm sie zutreffend wahr, dass ich die »Holocaust-Kultur« (Kestenberg & Gampel, 1983) ihrer Kindheit sehr wohl verstand.

Nur notdürftig verbarg ihr lautstarkes Auftreten ihre tiefe Verletzlichkeit, so dass mir unverzüglich klar war, wie leicht sie von anderen missverstanden werden konnte. Sie behauptete, sich in ihrer Psychotherapie intensiv mit dem Holocaust auseinandergesetzt zu haben und genau zu wissen, welche Folgen er für sie selbst hatte. Sie identifizierte sich durch und durch als Angehörige der zweiten Generation und hielt sich eine Menge auf ihre »Selbstanalyse« zugute. Infolgedessen wollte sie mich glauben machen, dass sie die Einflüsse, die der Holocaust auf ihre Psyche ausübte, verstand und unter Kontrolle hatte.

Wie schon erwähnt, geben der Holocaust und das Ausmaß seiner Folgen für die zweite Generation nach wie vor Anlass zu Debatten und zur Konfusion. Besonders heikel wird es, wenn die vom deutschen Staat zu leistende finanzielle Entschädigung, die sogenannte Wiedergutmachung, zur Diskussion steht. Meines Wissens hat noch nie jemand Wiedergutmachung für Beeinträchtigungen beantragt, die ihm von den überlebenden Eltern übertragen wurden. Das bedeutet jedoch nicht, dass es keine seelischen Narben und vielleicht sogar biochemische Marker gäbe. Rachel Yehuda (1999) hat vielmehr nachgewiesen, dass die Kinder von Überlebenden erhöhte Kortisolspiegel aufweisen, und Studien über israelische Soldaten ergaben, wie bereits erwähnt, ein höheres PTBS-Risiko für Militärangehörige, deren Eltern dem Holocaust entkommen waren (Solomon, Kotler & Mikulincer, 1988). Die niederländische Regierung und manche Wohltätigkeitsorganisationen übernehmen die Kosten für Psychotherapien. Renten, die die Bundesrepublik Deutschland gemäß dem Bundesentschädigungsgesetz an Überlebende zahlt, werden aber im Todesfall lediglich auf hinterbliebene Ehepartner und nicht auf Kinder übertragen.

Weil die frühen Berichte über die Kinder von Holocaust-Überlebenden schwerwiegende Beeinträchtigungen dokumentierten, wurde ihnen pauschal lebenslange Invalidität prognostiziert – eine, um mit Mark Twain zu sprechen, starke Übertreibung. Gleichwohl zeigten Erfahrungen mit den ersten psychoanalytischen Behandlungen solcher Patienten, dass die analytische Dyade dem Thema gewöhnlich konsequent auswich und die Patienten von der Therapie nicht annähernd so gut profitierten, wie es möglich gewesen wäre (Kestenberg, 2016 [1982a]). Unter dem eher klassischen Blickwinkel ging man jedoch davon aus, dass diese Patienten sich von anderen nicht unterscheiden und infolgedessen auch ihre Analysen sich von denen anderer Patienten nicht unterscheiden sollten. Das bedeutete, dass die psychosexuellen Themen grundsätzlich Vorrang hatten. Von Charles Brenner (2003a) stammen die unrühmlichen, häufig zitierten Worte: »Ich halte es für unmöglich, die Auswirkungen der Identität des Ersatzkindes – mit oder ohne Bezug zum Holocaust – von den Auswirkungen anderer individueller und allgemeiner Einflüsse auf Kindheitskonflikte zu unterscheiden« (S. 773). Doch wenn wir einen Schritt zurückgehen und uns die Geschichte jener Patientin vergegenwärtigen, bedarf es keiner besonderen Phantasie, um zu verstehen, dass sie von Themen wie Unrecht, Verfolgung, Verrat, Gleichgültigkeit, Todesangst, Hilflosigkeit, Rettung und dem Gefühl, beweisen zu müssen, dass ihr Unrecht geschehen war, sprach.

Ich vertrete die These, dass diese Frau im Laufe ihrer Entwicklung das Holocaust-Trauma ihrer Eltern in sich aufgesogen hat und dass sie trotz aller gewonnenen Einsicht nicht erkannte, dass sie im Grunde in zwei Zeitzonen lebte.

Besonders beeindruckt war ich von ihrer Forderung nach Gerechtigkeit und Entschädigung, zumal sie sogar zu verstehen gab, dass ihr Verfahren zu einem Präzedenzfall für die Angehörigen der zweiten Generation werden könnte. So war offenbar auch ihr Entschluss, an ihren Arbeitsplatz, den sie wegen des Hausverbotes nicht betreten durfte, zurückzukehren, um einer Kollegin zu helfen, überdeterminiert.

Wie so häufig bei Kindern von Überlebenden, korrelierten Knotenpunkte aus dem Leben der Eltern jener Frau auf beinahe unheimlich anmutende Weise mit Geschehnissen aus ihrem eigenen Leben. In den Analysen von Angehörigen der zweiten Generation konnten die unbewusste Phantasie, in einem Holocaust zu leben, und die Überidentifizierung mit überlebenden Eltern ein ums andere Mal aufgedeckt und untersucht werden. Dies ermöglichte es, so Martin Bergmann, die private Psychopathologie von der Holocaust-Psychopathologie zu unterscheiden, die die mit der Entwicklung einhergehenden Gefahren oft zusätzlich verstärkt hatte (Bergmann, Jucovy & Kestenberg, 2016 [1982]). Als ich mir die Geschichte jener Frau anhörte, achtete ich deshalb besonders auf solche zentralen Ereignisse. Zum Beispiel hatten ihre Eltern sich nach jahrelangen, erbitterten Auseinandersetzungen getrennt, als sie sechzehn war. Dem ödipalen Muster entsprechend, lebte sie fortan bei ihrem Vater; ihr älterer Bruder schlug sich auf die Seite der Mutter und blieb für die Dauer seines Studiums bei ihr wohnen. Er heiratete sehr jung, ließ die Mutter allein zurück und hatte auch mit seiner jüngeren Schwester wenig zu tun. Diese fühlte sich bei ihrem Vater zwar isoliert und wie gefangen, doch die Vorstellung, ihn allein zu lassen, bereitete ihr Schuldgefühle. Befreien konnte sie sich ironischerweise erst durch einen dramatischen Autounfall, bei dem sie im Alter von 23 Jahren so schwer verletzt wurde, dass sie monatelang auf Hilfe angewiesen war. In dieser Zeit nahmen ihr Bruder und ihre Schwägerin sie auf und kümmerten sich um sie. Sie schilderte noch ein weiteres interessantes Detail: Sie selbst trug keine Schuld an dem Unfall. Ein anderer Verkehrsteilnehmer war ihr ins Auto gefahren. Aber sie konnte ihre Unschuld nicht beweisen, weil die Zeugen logen, und bekam kein Schmerzensgeld. Sie hatte das Gefühl, gleich zweimal zum Opfer geworden zu sein. Ich hörte ihr aufmerksam zu.

Schließlich lernte die Patientin ihren künftigen Mann kennen, den sie aber erst heiraten konnte, nachdem ihr Vater gestorben war, weil ihre Schuldgefühle sie drängten, ihn in der Stunde seiner größten Not nicht im Stich zu lassen. Auch ihr Ehemann war, wie zuvor der Vater, verbal ausfallend. Sie bekam das erste Kind mit 35 Jahren. Sie versöhnte sich mit ihrer Mutter, zu der sie jahrelang keinen Kontakt gehabt hatte, und nahm sie bei sich auf, weil sie mit ihr nicht dasselbe erleben wollte wie mit dem sterbenden Vater. Ihr Leben war voller zerbrochener Träume, voller Verluste, Schuldgefühle und Trauer. Sie wuchs auf der »schlechten« Seite der Spaltung, die ihre Mutter vorgenommen hatte, auf, während ihr Bruder das idealisierte »gute« Kind war.

Nachdem ich mich mit der Geschichte der Patientin vertraut gemacht und im Stillen meine Spekulationen über die Weitergabe des Traumas angestellt hatte, ließ ich mir die Holocaust-Geschichte ihrer Eltern erzählen. Der Vater hatte eine sehr schwere Kindheit gehabt, war nach Russland geflohen und dort gefangen genommen worden. Er verbrachte die Kriegsjahre in mehreren Arbeitslagern. Er wurde zwar nicht in eines der Vernichtungslager deportiert, doch auch die Zwangsarbeit war brutal. Viele Gefangene wurden krank und starben, er selbst wurde wiederholt geprügelt. Er war der einzige Überlebende seiner Familie. Nach der Befreiung lebte er zunächst in einem DP-Lager, wo er auch seine künftige Frau kennenlernte. Er war jähzornig und neigte zu Wutausbrüchen und verbalen Ausfällen. Obwohl er die Patientin sehr streng erzog und sie für jede Unpünktlichkeit brutal bestrafte, fand sie ihn liebevoller als ihre Mutter.

Diese stammte ebenfalls aus Osteuropa und lebte bis zum Alter von 16 Jahren bei ihrer Familie. Dann verschlechterte sich die allgemeine Situation, und sie wurde von Angehörigen aufgenommen. Die Nazis verhafteten sie, offenbar weil sie von Nachbarn verraten worden war, und deportierten sie schon bald nach Auschwitz. Dort befreundete sie sich mit einer älteren Frau, die sich ihrer annahm und dafür sorgte, dass sie Arbeit im Effektenkommando bekam. Die Frauen dieses Kommandos hatten die Kleidungsstücke und Kofferinhalte der neu eingetroffenen Gefangenen zu sortieren, die sofort in die Gaskammern kamen und deren Leichen anschließend im Krematorium verbrannt wurden. Die Arbeit im Effektenkommando brachte Vorteile für die Frauen mit sich, denn sie erhielten größere Essensrationen und hatten Zugang zu brauchbarer Kleidung, die sie gelegentlich auch herausschmuggeln und an Mithäftlinge weitergeben konnten. Sie waren relativ komfortabel untergebracht. Die Nähe zu den Gaskammern und Krematorien bedeutete jedoch ein Leben und Atmen im nie weichenden Schatten des Todes. Die Patientin erinnerte sich daran, ihre Mutter gefragt zu haben, ob sie gewusst habe, was passierte. Die Mutter sah den Rauch aus den Schornsteinen quellen und wusste, dass Menschen umgebracht wurden, aber sie war psychisch wie betäubt. Sie konnte lediglich sagen, dass der Gestank unerträglich gewesen sei und sie ihn nach wie vor ständig in der Nase habe.

Das Effektenlager, in dem sich die Habe der Ermordeten stapelte, wurde im Lagerjargon »Kanada« genannt, weil es vor Kleidung, Schuhen und anderen persönlichen Gegenständen überquoll wie ein sagenhaftes fernes Land. Die Dinge wurden an die Wachen und ihre Familien verteilt, aber auch ins Reich transportiert und bedürftigen Angehörigen von Frontsoldaten zur Verfügung gestellt. Als die Mutter bei Kriegsende im Alter von 23 Jahren befreit wurde, war sie halbtot. Zusammen mit einer Cousine war sie die einzige Überlebende einer einst großen Familie. Wie schon erwähnt, lernte sie ihren künftigen Mann in dem DP-Lager kennen, in dem sie behandelt wurden und wieder zu Kräften kamen, bevor sie Anfang der 1950er Jahre, das erste Kind war gerade geboren, in die USA auswanderten. Interessanterweise erhielt der Vater niemals Entschädigungszahlungen. Dass die Mutter Zwangsarbeit geleistet hatte, war offiziell dokumentiert, aber auch ihr wurde erst gegen Ende ihres Lebens eine winzige monatliche Rente zugebilligt. Danach befragt, zuckte die Patientin die Achseln und sagte, sie habe nicht verstanden, weshalb die Mutter keine Entschädigung bekommen habe. Sie empfand ein intensives Rachebedürfnis. Bei der Geburt der Patientin war die Mutter 35 Jahre alt gewesen. Als sie mir davon erzählte, wurde sie sich der Parallele zum ersten Mal überhaupt bewusst. Als ich sie jedoch fragte, ob sie ihrer Meinung nach wichtig sei, verneinte sie sehr nachdrücklich.

Die Patientin klagte, dass sie Schwierigkeiten habe, sich zu organisieren, und dass sie nichts wegwerfen könne. In ihrer Wohnung stapelten sich Kleidung, Papiere, Gebrauchsgegenstände und andere Dinge, von denen sie sich nicht trennen mochte. Weil die Wohnung im Grunde aussah wie ein Vorratslager, bezeichnete die Patientin sich selbst als Messie. Eine tiefere Bedeutung dieser bemerkenswerten Übereinstimmung vermochte sie auch hier nicht zu erkennen. Tatsächlich wissen wir, dass es unter Umständen einer jahrelangen Analyse bedarf, bis solche Kongruenzen wirklich anerkannt werden können.

Fassen wir die »zufälligen Übereinstimmungen« zusammen. Sowohl die Patientin als auch ihre Mutter hatten ihr Zuhause im Alter von 16 Jahren unter sehr schwierigen Umständen verlassen müssen. Beide waren in einer unhaltbaren Situation gefangen, und beide wurden im Alter von 23 Jahren in arbeitsunfähigem Zustand befreit. Beide heirateten Männer, von denen sie schlecht behandelt wurden, und beide bekamen im Alter von 35 Jahren ein Kind. Beide wurden um Entschädigungszahlungen betrogen, und beide lebten im Effektenlager von Auschwitz – die eine in einer unaussprechlichen Realität, die andere unbewusst in ihrem Messieparadies, das sie sich selbst geschaffen hatte. Bedauerlicherweise konnte sich diese Frau nicht in Analyse begeben, was meiner Ansicht nach ihre einzige Chance gewesen wäre, sich psychisch von einem übertragenen Wiederholungszwang und einem dissoziierten Durchleben des Holocaust zu befreien.

Schluss

Angehörige der zweiten Generation kämpfen lebenslang auf beiden Seiten des Stacheldrahts um eine Integration von Vergangenheit und Gegenwart. Beobachtet werden Identitätskonflikte und erhöhte Entwicklungsgefahren in der Kindheit – Verlassenwerden, Angst vor Bestrafung in Form körperlicher Verletzung und Rache oder pathologische Über-Ich-Entwicklungen, weil die Kinder in zwei psychischen Realitäten aufwachsen und die Holocaust-Vergangenheit schlimmer war, als jede Phantasie es sein kann. In einer Welt voller Opfer, Täter, Befreier und hilfloser Zuschauer konnten vermeintlich einfache Entscheidungen tödliche Konsequenzen haben, die auf alle Aspekte des inneren Lebens abfärbten. Wahrscheinlich halten Verheimlichung, Verschweigen und Verleugnen der schmerzlichen Realitäten jener Zeit die Weitergabe pathologischer Tendenzen wie unbewältigte Trauer, irrationale Schuldgefühle und das Vermeiden von Verantwortlichkeit in Gang. Durch die analytische Therapie und andere lebensbejahende Aktivitäten, die eine Versöhnung mit nicht verstoffwechselten Introjekten aus dem Holocaust unterstützen, kann man zu Weiterentwicklung, Heilung und Kreativität finden und die Gelegenheit nutzen, für künftige Generationen ein neues Erbe anzulegen – das Erbe der Weisheit, des Verstehens und der Menschlichkeit.

6. Kapitel
Spielen und Überleben

»Hundert Kinder – hundert Menschen, nicht in der Zukunft, nicht morgen, sondern jetzt, hier und heute.«

Korczak (1967), Selected Works, S. 254

Von den rund sechs Millionen Fragen zum Holocaust, die niemand je wird beantworten können, betrifft eine der diffizilsten das »Spielen«. Zahlreiche Tagebücher und andere schriftliche Dokumente sowie die Zeugenaussagen Überlebender, Fotos, künstlerische Darstellungen, literarische Werke usw. belegen zwar, dass Kinder selbst in Verhältnissen, die durch sadistische, entmenschlichende genozidale Verfolgung geprägt waren, spielten. Wirklich verstanden aber haben wir die Bedeutung, den Zweck und auch die Fähigkeit, unter diesen Bedingungen zu spielen, noch nicht. Ein junges Mädchen aus dem Warschauer Ghetto fand dafür folgende Worte:

> »Wenn ich beim Spielen bin, vergesse ich meinen Hunger. Ich vergesse sogar, dass es draußen so böse Deutsche gibt. Frühmorgens eile ich in den Kindergarten, und ich wünschte, der Tag würde nie enden, denn wenn es dunkel wird, müssen wir alle nach Hause. Mein Zimmer ist so voll von dunklen Schatten und düsterer Furcht« (Eisen, 1993 [1988], S. 152).

In einem Augenzeugenbericht für seine Vorgesetzten in London schrieb Jan Karski, ein Vertreter der polnischen Exilregierung, der das Warschauer Ghetto heimlich besuchte, um die Lebensbedingungen zu dokumentieren:

> »Überall war Hunger, Elend, der widerliche Gestank verwesender Leiber, das jammervolle Stöhnen sterbender Kinder [...].
>
> Wir kamen vorbei an der elenden Kopie eines Parks, einem kleinen, vergleichsweise sauberen Grundstück, auf dem es ein halbes Dutzend nahezu entlaubter Bäume und ein Rasenfleck irgendwie geschafft hatten zu überleben. Es war schrecklich

> überfüllt. Mütter saßen zusammengedrängt auf Bänken und stillten schrumplige Säuglinge. Scharen von Kindern, bei denen sich jeder Knochen des Skeletts durch die gespannte Haut abzeichnete, spielten.
>
> ›Sie spielen, bevor sie sterben‹, hörte ich meinen Begleiter zur Linken sagen, bevor ihm vor Erregung die Stimme versagte.
>
> Ohne nachzudenken sagte ich – die Worte entfuhren mir, noch ehe der Gedanke Gestalt angenommen hatte:
>
> ›Aber diese Kinder spielen nicht – sie tun nur so‹« (Eisen, 1993 [1988], S. 160).

Karskis rätselhafte Worte nötigen uns, gründlicher über das, was diese Kinder wirklich taten, nachzudenken. Als ich im Rahmen meiner Zusammenarbeit mit Judith Kestenberg Menschen interviewte, die den Holocaust als Kinder überlebt hatten (Kestenberg & Brenner, 1996), wurde mir ein ums andere Mal klar, dass diese Überlebenden sich ihrer Kindheit beraubt fühlten und dass viele von ihnen überzeugt waren, entweder nie gelernt zu haben, wie man spielt, oder es verlernt zu haben. Viele klagten, dass sie später mit ihren eigenen Kindern nicht hätten spielen können. Auerhahn und Laub (1987) sehen diese Beobachtung durch ihre analytische Arbeit mit drei Holocaust-Überlebenden bestätigt und ziehen den Schluss, dass das Maß, zu dem man seine verlorene Spielfähigkeit zurückerlangen kann, ein Indikator des Genesungspotentials ist.

Anna Freud und Sophie Dann beschreiben ein »Experiment«, welches »das Ergebnis verhängnisvoller, schicksalhafter äußerer Umstände« war (A. Freud & Dann, 1987 [1951], S. 1161). Sechs kleine Waisenkinder aus Theresienstadt, zwischen drei und dreieinhalb Jahren alt, wurden 1945 in einem eigens für sie eingerichteten Kinderheim, Bulldogs Bank in West-Hoathly/Sussex, aufgenommen und betreut. Diese Kinder waren als noch nicht Einjährige ins Lager Theresienstadt gekommen und dort in der Abteilung für mutterlose Kinder »gewissenhaft versorgt und gepflegt« (ebd.) worden, nachdem die Nazis ihre Eltern ermordet hatten. In Theresienstadt hatten sie keinerlei Spielzeug. Einzig ein kahler Hof bot Bewegungsmöglichkeit. Ernährt hatten sie sich von nichts als pampigem, geschmacklosem Mehlbrei. Als sie in England ankamen, wussten sie nicht, wie man spielt. Sie nahmen die natürliche Umwelt nicht zur Kenntnis, mit Ausnahme von Hunden, die sie an die Wachhunde der Nazis erinnerten und ihnen furchtbare Angst machten. Freud und Dann berichten: »In den ersten Tagen nach der Ankunft zerstörten sie alles Spielzeug und beschädigten einen großen Teil der Möbel. Gegen die Pflegerinnen zeigten sie kalte Gleichgültigkeit oder aktive Feindseligkeit« (ebd., S. 1166). Der Gruppenzusammenhalt und die libidinösen Bindungen zwischen den Kindern aber waren sehr stark. Im Laufe der Zeit erwählten sie weiche Spielsachen zu Übergangsobjekten, die sie mit ins Bett nahmen und zum Masturbieren benutzten. Obwohl sie rasch lernten und sich nach und nach auch gegenüber der Außenwelt sozialer verhielten, waren ihre sehr starken wechselseitigen Bindungen, die die Objektbindungen an die Eltern ersetzten, auffällig. Diese Beobachtungen legen den Schluss nahe, dass die älteren Ghetto- und Lagerkinder, die im Latenzalter auf sich allein gestellt waren, wahrscheinlich auch, um zu überleben, sehr starke Bindungen aneinander entwickelten, was der Bedeutung ihres »Spiels« eine weitere wichtige Dimension verlieh (A. Freud & Dann, 1987 [1951]).

Die Spiele der Ghettokinder spiegelten wider, was sie sahen und erlebten, zum Beispiel »Aktionen« (die unberechenbaren Razzien, die entweder sofortige Ermordung oder Deportation bedeuteten), »Aufstöbern von Verstecken«, »Grab ausheben«, »Massaker in Ponary« (eine Reinszenierung des Massakers an der jüdischen Bevölkerung von Vilnius, die von den Deutschen in den litauischen Wäldern umgebracht worden war) oder »Rückgabe der Kleider der Toten« (Eisen, 1993 [1988], S. 157). Kinder im Latenzalter wurden regelmäßig dabei beobachtet, wie sie mit Leichen spielten, sie kitzelten, um zu sehen, ob sie sich bewegten, prüften, ob sie noch atmeten, und sie in ihr Spiel einbezogen. Selbst wenn eines aus ihrem Reihen tot niedersank, spielten sie unbeirrt weiter. In gewissem Sinn transformierten sie ihr Spielen auf groteske Weise in ein »Spiel«, das einem Improvisationstheater, inszeniert von sterbenden Kindern auf der Straße, ähnelte. Henri Parens, der als Kind aus dem südfranzösischen Internierungslager Rivesaltes zu Füßen der Pyrenäen fliehen konnte, beschrieb ein ganz anderes typisches Spiel, das er mit seinen Kameraden – alle mitten in der Adoleszenz und ohne den Tod zuvor kennengelernt zu haben – spielte: »Die drei Musketiere«:

> »Weil wir drei Buben waren und weil alle pfiffigen französischsprachigen Kinder im Alter von elf oder zwölf Jahren bereits *Les Trois Mousquetaires* gelesen haben, ist es nur schlüssig, dass unsere Fantasie uns von Opfern in Helden verwandelte. Wir spielten *Die drei Musketiere*, rannten tagsüber über Erdhügel und Baustellenabfall, begegneten (und besiegten natürlich immer) Kardinal Richelieu und seine Henker. Dass es Frühwinter 1940–41 war, der Holocaust noch an seinem Beginn stand und das Schlimmstmögliche uns noch nicht erreicht hatte, erklärt wohl den Umstand, dass wir überhaupt noch spielen konnten […]« (Parens, 2017 [2004], S. 56).

Mit der Weisheit des erfahrenen Psychoanalytikers auf seine Kindheit zurückblickend, meint Henri Parens:

> »Wir konnten das Böse bekämpfen, und sei es nur im Spiel, dem Mittel der Kinder, Furcht, Angst und Stress zu bewältigen. Wir spielten und spielten und spielten es. Es muss für uns ziemlich gut funktioniert haben, sonst hätten wir das Spiel bald aufgegeben« (ebd., S. 57).

Parens gelang die Flucht aus dem Lager. Er hat seine Mutter, die ihn beschützte und liebte, nie wieder gesehen und schreibt, dass er selbst bei seiner Transatlantikreise in die Freiheit und Sicherheit Amerikas von dem Grauen in Auschwitz noch nie gehört hatte. Anders als das Spiel der Ghettokinder war sein Spiel offensichtlich unberührt von der Unausweichlichkeit des Todes. Darüber hinaus lag in seinem Alter das Auftauchen der Sexualität in der Luft. (Auf seiner Reise machte er, wie er berichtet, seine erste sexuelle Erfahrung. Das Mädchen war älter als er und gab sich drei Jungen hintereinander hin.) Parens schreibt auch: »Unser anderer Versuch, mit dem Leben weiterzumachen, war das Tanzen« (ebd.). Er war musikalisch, sang gern und sorgte in diesen kostbaren Momenten für die Musik. Die Musik war für Gefangene jeden Alters wichtig.

Nachtkonzerte

Unter einem der von den Nazis errichteten Konzentrationslager befand sich ein geheimer Tunnel, in dem sich merkwürdige Dinge abspielten. Der Tunnel verband den »Krankenbau« mit dem Raum, in dem die Leichname aufbewahrt wurden, und ermöglichte es den SS-Ärzten, ihre kranken oder verletzten »Patienten« zu ermorden und sie dann unauffällig in die Pathologie bringen zu lassen, wo sie die Leichen im Namen der »Wissenschaft« schändeten. Hier wurden auch fingierte Totenscheine ausgestellt, um die Verbrechen zu kaschieren. Die Überreste der Ermordeten wurden im Krematorium, das weit entfernt am anderen Ende des Lagers stand, verbrannt und die Asche im Fluss entsorgt, der das Lager von einem wunderschönen Park trennte, in dem die Einwohner der Stadt Sonntags nach dem Kirchgang zu picknicken pflegten. Dieses Entsorgungssystem ermöglichte es, unerwünschte oder nutzlose Gefangene, die ihren Wert als menschliche Sklaven verloren hatten, unauffällig, ohne Massenpanik hervorzurufen und einen Aufstand der übrigen Gefangenen zu riskieren, systematisch verschwinden zu lassen.

Das Haupterzeugnis dieser geschlossenen, geheimen Gesellschaft, die nur eine kurze Bahnreise von Hitlers Berliner Universum trennte, waren Ziegel und anderes Baumaterial für die neue Welt, an der die Architekten und Erbauer des Dritten Reichs mit Feuereifer arbeiteten. Das Lager Sachsenhausen in Oranienburg lag strategisch günstig in der Nähe eines Steinbruchs, der das Rohmaterial lieferte, und am Fluss, über den die fertigen Produkte schnell und kostengünstig verschifft werden konnten. Für die Kriegsanstrengungen spielte es eine ungemein wichtige Rolle. Die Feinde des Reiches, deren Leben als »lebensunwert« galt (Binding & Hoche, 1920; Glass, 1997), schufteten sich dort unter dem Motto »Arbeit macht frei« zu Tode oder hatten für die Unterhaltung der Aufseher zu sorgen, deren Sadismus legendär ist.[10] Ich darf hier erwähnen, dass mir bei meinem ersten Besuch in Sachsenhausen, noch bevor das Lager für die Touristen instand gesetzt wurde, auch die Überreste einer Bäckerei riesigen Ausmaßes gezeigt wurden, auf die die Deutschen ebenfalls stolz waren. Ich sah zudem die verrostenden Ruinen des Krematoriums, die im Laufe der Jahrzehnte tiefer und tiefer in den Boden einsanken und mich an ein auf der Seite liegendes, gekentertes Segelschiff erinnerten. Hier in Sachsenhausen brannten sie Ziegel, sie buken Brot, und sie verbrannten die Leichen der Ermordeten.

Für dieses Kapitel ist jedoch eine Geschichte von Belang, die mir der Fremdenführer damals erzählte. Sie hat mit dem Tunnel zu tun. Es war ein besonders grauer, regnerischer Tag. Beißender Wind fuhr über den offenen Appellplatz, auf dem die Häftlinge in ihren fadenscheinigen Uniformen so oft und so lange zu stehen hatten, wie ihre Bewacher es verlangten. Wer zusammenbrach, musste mit dem Schlimmsten rechnen. Es war so kalt, nass und trostlos, dass man unwirklich erschauerte und den Wunsch verspürte, irgendwo ein Dach über dem Kopf zu suchen. Doch hier in Sachsenhausen gab es keinen solchen Zufluchtsort. In den verbliebenen Gebäuden war es noch schlimmer. Die weißen Fliesen der Leichenhalle, der fleckenlose Stahl und der Betonboden – eiskalt. Schauerliche, lebensgroße Fotos von Gefangenen, an denen Sektionen vorgenommen worden waren, hingen an den Wänden und überließen nichts der Phantasie. Man fragte mich, ob ich den Tunnel sehen wolle. Benommen stimmte ich zu. Wir liefen über eine Rampe hinunter in die stickig-feuchte Dunkelheit. Nur hier und da baumelten nackte Glühbirnen von der Decke. In dieser stillen Echokammer direkt unter der Kammer des Schreckens erfuhr ich von den bizarren Vorkommnissen, die sich hier regelmäßig des Nachts ereignet hatten. Man erzählte sich, dass eine Gruppe musikalisch begabter Gefangener sich heimlich im Tunnel traf. Sie hatten ihre geschmuggelten Instrumente dabei und spielten ihr Repertoire – konzentriert, trotzig. Sie riskierten ihr Leben für diese

10 Seit der Wiedervereinigung Deutschlands ist das Lager Sachsenhausen auch für westliche Besucher leichter zugänglich. Es verfügt nun über ein modernes Besucherzentrum, in dem man ähnlich wie in einem Kunstmuseum Audioführer ausleihen kann. Auf dem Rundgang hört man dann Geschichten über berüchtigte Kriminelle, zum Beispiel den »Eisernen Gustav«.

Augenblicke geistiger Gesundheit, für die Momente der Solidarität, in denen sie der Trauer ihrer Seelen Ausdruck gaben. Doch ohne dass sie es wussten, hatten die Aufseher von diesen heimlichen Konzerten Wind bekommen. Sie verboten sie nicht, bestraften auch die Musiker nicht, im Gegenteil: Auch sie begaben sich heimlich in den Tunnel, am weit entfernten anderen Ende, und lauschten, unerkannt und ungesehen, den nächtlichen Konzerten. In diesen kurzen, flüchtigen Momenten gab es weder Täter noch Leidtragende, die aussichtslos in ihrer Rolle des Jägers bzw. des Opfers gefangen waren. Es gab lediglich zwei Gruppen von Menschen, unter den bizarrsten Umständen vereint in der exklusiv menschlichen Aktivität, zu musizieren und den Klängen der Musik zu lauschen.

Auf einer solchen Geschichte, so unglaubwürdig sie uns erscheinen mag, beruht der mit zahlreichen Preisen ausgezeichnete Film *Der Pianist*, in dem Adrien Brody einen verfolgten jüdischen Konzertpianisten spielt, der im zerbombten Warschau an das Herz eines SS-Mannes rührt. Dieser hat ihn in einem leerstehenden Haus aufgespürt und will ihn eigentlich erschießen. Es ist bitterkalt. Der Musiker ist dem Hungertod nahe. Der Deutsche befiehlt ihm, auf dem erbärmlichen Klavier, das in dem Haus noch herumsteht, zu spielen. Der Ärmste ist so schwach, so verängstigt und so starr vor Kälte, dass er die Finger zunächst kaum bewegen kann. Wohlwissend um den unberechenbaren Machtmissbrauch, der für die Nazis so charakteristisch war, kann der Zuschauer nicht vorhersagen, ob der SS-Offizier Brody wegen seiner vermeintlichen Lüge, Konzertpianist zu sein, auf der Stelle erschießen wird. Doch dann, in einer schier übermenschlichen Willensanstrengung, beginnt der Mann zu spielen. Inmitten der ausgebombten Stadt, in eiskalter Winternacht, lässt dieses elende Geschöpf, das einem dem Wahnsinn nahen Tier im Käfig gleicht, erhabene Musik erklingen. Der Offizier schweigt, doch es ist klar, dass ihn diese unerwartete musikalische Darbietung berührt. Tatsächlich versteckt er den Juden vor den übrigen Soldaten, versorgt ihn mit dem Nötigsten an Nahrung und überlässt ihm sogar seinen warmen Mantel. Wir kennen das alte Sprichwort »Musik besitzt den Zauber, eine wilde Brust zu besänftigen« und die biblische Geschichte vom jungen David, der den Zorn König Sauls mit seiner Musik beschwichtigt. Diese Geschichten illustrieren die Fähigkeit des Unterdrückten, seinen Peiniger zumindest vorübergehend zu besänftigen, im Kontext genozidaler Verfolgung.

Eine musikalische »Modeerscheinung« im Ghetto

Im »Tagesbericht« von Mittwoch, dem 25. August 1943, aus der *Chronik des Gettos Lodz Litzmannstadt*, beschreibt Oskar Rosenfeld, einer der Chronisten, eine musikalische »Modeerscheinung«, von der das Ghetto erfasst worden war. Angefangen hatte vielleicht alles damit, dass ein Kind sich zwei kleine Holzstücke zwischen die Finger klemmte und durch geschickte Bewegungen ein heimelig klingendes Klappern erzeugte:

> »Seit einigen Tagen kann man in den Straßen und Höfen des Gettos ein Geräusch hören, das dem Klappern von Holzschuhen ähnlich ist. [...] Der Beobachter kann nach kurzem feststellen, dass dies ›Klappern‹ von Knaben erzeugt wird, die sich damit einen Zeitvertreib, eine Unterhaltung geschaffen haben. Man kann präziser sagen: die Kinder des Gettos haben ein neues Spielzeug erfunden.
>
> Die lange Reihe unterhaltender Spielzeuge mit und ohne Geräuschmusik wie Mundharmonika, Pferdchen, Ratschen, Bausteine, Abziehbilder etc. müssen unsere Kleinen natürlich entbehren. [...] So erfinden sie sich nun selbst ein Spielzeug, das all das ersetzen soll, was Kinder überall, wo Menschen wohnen, ergötzen kann.
>
> Das Spielzeug des Gettos im Sommer 1943: Zwei Plättchen möglichst aus hartem Holz! Das eine Plättchen liegt zwischen Zeige- und Mittelfinger, das zweite zwischen Mittel- und Goldfinger [...]. Durch einen Druck des kleinen Fingers werden die andern Finger so fest an die Holzplättchen gedrückt, dass diese festsitzen und durch eine geschickte Bewegung aneinandergeschlagen werden können. Das nun entstandene Geräusch ähnelt dem Klappern von Störchen oder – musikalisch ausgedrückt – dem Klappern von Castagnetten. [...] Natürlich kann hier das artistische Talent des Spielzeugschnitzers und Spielzeugbehandlers bis zur höchsten Stufe der Vollendung aufsteigen. [...]
>
> In den Straßen des Gettos Litzmannstadt klappert es, trommelt es, klopft es ... Barfüßige Jungen eilen an dir vorbei, führen ihr musikalisches Spiel unter deiner Nase aus, mit heiligem Ernst, als würde es sich um eine lebenswichtige Angelegenheit handeln. Hier lebt sich der musikalische Trieb des Ostjuden aus. Die Landschaft, welche der Welt so viele Musiker, vornehmlich Geiger, geschenkt hat – man denke an Hubermann, Heifez, Elman, Milstein, Menuhin – wirft jetzt Holzplättchen-Meister auf den Markt« (http://www.ghettochronik.de/de/tageschronik/tagesbericht-mittwoch-25-august-1943; aufgerufen am 9.8.2017).

Mit ihrem verzweifelten Erfindungsreichtum lassen diese todgeweihten Kinder einander und alle Erwachsene im Ghetto wissen, dass sie noch leben. Vielstimmig wie ein Grillenschwarm lassen sie jeden ihre Musik und ihren entschlossenen Widerstandsgeist vernehmen.

Der einen Monat früher, am Samstag, dem 24. Juli 1943, verfasste Eintrag vermittelt ein anderes Bild von der Findigkeit, die diese schwer traumatisierten, hungernden Kinder unter den verheerenden Bedingungen entfalteten. Aus dem Tagesbericht erfahren wir, wie sie aus Zigarettenschachteln Spielkarten bastelten:

> »Die sogenannten ›Belgischen Zigaretten‹ haben die Raucher des Gettos enttäuscht, sogar diejenigen, welche ihr Leben lang nur mindere Tabaksorten geraucht haben. Die zahllosen Verpackungen mit ihren bunten Farben und ebenso bunten Namen waren nicht imstande, das vernichtende Urteil ueber die Qualitaet der Zigaretten zu korrigieren. Aber die Leidenschaft des Rauchers setzt sich ueber jedes Bedenken hinweg. Die Zigaretten verdampfen, das Karton bleibt uebrig. Da nun im Getto jedes Ding, auch das Wertloseste, einen Wert erhaelt, sind auch die Kartons zu Ehren gekommen. Der Raucher wirft sie nicht weg. Er bewahrt sie auf. Er sorgt dafuer, dass sie nicht ›zuschanden‹ werden. Denn Kinderaugen betteln darum, Kinderhaende strecken sich danach aus.
>
> Die Kinder ausserhalb des Gettos werden mit den reizendsten und passendsten Spielsachen beschenkt. […] Unsere Kinder sammeln die leeren Zigarettenkartons. Sie lesen die oberen bunten Deckel ab, legen Stueck auf Stueck, bis ein Paket beisammen ist. Ein Paket Spielkarten.
>
> Und sie spielen. Sie zaehlen die Karten und teilen sie untereinander aus. Sie ordnen sie nach Farben und Namen. Gruen, orange, gelb, braun, sogar schwarz. Sie spielen selbsterfundene Spiele, ersinnen Systeme, lassen ihre Phantasie arbeiten« (Feuchert, Leibfried & Riecke [Hg.], 2007, S. 332f.).

Wir wissen um die Bedeutung von Spielsachen und anderen unbelebten Objekten (Akhtar, 2003b; Volkan, 1981; Winnicott, 1953). Die Verhältnisse, die im Lodzer Ghetto herrschten, machten sie für die Kinder umso wertvoller (I. Brenner, 2009a; Kestenberg & Brenner, 1996). Ein gutes Jahr, nachdem die Kinder das Kartenspiel erdacht hatten, wurde das Ghetto endgültig liquidiert. Seine unglücklichen Bewohner wurden in die Vernichtungslager Chelmno und Auschwitz deportiert. Dort blieb auch von den letzten Angehörigen einer jüdischen Gemeinschaft, in der einst das Leben pulsierte, nichts als Rauch und Asche.

Das Familienlager

Beschrieben als »eine der teuflischsten Erfindungen der Nazis« (Eisen, 1993 [1988], S. 77), wurde das Familienlager B-IIb im Jahr 1943 errichtet, als 5.006 tschechische Juden aus Theresienstadt im Vernichtungslager Auschwitz-Birkenau ankamen. Theresienstadt – der tschechische Name lautet Terezín – ist eine von Mauern umgebene Festung im Nordwesten der damaligen Tschechoslowakei. Hier richteten die Nazis ein jüdisches »Vorzeigelager« ein, das aufgrund seiner kulturellen und künstlerischen Programme für Erwachsene und Kinder bekannt wurde. Da es als Zufluchtsort ausgegeben wurde, in dem verfolgte Juden Schutz fanden und ihre Auswanderung nach Palästina vorbereiten konnten, zahlten gut situierte, verängstigte tschechische Juden tausende von Reichsmark, um eingelassen zu werden. Heute wissen wir, dass die »Endlösung der Judenfrage« nicht die Auswanderung, sondern der Genozid war, und dass dieses Vorzeigelager die unvorstellbare Wahrheit lediglich kaschieren sollte. Selbst die Vertreter des Internationalen Roten Kreuzes, die das Lager 1944 besuchten, ließen sich entweder von dieser zynischen Finte narren oder waren so eingeschüchtert, dass sie es nicht wagten, realitätsgerecht über ihre Beobachtungen zu berichten. Die altehrwürdige Festung, in der nie mehr als 8.000 Menschen gelebt hatten, musste rund 60.000 Häftlinge aufnehmen, die in drangvoller Enge unter entwürdigenden Bedingungen ihrer »Deportation nach Osten« harrten. Die Deportierten machten Platz für den nächsten Transport. Von den 15.000 Kindern, die aus Theresienstadt nach Auschwitz verschleppt wurden, haben nur 100 überlebt. Keines von ihnen war jünger als vierzehn Jahre.

Zwar versuchten die Häftlinge, sich ihre menschliche Würde in Auschwitz zu bewahren, doch nach dem Willen der Nazis sollte auch sie ihnen geraubt werden. Um Panikausbrüche und ordnungswidriges Verhalten seitens der Häftlinge, die aus dem relativen Luxus Theresienstadts in die Abgründe der Hölle von Auschwitz kamen, zu vermeiden, setzte Adolf Eichmann die ausgeklügelte Täuschung bis zum Ende fort. Er gab bei einem inhaftierten Künstler ein großes Wandgemälde für die Kinderbaracke 31 in Auftrag, auf dem Schneewittchen und die sieben Zwerge zu sehen waren. Unter den Deportierten befand sich auch ein deutsch-jüdischer Sportler namens Fredy Hirsch, der in Theresienstadt ein Sport- und Kulturprogramm für Kinder und Jugendliche aufgebaut hatte. Als »Blockältester« des Kinderblocks kümmerte er sich um die Einrichtung eines Spielplatzes und um einen Stundenplan für die Aktivitäten der etwa 500 Kinder. Er konnte sogar bessere Nahrung, zum Beispiel Milch und Eier, für sie organisieren. Die Häftlinge reagierten verwirrt und überrascht, wenn sie die Kinder offen und frei spielen sahen. So sagte Rudolph Vrba, ein Auschwitz-Überlebender, dem die Flucht aus dem Lager gelungen war: »Ich sah sie im Schatten des Krematoriums eine Baracke für die Kinder, eine regelrechte Kindertagesstätte errichten. Ich sah einen blonden, athletischen Mann von etwa dreißig [Fredy Hirsch], der erste Spiele und dann Schulstunden organisierte« (zit. nach Eisen, 1993 [1988], S. 78). Als das Familienlager liquidiert, alle Häftlinge vergast und ihre Leichen verbrannt wurden, nahm Fredy Hirsch sich mit Gift das Leben. Angehörige des Untergrundwiderstands hatten ihm von der bevorstehenden Liquidierung berichtet und ihn gewarnt. Weil die Kinder bislang verhältnismäßig gut behandelt worden waren, konnte er zunächst nicht glauben, was er hörte. Die Häftlinge baten ihn, einen Aufstand im Familienlager anzuführen, der freilich keine Chance auf Erfolg hatte. Hirsch ertrug es nicht, der Ermordung der Kinder zuzusehen. Vielleicht ähnlich wie Janus Korczak, der ohne seine Schützlinge nicht leben konnte und die Kinder des ungewöhnlichen Waisenhauses, dem er im Warschauer Ghetto vorstand, auf ihrer Zugreise in den sicheren Tod begleitete, sah auch Hirsch ohne seine Kinder keinen Sinn mehr. Hirschs Kinder wurden in die Gaskammern geführt. Als sie sich auszogen, stimmten sie spontan die tschechische und dann die jüdische Nationalhymne an. Die baren Fakten über das Familienlager lesen sich in der *Auschwitz Chronik* wie folgt:

> »8. September [1943]
> Mit einem Transport des RSHA sind 5006 Juden aus Theresienstadt überstellt worden. Mit dem Transport sind 2293 Männer und Jungen, die die Nummern 146694 bis 148986 erhalten, und 2713 Frauen und Mädchen eingetroffen, die mit den Nummern 58471 bis 61183 gekennzeichnet wurden« (Czech, 1989, S. 600).

> »29. Februar [1944]
> [...] SS-Obersturmbannführer Adolf Eichmann [...] besichtigt während seines Aufenthaltes im KL Auschwitz im Lagerabschnitt BIIb in Birkenau das Familienlager der Juden aus Theresienstadt. Dr. Leo Janowitz, der ehemalige Leiter des Zentralsekretariats im Ghetto Theresienstadt, und Fredy Hirsch, ein Lehrer und Betreuer der Kinder im Lager BIIb, erstatten ihm Bericht« (ebd., S. 731).

> »7. März [1944]
> [...] Im Zusammenhang mit dem Ablauf des sechsmonatigen Aufenthalts der ersten Gruppe von Juden aus Theresienstadt im Familienlager BIIb in Birkenau und der Anweisung des RSHA, sie zu töten, beschließt man ihre Liquidierung. Dabei soll, um keine Unruhe auszulösen, der Schein gewahrt bleiben, die Lagerinsassen würden in Arbeitslager im Reichsinnern überstellt. Folglich werden alle Gesunden und Arbeitsfähigen in das Quarantänelager BIIa nach Birkenaus verlegt. [...] Zunächst führt man die Männer hinüber und bringt sie in gesonderten Blöcken unter, später werden auch die Frauen hinübergeführt und in andere Blöcke einquartiert. Man erlaubt ihnen, ihre gesamte Habe mitzunehmen, die sie in Kisten und Koffern aus Theresienstadt mitgebracht haben« (ebd., S. 734).

»8. März [1944]
[...] Der Lehrer und Betreuer der Kinder im Lager BIIb, der Häftling Fredy Hirsch, begeht Selbstmord, weil er, da er die Frauen und Kinder nicht vor der ihnen drohenden Vernichtung beschützen kann, nicht deren passiver Zeuge sein will.

[...]

Gegen 20 Uhr wird über den Abschnitt BIIa eine Lagersperre verhängt. Eine größere Anzahl von SS-Männern des KL Auschwitz II und der Politischen Abteilung trifft im Lager ein. Lagerkapos und Blockführer [...] werden zur Unterstützung herbeigerufen. Eine halbe SS-Kompanie mit Hunden umstellt das Lager. Gegen 22 Uhr fahren 12 mit Planen gedeckte Lastwagen vor. Man fordert die Juden auf, das schwere Gepäck in den Baracken zurückzulassen, und verspricht, es zum Zug zu bringen. Damit der äußere Schein und Ruhe gewahrt bleiben, werden jeweils 40 Personen auf die Wagenplattform gelassen, und die Lastwagen biegen beim Verlassen des Lagers BIIa nicht nach links ab, d.h. auf den direkten Weg zu den Krematorien, sondern nach rechts, woraus der Eindruck entsteht, dass sie zum Bahnhof fahren. Der Abtransport dauert mehrere Stunden. Zuerst werden die Männer zum Krematorium III gefahren, dann die Frauen zum Krematorium II. Durch das mehrstündige Warten auf ihre Abfahrt mit den Wagen zum Bahnhof unruhig geworden, beginnen gegen 2 Uhr nachts die Juden in einem der Blöcke, ein tschechisches Volkslied zu singen. Auch im nächsten Block stimmt man in den Gesang ein. Erschrocken fangen die SS-Männer an, Warnschüsse abzugeben. Den Juden wird unter der Androhung, den Transport einzustellen, das Singen verboten. Die Auskleideräume in den Krematorien sind so vorbereitet worden, dass die Wartenden dort bis zum Schluss die Hoffnung haben, sie führen in ein Arbeitslager. Erst durch den Befehl, sich auszuziehen, wird ihnen klar, dass sie sich im Krematorium befinden. Die Frauen, die sich bereits in der Gaskammer befinden und noch auf die übrigen warten, singen die Internationale, die Hatikwa, damals die jüdische Nationalhymne, die tschechische Nationalhymne und ein Partisanenlied. Gegen Morgen sind in den Krematorien II und III insgesamt 3791 jüdische Häftlinge aus Theresienstadt – Männer, Frauen und Kinder – getötet worden« (ebd., S. 735–737).

Der Anblick spielender Kinder wirkte zwar belebend und stimulierend auf die bedrängten, todgeweihten Erwachsenen in den Ghettos, doch schon bald bereiteten ihnen ausgerechnet die Spielplätze große Sorge: Sie machten es der SS umso leichter, die Kinder einzusammeln. Die Kleinen saßen auf den Spielplätzen quasi in der Falle und gaben leichte Beute ab. Dennoch konnte die Mehrzahl der Ghettobewohner nicht glauben, dass die Kinder in Vernichtungslager deportiert wurden, wo man sie *en masse* umbrachte wie lästige, nutzlose Insekten. Selbst für die Häftlinge in Auschwitz war es, wie das Beispiel von Fredy Hirsch zeigt, bis zur letzten Minute unvorstellbar. Die grenzenlos zynische, gnadenlose Ausbeutung der verschleppten, entmenschlichten und demoralisierten Zivilisten konnte den älteren Kindern jedoch nicht verborgen bleiben. Sie sahen ja mit eigenen Augen, wie sie gedemütigt und ermordet wurden. In manchen Fällen entschied über Leben und Tod vielleicht die Fähigkeit, sich auf die eigene Ich-Stärke und das eigene Urteil zu verlassen, selbst wenn es den Wertvorstellungen der Eltern zuwiderlief (Kestenberg & Brenner, 1996). Die Fähigkeit der Kinder, sich den äußeren Umständen kreativer und flexibler anpassen zu können als die Erwachsenen, beruhte möglicherweise auf ihrer surrealen Form des »Spielens«.

Weitere Überlegungen

Dr. Adina Blady Szwajger, die im Warschauer Ghetto im Kinderkrankenhaus arbeitete, hat mit eindringlichen Worten beschrieben, wie die kranken und sterbenden Kinder die Welt vor der endgültigen Zerstörung des Ghettos »mit den Augen erwachsener Menschen« sahen. Diese vier- bis zwölfjährigen »alterslosen Geschöpfe« (Szwajger, 1993 [1990], S. 40), die sich ihres bevorstehenden Todes bewusst waren, hatten »Augen voll so entsetzlichem Ernst und solcher Trauer, dass in ihnen das ganze Leid der zweitausend Jahre jüdischer Diaspora zu liegen schien« (ebd., S. 40). Dennoch hatten sich einige der Kinder ihre Spielfähigkeit bewahrt. So berichtet Szwajger von einem Jungen, der unter Krämpfen in den Gliedmaßen litt und vor Schmerzen schrie, bis jemand die Idee hatte, »ihm einen Bleistift zwischen die verkrüppelten Finger zu stecken und ihm ein Stück Papier zu geben. Er beruhigte sich nicht nur, er lächelte sogar. Später bekam er auch ein paar Farbstifte. Er zeichnete. Er zeichnete aus freier Phantasie, nach der Erinnerung und nach dem, was er sah« (ebd., S. 44). Kleinkinder spielten in provisorischen Spielecken »Zuhause«: »Zu Hause – da mussten Mama und Papa sein, ein Tisch musste sein und Kerzen, denn es war Freitag [...]. Einmal kochten sie sogar Suppe für die Kinder – eine Suppe mit ›echten‹ Kartoffeln« (ebd., S. 56).

Kleinkinder und Latenzkinder im Warschauer Ghetto spielten nach, was sie beobachteten und miterlebten, zum Beispiel Razzien der Nazis und Beerdigungen. Und wenn ein Kind beim Spielen tot in sich zusammensackte, spielten sie weiter in ihrer Phantasiewelt, scheinbar unbeeindruckt von dem jüngsten Todesfall in den eigenen Reihen (Eisen, 1993 [1988], S. 157). Ihre Entschlossenheit, sich irgendwie zu behaupten und den äußeren Umständen gewachsen zu zeigen, fiel in den Todeslagern auf, wo »Kinder Blockältester spielten oder Appell, wobei sie ›Mütze ab!‹ riefen. Sie spielten sogar ›Gaskammer‹. Sie spielten, was sie verstehen mussten, und was sie verstanden, waren die Gräuel einer wahnsinnig gewordenen erwachsenen Welt« (Kestenberg & Brenner, 1996, S. 135). Eine ergreifende Darstellung fand dieses Spiel in dem Film *Das Leben ist schön*, in dem ein Vater, verkörpert von Roberto Benigni, seinem Sohn zu überleben hilft, indem er ihn wieder und wieder belehrt, dass alles ein Spiel sei und dass er nur genügend Punkte sammeln müsse, damit Panzer ins Lager rollen und ihn befreien könnten.

Viele der älteren Kinder schrieben im Versteck und in den Lagern Tagebücher – das mit Abstand berühmteste Beispiel ist *Das Tagebuch der Anne Frank* – oder verfassten Geschichten und Gedichte. Ihre Entwicklung setzte sich fort, und das sexuelle Interesse erwachte, auch wenn es häufig beschwiegen wurde (Kestenberg & Brenner, 1996; Nir, 1989). Verzweiflung und Hoffnung sind in der Prosa und Lyrik dieser Jugendlichen allgegenwärtig. Wenn die Gedichte laut vorgetragen wurden, konnten sie oft die Moral aller Zuhörer stärken (Sender, 1986). Vor allem die Kinder aus Theresienstadt

> »hinterließen ein Erbe in Gestalt ihrer Dichtungen und ihrer Bilder. Ihre Lehrerinnen und Lehrer setzten sich über die Lagerregeln hinweg, um mit den Kindern Kunsttherapie, offiziell ausgegeben als Kunstunterricht, durchzuführen, gemeinsam literarische Werke zu lesen und Lyrikwettbewerbe, Rezitationen und andere Kulturprogramme in den Schlafsälen der Mädchen und Jungen zu veranstalten. Eine dieser Lehrerinnen war Friedl Dicker-Brandeis [...] vom Weimarer Bauhaus [...]. Sie brachte alle Arbeitsmaterialien, deren sie habhaft werden konnte, ins Lager und erkannte, dass die Kinder [...] auf irgendeine Form des künstlerischen Ausdrucks angewiesen waren, um das Chaos in ihrem Leben zu bändigen« (Volavková, 1994, S. VIII).

Viele Theresienstädter Kinder, die den Holocaust überlebten, haben ihre kreativen Fähigkeiten auf dem Gebiet der Malerei, der Bildhauerei oder der Dichtung nach der Befreiung weiterentwickelt. Hier einige der repräsentativen Gedichte, die von Kindern in Theresienstadt verfasst wurden:

Das Mäuschen
I.
Mäuschen sitzt in seinem Haus,
sucht im Pelze Floh und Laus.
Mäuschen kann sie niemals fangen,

weil sie in die Haut ihm drangen,
dreht wie toll sich stets im Kreise.
Dumme Flöhe, dumme Läuse!

II.
Mäuschens Vater kommt zur Stell'
und durchsucht ihm gleich das Fell.
Fängt den Floh und fängt die Laus,
macht den beiden den Garaus.
Das ist Mäuschens Lieblingsspeis',
ein paar Flöh und ein paar Läus'.
26. Februar 1944, Koleba (M. Košek, H. Löwy, Bachner)
(Volavková, 1962, unpaginiert)

Die Identifizierung der jüdischen Gefangenen mit dem Angreifer, von dem sie wie Ungeziefer behandelt wurden, findet humorvollen Ausdruck in diesem Gedicht, das vom Hunger handelt, vom Sich-Verstecken, vom Gefangen-Werden und Bei-lebendigem-Leib-verbrannt-Werden.

Die zehnjährige Gabrielle Silten, die ebenfalls nach Theresienstadt verschleppt worden war, verfasste die folgende Beschreibung ihrer Beziehung zu Ratten:

> »In den Zwischenräumen zwischen den Dachbalken lebten Ratten mit ihren Familien. Wir liefen auf den Balken entlang, um die Rattennester aufzuspüren (oder einfach nur so), und dann stupsten wir sie mit Stöcken an und sahen zu, wie sie wegsprangen. Merkwürdigerweise haben sie uns nie wehgetan oder angegriffen« (Friedman, 1982, S. 61).

Dieses junge Mädchen und ihre Freunde spielten mit den Ratten, die genauso wie die Juden nie zum Gegenangriff übergingen, das Spiel »Aktion«. Ich konnte diese Identifizierung mit dem Nazi-Aggressor auch bei einem schon in die Jahre gekommenen Überlebenden beobachten, der die gelb verfärbten, abgestorbenen Blätter meiner Zimmerpflanzen regelmäßigen »Selektionen« unterzog und mir sehr eindringlich erklärte, dass sie zum Schutz der gesunden Blätter unbedingt entfernt gehörten (I. Brenner, 2004).

Sehnsucht nach der Heimat
Nun leb im Getto ich mehr als ein Jahr,
in dieser Stadt, die immer düster war,

wenn die Gedanken mich zurückversetzen,
weiß ich die Heimat erst so recht zu schätzen.

O Heimat, liebe Heimat du,
warum ließ man uns nicht in Ruh,
warum zog man mich von dir fort,
der Schwache stirbt an solchem Ort.
(Anonym, 1943, in: Volaková, 1962, unpaginiert)

Offenbar hat das Kind, das diese Zeilen dichtete, einen der wesentlichen Faktoren des Todes verstanden, nämlich die Unumkehrbarkeit und Ewigkeit des Objektverlustes.

Der Schmetterling
Der letzte war's der aller allerletzte
der satt und bitter blendend grelle
vielleicht wenn eine Sonnenträne irgendwo auf weißem Stein erklingt

so war das Gelb
und trug sich schwebend in die Höhe
er stieg gewiss gewiss wollt' küssen er dort meine letzte Welt

und sieben Wochen leb ich da
gettoisiert
hier fanden mich die Meinen
mich ruft der Löwenzahn
und auch der weiße Zweig im Hof auf der Kastanie
doch einen Schmetterling hab ich
hier nicht gesehn

das war gewiss der allerletzte
denn Schmetterlinge leben nicht
im Getto.
(Pavel Friedmann, 4. Juni 1942, in: Volaková, 1962, unpaginiert)

Pavel Friedmann wäre gern in die Freiheit geflogen, blieb aber gefangen. In seiner Bewunderung der schlichten Schönheit der Natur findet sein Überlebenskampf schmerzlichen Ausdruck. Der Junge starb in Auschwitz.

Diskussion

In dieser kurzen Übersicht mit Beispielen für die Kreativität und das Spielen im Holocaust habe ich mich vorwiegend auf das Schicksal der Kinder konzentriert, von dem wir bis vor relativ kurzer Zeit nur wenig wussten (Dwork, 1991; Glassner & Krell, 2006; Kestenberg & Brenner, 1996; Marks, 1993; Moskowitz, 1983). Etwa 1.5 Millionen Kinder wurden auf jede erdenkliche Weise umgebracht: Sie wurden erstochen, sie verhungerten, wurden erstickt und erschossen. Sie wurden auf dem Weg in die Arbeitslager in Rucksäcken abgelegt, in Verstecken untergebracht und von vermeintlichen Beschützern sexuell missbraucht, unter Drogen gesetzt, ertränkt, gegen Wände geschmettert oder überfahren; sie erfroren oder starben an Infektionskrankheiten. Und natürlich wurden sie vergast und verbrannt. Babys und Kinder konnten die Juden, die sich unter Fußböden oder hinter falschen Wänden versteckt hielten, durch ihr Schreien verraten. Von der SS entdeckt zu werden bedeutete den sicheren Tod aller, deren die Häscher habhaft wurden. Darüber hinaus wurden auch alle gesunden Erwachsenen, die in Begleitung von Kindern auf den Selektionsrampen der Todeslager eintrafen, sofort nach links, direkt in die Gaskammern, geschickt. Kinder konnten sich also als tödliches Risiko erweisen. Nachkommen, die unter »erwartbaren« Umständen (Hartmann, 1972 [1939]) die Hoffnung und Zukunft einer jeden Gruppe verkörpern, wurden für ihre Eltern zur todbringenden Belastung. Für das Dritte Reich waren sie absolut nutzlos. Ihre Vernichtung war sogar besonders wichtig für die Nazis, die Europa vor der jüdischen Gefahr bewahren wollten und eine »judenreine« Welt anstrebten. In diesem Klima, geprägt vom Tod, vom Sterben und von der ständigen Angst, gefangen zu werden, versuchten die Kinder, sich altersund entwicklungsgemäß und je nach gesundheitlicher Verfassung anzupassen.

Auf der Grundlage unserer Kenntnisse darüber, wie Kinder ihr Wissen über das Sterben, den Tod und seine Bedeutung erwerben, ist klar, dass es je nach Erfahrung und psychodynamischen Faktoren erhebliche individuelle Varianten gibt (I. Brenner, 2010). Darüber hinaus kann die vorzeitige Konfrontation mit dem Tod für ein Kind, das entwicklungsbedingt noch nicht begreifen kann, was er bedeutet, an sich traumatisch sein und als Inversion einer Fixierung verstanden werden (Kestenberg & Brenner, 1988). Auf diese Weise kann das Spiel unter den entsetzlichen Bedingungen des Ghettos dem Kind auch helfen, rascher zu lernen, was es binnen Kürze zu erwarten hat.

Salman Akhtar (2009) fasst die Beiträge Balints (2009 [1959]), Eriksons (1993 [1950]), Freuds (1920g), Wälders (1933) und Winnicotts (1942, 1953, 1971) in seiner Definition des Spielens wie folgt zusammen:

> »Das Spiel bereichert das Leben, und die Freude am Spielen ist ein Kennzeichen der psychischen Gesundheit des heranwachsenden Kindes. Das Spielen ist gewissermaßen ein Agieren aus dem inneren Zentrum heraus, ein furchtloses Ausleben der Phantasie und Erfindungskraft; ein Geist, der sich nicht mit Fragen nach Wirklichkeit und Unwirklichkeit quält, sondern die Paradoxie, dass manche Aktivitäten weder real noch irreal sind, gelassen hinnimmt« (S. 211).

Freilich trifft diese Definition eher auf jene Art des Spielens zu, die Parens geschildert hat: Die Jungen verwandelten sich in die drei Musketiere und bekämpften ihre »Widersacher«, wo immer sie ihnen in den Weg traten. Ich behaupte jedoch, dass Akhtars Definition nicht auf die zuvor beschriebenen Ghettospiele, zum Beispiel »Aktion« oder »Rückgabe der Kleider der Toten« zutrifft. Hier scheint die komplexe Aktivität über den binären Unterschied zwischen Realität und Phantasie hinauszuweisen. Sie ist keine das Leben bereichernde Aktivität, die von psychischer Gesundheit zeugt, sondern gehört einem Bereich »jenseits des Lustprinzips« (Freud, 1920g) an.

Aus diesem Blickwinkel betrachtet, erweist sich das Spiel als äußerster Versuch des Kindes, dem überwältigenden Druck des Todestriebs, Thanatos, standzuhalten. Die wiederholten Inszenierungen realistischer Lebensaktivitäten, die weitaus makabrer waren als jede Phantasie, beruhten auch auf der wohlbekannten Abwehr, die wir als Identifizierung mit dem Angreifer bezeichnen – eine Widerspiegelung des Versuchs, Passivität in Aktivität zu verwandeln. Offensichtlich aber besaß sie in diesem Fall noch eine weitere Bedeutung. Was genau meinte Karski, als er protestierend einwandte: »Aber diese Kinder spielen nicht – sie tun nur so« (Eisen, 1993 [1988], S. 160)? Und was meinte der Chronist des Lodzer Ghettos, als er schrieb, die Jungen führten ihr musikalisches Spiel aus, »als würde es sich um eine lebenswichtige Angelegenheit handeln« (http://www.ghettochronik.de/de/tageschronik/tagesbericht-mittwoch–25-august–1943; aufgerufen am 10.8.2017)? Ist es möglich, dass die Kinder die Unvermeidlichkeit ihres Todes tatsächlich bewusster wahrnahmen als ihre Eltern? Sie spielten

> »nicht einfach die Greuel nach, die ringsum geschahen, sondern sie zwangen vielmehr der Realität ihre eigenen Konstruktionen und Interpretationen auf. In der Tat deuten alle erhaltenen Dokumente darauf hin, dass die Kinder einen klaren Begriff von der Realität hatten und sich ihres Schicksals bewusst waren. Das Spiel im Holocaust spiegelte diese Realität jedoch in einer ›gebeugten‹ Form wider, entsprechend dem kognitiven Leistungsvermögen der Spielenden« (Eisen, 1993 [1988], S. 170f.).

Falls es sich tatsächlich so verhielt, müssen wir folgende Frage stellen: Wie war es möglich, dass diese Kinder ihre Situation in einem Alter, in dem man es normalerweise nicht erwarten würde, bereits realistisch einzuschätzen wussten? Ein tieferes Verständnis ihrer Art des »Improvisationstheaters« und seiner Beziehung zur Realität könnte uns Aufschluss geben. Und vielleicht enthält auch die Ambiguität (Adler, 1989) der analytischen Situation einen Fingerzeig.

Eine Analysandin, die den komplexen Charakter der analytischen Beziehung verstehen wollte, ließ vor einigen Jahren ganz beiläufig die Bemerkung fallen, sie habe Ähnlichkeit mit dem Theater Pirandellos. Diese Frau, eine begabte Akademikerin mit vielseitigen Interessen und breitem Wissen, meinte, die analytische Beziehung gleiche »einem Spiel in einem Spiel in einem Spiel«. Mit dieser Metapher bezeichnete sie ebenjene Ambiguität, der die Analyse in einer spezifischen Modalität Ausdruck gibt. Die Realität des »Rahmens« der analytischen Situation ist lediglich eine von mehreren Ebenen. Eine weitere wird durch die Grundregel konstituiert, durch die »Wegzeichen« der Neutralität, Anonymität und Abstinenz, die von den üblichen menschlichen Beziehungen so stark abweichen und der Asymmetrie der Beziehung zugrunde liegen. Unter diesen Umständen gibt die Übertragung dem Patienten die Möglichkeit, seine innere Welt zu projizieren, auf dass sie sichtbar, fassbar und deutbar werde. In Laufe dieses Prozesses wird die Realitätsprüfung des Analysanden sicherer und zuverlässiger. Freilich gilt es, noch eine weitere Ebene zu berücksichtigen, nämlich die unbewusste Kommunikation zwischen beiden Beteiligten, die ebenfalls Einfluss auf die Matrix der Übertragung und Gegenübertragung ausübt und sich während der gesamten Analyse in Enactments manifestiert. Deutung, Containment und Ko-Kreation ermöglichen es dann, tiefere Bedeutungen herauszuarbeiten, das Verständnis zu vertiefen und das Gewahrsein der inneren und äußeren Realität zu schärfen.

In Luigi Pirandello, der 1934 für sein Bühnenwerk und seine Prosadichtung den Nobelpreis erhielt, hatten die Gräuel des Ersten Weltkriegs, den er in seinem Heimatland Italien erlebte, einen tiefen Eindruck hinterlassen. Ein Großteil seines Werkes setzt sich mit den zahlreichen Schichten des Bewusstseins, mit der Realität, der Relativität und der Selbsttäuschung in einer von »arkanen« Mächten beherrschten chaotischen Welt auseinander. Als Zeitgenosse Freuds und als Dramenautor wie Shakespeare, für den »die ganze Welt eine Bühne« war, nahm Pirandello jede Erfahrung als theatralische Darbietung wahr. Das Streben, die Geheimnisse der Welt mithilfe des eigenen Bewusstseins und Selbstgewahrseins zu ergründen, ist ein zentrales Thema seines Werkes. Als entscheidendes Element des kreativen Prozesses betrachtete er *la spontaneita* (die Spontaneität), *la sinceri-*

ta (das Bemühen um möglichst authentische Darstellung) und *la smania di vivere* (die Lust zu leben), die Psychoanalytiker womöglich reduktionistisch mit der manischen Abwehr in eins setzen (Akhtar, 2001; Winnicott, 1935). Pirandello erkannte, dass das Bewusstsein einen Interessensschwerpunkt des 20. Jahrhunderts ausmachte, und war von der Existenz unbewusster Kräfte, die er sich als multidimensional vorstellte, überzeugt. In seinem Werk nimmt der Tod viel Raum ein, weil er ebenjene düsteren, arkanen Mächte, die ständig darauf lauern, sich zu manifestieren, und den Menschen veranlassen, authentisch zu werden und sich selbst wahrheitsgemäß zu sehen, wie nichts anderes repräsentiert.

Weil das Theater in Pirandellos Augen eine »Form des Lebens« und »aktives Leben« in genuinem Sinn war, hätte er die Ghettospiele vermutlich als einen notwendigen Bestandteil des Daseins verstanden, als einen durch die »Lebenslust der Kinder« angetriebenen kreativen Prozess im eigentlichen, durch *spontaneita* und *sincerita* charakterisierten Sinn. Die kranken, hungernden und sterbenden Kinder bildeten eine feste Gruppe und entschieden selbst, wer die begehrte Rolle des Nazis spielte, der die Razzien anordnete und die Juden einfangen ließ. Dieser Entscheidungsprozess war an sich ein Drama innerhalb des Dramas. Die Kinder lungerten an den Straßenecken zwischen Müll und Unrat. Nicht selten fanden sie Leichen, die sie dann in ihre Inszenierungen miteinbezogen, wodurch diese umso authentischer ausfielen. Vielleicht handelte es sich um den Leichnam eines Menschen, den sie gekannt hatten, vielleicht eines Verwandten – auch dies ein Drama im Drama und eine weitere Ebene der Realität, mit der sie irgendwie fertig werden mussten. Todgeweihte Kinder integrierten die Leichen in ihr Spiel, berührten sie, bewegten sie und versuchten herauszufinden, ob nicht vielleicht doch noch Leben in dem reglosen Körper war. Sie wollten mehr über den Tod erfahren. So entfaltete sich ein weiteres Drama innerhalb des umfassenderen Spiels, und so weiter, und so fort. Doch wie entscheiden, wann die Vorstellung ein vorläufiges Ende finden sollte? Stand eine reale »Aktion« an?

Die Stärke der Gruppe gab jedem einzelnen Kind Kraft. Indem sie das nicht Darstellbare in Worte fassten, symbolisierten und in Szene setzten, lernten sie, was sie erwartete. Sie konnten sich darauf vorbereiten, einen weiteren Tag zu überleben und letztlich vielleicht sogar die Herren über den Tod zu überleben, die ihr eigenes Schicksal ebenfalls nicht mehr lang selbst in der Hand haben würden, denn die alliierten Truppen rückten näher und näher. Vielleicht ermöglichte dieser hochkomplexe Prozess es den Kindern, ihrem Tod mit einem Grad an Weisheit und Einsicht entgegenzutreten, der weit über dashinausging, was Kinder jemals wissen sollten.

Schluss

Man hat gesagt, im Holocaust sei das Spiel zu einer

> »instinkthaften Form [geworden], in der die Kinder das Absurde verstanden und sich auf das Irrationale einstellten. […] Die Kinder litten, weinten, legten ihren geschundenen Körper nieder und starben – gelegentlich spielten sie. In den wenigen Augenblicken, die ihnen gegeben waren, spielten sie mit der Heftigkeit und Verzweiflung dessen, der zum Untergang verurteilt ist« (Eisen, 1993 [1988], S. 182).

Darüber hinaus zeigen die Beschreibungen der Spiele von Kindern, die in Verstecken, in Ghettos und in Todeslagern lebten, dass ihre Spielaktivitäten komplex und überdeterminiert waren, was sicherlich mit ihren Lebens- und Todesumständen, mit ihrer gesundheitlichen Verfassung und ihrer individuellen Entwicklungsstufe zusammenhing. Dass ihre »Spiele« vom Tod durchdrungen waren, hat vielleicht auch mit der von Volkan beschriebenen malignen Regression zu tun, die sich in den kulturellen Riten totalitär beherrschter Gesellschaften beobachten lässt (Volkan, 2006). Sie hat zur Folge, dass einstmals unbeschwerte Traditionen mit Aggression aufgeladen und kontaminiert werden. Die Spiele der Ghettokinder, die »so taten«, als ob sie nur spielten, waren ein improvisiertes Straßentheater verzweifelter und sterbender Kinder, die zu begreifen versuchten, was um sie herum geschah. Die Überlegungen, die Pirandello über die verschiedenen Realitätsebenen, die am kreativen Prozess beteiligt sind, formuliert hat, können uns helfen, unser Verständnis dieses Phänomens zu vertiefen.

7. Kapitel
Geopolitische Identitätsstörung

»Die Tragödie besteht darin, dass hier zwei Wahrheiten aufeinanderprallen; unsere Sache aber ist die gerechtere.«
Jabotinsky (1926), »Aharei hakamat heil ha-sefar«, S. 303

»Der Araber ist kulturell zurückgeblieben, doch sein instinktiver Patriotismus ist genauso rein und nobel wie unser eigener; dieser Patriotismus ist nicht käuflich, er lässt sich nur durch höhere Gewalt unter Kontrolle bringen.«
Jabotinsky an die Zionistische Exekutive, 29. Dezember 1922

Für die anscheinend unlösbare Situation im Mittleren Osten, die gewöhnlich als »palästinensisch-israelischer Konflikt« bezeichnet wird, hat man zahlreiche Erklärungen gefunden, darunter politische, ethnische, religiöse, psychologische und so weiter (I. Brenner, 2004, 2007; Lesch & Lustick, 2005; Morris, 1999; Volkan, 2004). Unter einem geographischen Blickwinkel (Derrida, 1998) könnte man den Konflikt lediglich für eine Auseinandersetzung zweier Gruppen halten, die sich um ein Stück Land streiten. Rivalisierende territoriale Besitzansprüche gibt es seit undenklichen Zeiten und auf sämtlichen Ebenen, angefangen bei exklusiven Grundstücken in den Einzugsgebieten US-amerikanischer Großstädte bis zu den zahlreichen Krisen- und Gefahrenherden der heutigen Welt.

Vamık Volkan (1997, 2004) formuliert ein psychologisches Verständnis politischer und gesellschaftlicher Prozesse und betont die Bedeutsamkeit großer – ethnischer, religiöser, ideologischer oder nationaler – Gruppen und ihrer Identität. Er vertritt die Ansicht, dass Großgruppen unter Stress, zum Beispiel in Situationen, in denen ein »auserwähltes Trauma« reaktiviert wird, auf historische Fixierungspunkte regredieren. Ein Beispiel für dieses Phänomen sind die Gefühle, die viele US-Amerikaner nach dem 11. September 2001 miteinander teilten (I. Brenner, 2006b). Hilflosigkeit, Scham und Demütigung ließen nationalistische Gefühle wiederaufleben, die 60 Jahre zuvor durch den Angriff auf Pearl Harbour geweckt worden waren – Gefühle, die augenblicklich das Bedürfnis weckten, Krieg zu führen und den Feind zu vernichten, um die Integrität der Nation wiederherzustellen. Ein anderes Symptom einer Großgruppenregression ist die Aktivierung einer »Psychologie der Grenzen«. Diese lädt die Errichtung und Handhabung von Grenzen über Gebühr symbolisch auf und verleiht ihnen zugleich eine so »reale« Signifikanz, als ginge es tatsächlich um eine allen gemeinsame psychische Haut. Die mit dem Schutz der Integrität von Grenzen zusammenhängenden Rituale wurden erstmals von Falk (1974) beschrieben. Für betroffene Großgruppen können sie existenzielle Bedeutung erlangen.

Spielarten von Grenzkonflikten und/oder Ansprüchen auf heilige Stätten finden sich in vielen Regionen, die von Kriegen zerrissen sind, zum Beispiel in Kaschmir, über das sich Indien und Pakistan nicht einigen können. Ebenso wie im Mittleren Osten ist auch dieser Konflikt eine Erbschaft des britischen Kolonialismus. Dessen Erbe lastet schwer auf dem Leben in einer idyllischen Landschaft, deren Bewohner zwei großen Religionen angehören und einst friedlich miteinander auskamen. In diesem Fall streiten sich nicht Juden, Muslime und Christen, sondern Hindus und Muslime.

In jenem Teil des Mittleren Ostens, mit dem wir uns hier beschäftigen, gehen die Territorialansprüche Israels zurück auf den in einem uralten Dokument verbürgten Erwerb eines Stück Landes. Ein Greis, der viele Jahre zuvor eingewandert war, kaufte eine große Höhle, um seine Frau, die im Sterben lag, später darin zu bestatten. Er bestand darauf, den vollen Preis zu zahlen, obwohl man ihm das Grundstück schenken wollte. Er versuchte noch nicht einmal, zu handeln, denn er wollte jedem künftigen Zweifel an seinem Eigentumsrecht vorbeugen. Da er sich nämlich schon vor langer Zeit in der Gegend niedergelassen hatte, kannte er die Gesetze, die den Landbesitz regelten, und wusste, dass jeglicher Grundbesitz, der einem Nicht-Hethiter überlassen worden war, nach dessen Tod an den ursprünglichen Eigentümer zurückfiel, sofern der Verstorbene das Land nicht zum vollen Preis erworben hatte. So wurde diese Höhle in Hebron, in der eine alte Frau namens Sarah begraben liegt, zur ältesten verbürgten Stätte der jüdischen Geschichte. Zugleich ist sie einer der Orte, um den Palästinenser und Israelis heute kämpfen. Der biblischen Überlieferung zufolge begruben Isaak, der legitime Sohn und Erbe Abrahams, und sein Halbbruder Ismael, Patriarch der Muslime, später auch ihren Vater in der Höhle. Seither sorgte die Rivalität zwischen den beiden Brüdern über die Jahrtausende hin immer wieder für Diskussionsstoff (Roith, 2006).

Kurzer Überblick

Nachdem die Römer Jerusalem etwa 2000 Jahre nach Abrahams Tod erobert und zerstört hatten, endete die jüdische Herrschaft über das Land. Die schwermütige Sehnsucht der Juden, in ihr verheißenes Land zurückkehren zu können, ging in

Rituale und Feiertagsbräuche ein. Man denke nur an die letzte Zeile des Pessach-Seder: »L'shanah haba'ah b'Yerushalayim!« – »Nächstes Jahr in Jerusalem!« Sogar Freud, der vermeintliche Atheist (I. Brenner, 2003–2004), spielte in einem Brief, den er am 16. April 1900 an Wilhelm Fließ schrieb, sarkastisch auf diese Wehklage an: »Wenn ich schließen würde: nächste Ostern in Rom, käme ich mir wie ein frommgläubiger Jude vor« (Freud, 1985c, S. 449). Tatsächlich haben Juden das Land seither in begrenztem Umfang kontinuierlich besiedelt, doch der Aufstieg des Christentums, die phänomenale Verbreitung der Lehren des Propheten Mohammed, die Kreuzzüge, das osmanische Reich und dann die britische Herrschaft haben die Demographie und die politische Landschaft erheblich beeinflusst.

Die Briten trafen mit den Arabern und Juden jeweils eigene Vereinbarungen und machten gesonderte Versprechungen über die territoriale Verfügungsgewalt. Damit bereiteten sie die Bühne für die Probleme und militärischen Konflikte des 20. Jahrhunderts. In der McMahon-Hussein-Korrespondenz von 1915–1916 wurde ein Großteil des Landes den Arabern versprochen, und zwar als Gegenleistung für ihre Unterstützung der Briten bei der Vertreibung der Türken. Das britisch-französische Sykes-Picot-Abkommenvon 1916, eine geheime Übereinkunft, legte die Grenzen im Mittleren Osten für die Zeit nach dem Ersten Weltkrieg und der Zerschlagung des osmanischen Reiches fest. 1917 erklärte sich Großbritannien in der Balfour-Deklaration bereit, die Errichtung einer »nationalen Heimstätte für das jüdische Volk« in Palästina zu unterstützen. Diese widersprüchlichen und sich überschneidenden Vereinbarungen haben maßgeblich zu den unklaren Besitzverhältnissen und den nationalen Identitätsproblemen beigetragen.

An die Ereignisse im Anschluss an die berühmte Resolution von 1947, in der die Vereinten Nationen die Teilung Palästinas beschlossen, um die Gründung des Staates Israel zu ermöglichen, hat jede Seite ihre eigenen Erinnerungen. Die Israelis sind überzeugt, einen Unabhängigkeitskrieg geführt und gewonnen zu haben. Die Palästinenser hingegen haben das Geschehen als *Nakbah*, als Katastrophe, in Erinnerung. Seither wurde Israel durch wiederholte Kriege gegen die Nachbarn, durch seine enge Allianz mit den USA, seinen Blitzsieg im Krieg von 1967 und die Erweiterung der Grenzen (der schmalste mittlere Teil des Staates maß vor 1967 von Grenze zu Grenze neun Meilen, weniger als die Distanz von einem Ende der Stadt Philadelphia zum anderen) zu einer Besatzungsmacht. Die Entwicklung seiner umstrittenen »Nuklearoption« in Dimona hat das Land schließlich zu einer Realität gemacht, mit der zu rechnen ist. Der Bau dieses Atomreaktors galt als ungemein bedeutsamer Schritt:

> »Mit an Sicherheit grenzender Wahrscheinlichkeit werden Historiker, wenn sie in zwanzig Jahren zurückblicken, zu dem Schluss gelangen, dass die Entwicklung Israels zu einer Nuklearstreitmacht den Ausschlag dafür gab, die arabische Welt von der dauerhaften Realität der jüdischen Präsenz in dem schmalen Landstreifen am östlichsten Ufer des Mittelmeeres zu überzeugen« (Karpin, 2006, S. 337).

Trotz der Existenzangst, in der vielleicht auch die genozidale Verfolgung ihrer Gründer und deren Kinder und Kindeskinder nachhallt, sind die Identität und die Existenz Israels geopolitische Fakten. Die Anerkennung seines Existenzrechts durch andere Staaten und vice versa bleibt jedoch ein Problem, für das es keine Kompromisse gibt und das, so Sadats berühmte Erklärung vor der Knesset, von Grund auf psychologischer Natur ist (Volkan, 2004). Sadat bezog sich speziell auf den Sinai, doch seine Deklaration besitzt vielleicht eine weitergreifende Gültigkeit.

Wenn das Problem tatsächlich vorwiegend psychologischer Art ist, könnte die Anwendung eines entsprechenden Modells das Verständnis erleichtern. Es gibt psychologische Großgruppenmodelle, Kleingruppenmodelle und Individualmodelle, wobei letztere häufig den Groß- und Kleingruppenmodellen als Basis dienen. Wir alle wissen jedoch, dass es höchst problematisch ist, von einem individuellen Patienten, den wir in der klinischen Situation sehen, auf komplexes Großgruppenverhalten in der Außenwelt zu schließen. Dieses Vorbehalts eingedenk, versuche ich im Folgenden, eine Parallele aufzuzeigen.

Immer wenn es, wie im Falle Israels und Palästinas, um territoriale Auseinandersetzungen geht, nehmen mindestens zwei Narrative und zwei Identitäten auf ein und dasselbe Landstück Bezug. Jede Bewohnergruppe beansprucht das Land und möchte die Präsenz oder Legitimität der anderen Einwohner mal mehr, mal weniger vehement verleugnen oder die Menschen vertreiben. Ich erkenne eine Analogie zwischen dieser Problematik und einem schwer traumatisierten Patienten mit fragmentierter, dissoziierter Psyche, wie sie für die dissoziative Identitätsstörung (DIS), früher als multiple Persönlichkeitsstörung bezeichnet, charakteristisch ist. Bei dieser Störung, die eine hohe Korrelation mit schweren frühen Traumatisierungen aufweist, liegt eine exzessive internalisierte Aggression vor, die die Entwicklung einer einheitlichen Identität beeinträchtigt. Die unterschiedlichen Selbste, die entwickelt werden, können sich der Exekutivfunktionen der Psyche und der Kontrolle des Körpers bemächtigen. Anfangs verhindern nicht selten amnestische Zustände, dass die innere Präsenz der »Anderen« überhaupt erkannt wird. Die dissoziierte Suizidalität wird aber häufig als tödlicher Kampf zwischen den verschiedenen Selbsten um den Körper erlebt (I. Brenner, 2004).

Ich habe das Modell einer solchen Psyche nach der Ermordung Itzhak Rabins im Jahre 1995 auf die fragmentierte israelische Gesellschaft angewandt (I. Brenner, 1996). Der Vergleich leuchtet vielleicht nicht spontan ein, doch mir kam die Idee, weil ich am Tag des Attentats auf Rabin einen Vortrag zum Thema »Todestrieb« und »multiple Persönlichkeit« gehalten hatte (I. Brenner, 1995b) und mir einige Ähnlichkeiten auffielen, die nicht frei von Ironie sind.

Zu erfahren, dass es sich bei dem Attentäter um einen israelischen Juden handelte, der es für seine religiöse Pflicht hielt, den Premierminister zu töten, um das Land vor einem ruinösen Frieden mit den Arabern zu bewahren, war zwar schockierend, doch im ersten Moment empfand ich auch Erleichterung. Irgendwie schien es »besser«, dass die Zerstörungsmacht aus dem Innern gekommen und nicht von fremden Extremisten ausgegangen war. Dasselbe Gefühl empfand ich bei der Nachricht, dass ein »einheimischer« Terrorist das Bombenattentat in Oklahoma City verübt hatte. Schon bald wurde mir klar, dass diese sonderbare Anmutung damit zusammenhing, dass nun, da kein äußerer »Feind« zur Verantwortung zu ziehen war, auch keine Vergeltung drohte, die womöglich zu einem Krieg eskalieren würde. Die Bedrohung kam, vorerst zumindest, von innen.

Gleichzeitig wurde der ganzen Welt die destruktive Gespaltenheit der israelischen Gesellschaft vor Augen geführt. Sie erschütterte die naive Illusion, dass ein solches Verbrechen in Israel niemals möglich wäre. Die einstmals einende Vision einer jungen Nation, die sich fortentwickelt, erstarkt und den verfolgten Flüchtenden aus der Diaspora als Hafen dient, war plötzlich Schnee von gestern. Man sprach sogar davon, die jüdische Immigration einzuschränken. Darüber hinaus wussten wir nun alle, dass auch Juden andere Juden und sogar ein jüdisches Staatsoberhaupt töten können – eine Tat, die man niemals für möglich gehalten hatte. Sie stellte auch jeden Anspruch auf moralische Überlegenheit qua Zugehörigkeit zum »auserwählten Volk«, das die Zehn Gebote direkt von Gott erhalten hatte, infrage.

Das Attentat auf Rabin zerstörte ein Bild des modernen Israels, und ein anderes traumatisches Ereignis der israelischen Geschichte, nämlich die Zerstörung des Zweiten Tempels 2000 Jahre zuvor, bot sich als Parallele an (Keinon, 1995a). Damals hatten erbitterte innere Auseinandersetzungen zwischen unterschiedlichen politischen Blöcken über die Frage, wie der römischen Besatzung Jerusalems zu begegnen sei, die Einheit zerschlagen, immenses internes Misstrauen gesät, religiösen Extremismus begründet und es sogar ermöglicht, dass einzelne jüdische Gruppierungen sich mit den Fremden gegen andere Juden verbündeten. Im ersten nachchristlichen Jahrhundert schließlich wurde Jerusalem zerstört. Der jüdische Staat war Vergangenheit (Flavius Josephus, 1900). Und nun, am Vorabend der großen 3000-Jahr-Feier Jerusalems, zu deren Anlass der israelische Staat Gedenkmünzen hatte prägen lassen, drohte Israel auf eine massive Selbstzerstörung und einen weiteren vollständigen Untergang zuzusteuern.

Es schien, als ob sich die Geschichte wiederholte. In den letzten 2000 Jahren hatte das jüdische Volk Exil, Versklavung, Ausbeutung, Vertreibung, Hexenjagden, Massaker, Pogrome, Ghettos und sogar die »Endlösung« durchgestanden.[11] Drohte ihm nun, nach der Rückkehr in die Heimat, das Schicksal, sie abermals zu verlieren?

Psychoanalytikern ist die Wiederholung einer schmerzlichen oder traumatischen Erfahrung als »Wiederholungszwang« vertraut. Freud versuchte zu erklären, weshalb Menschen zum Beispiel von wiederkehrenden Albträumen gequält werden oder an den Ort eines Verbrechens zurückkehren, um aufs Neue zu leiden. Dieses Phänomen schien dem klassischen »Lustprinzip« zu widersprechen, demzufolge menschliches Handeln durch das Streben nach Befriedigung und durch die Libido motiviert ist. Er zog den Schluss: »[…] das Ziel allen Lebens ist der Tod« (Freud, 1920g, S. 40), und erklärte, dass die Todestriebe stumm und unaufdringlich dahin wirken, »zur Ruhe der anorganischen Welt zurückzukehren« (ebd., S. 68). Während das Konzept eines »Todestriebs« im strengen Sinn höchst umstritten ist und man es im Grunde durch neuere Aggressionstheorien ersetzt hat, lässt sich der Wiederholungszwang der menschlichen Psyche unschwer beobachten. Er fällt vor allem bei traumatisierten Menschen auf, die eine fast unheimlich anmutende Fähigkeit zu besitzen scheinen, erneut zum Opfer zu werden. Diese Wiederholung steht keineswegs automatisch im Dienst der Bemeisterung oder der Anpassung, sondern kann im Gegenteil dazu führen, dass der Betroffene dem Tod immer näher kommt. Inwieweit man diese Theorie aber auf die kollektive Psyche eines Volkes und dessen mehr als zweitausendjährige Geschichte anwenden kann, ist zweifellos diskussionswürdig.

Heute hält Israel, anders als zur Zeit der römischen Besatzung, selbst Gebiete besetzt. Doch auch diese Umkehr bietet sich einer psychoanalytischen Deutung geradezu an: Sie könnte Ausdruck einer »Identifizierung mit dem Angreifer« sein, die ein passiv erlittenes Trauma in einen Versuch aktiver Bemeisterung verwandelt. Ausgerechnet dieses Konzept hat auch gehässige Vergleiche provoziert: Statt auf das 2000 Jahre alte Trauma zu rekurrieren, ging man lediglich ein halbes Jahrhundert zurück und zog hochemotionale Vergleiche zwischen den Internierungslagern für Palästinenser und den Konzentrationslagern der Nazis oder

---

11 Diese Erbschaft des Leidens findet treffenden Ausdruck in der berühmten jiddischen Redewendung »Shver tsu zayn a yid«, »Es ist schwer, Jude zu sein«.

zwischen israelischen Verhörtechniken und Gestapo-Taktiken. Man hat sogar Rabin selbst als Nazi bezeichnet. Ein berüchtigtes Poster, das den Premierminister in einer SS-Uniform zeigte und kurz vor seinem Tod auf einer Kundgebung des rechten Flügels zur Schau gestellt wurde (Gordon, 1995), veranschaulichte ebendiese Sichtweise.

Als Yigal Amir seine Waffe abfeuerte und Rabin erschoss, verlor Israel seinen führenden Politiker, einen Krieger, der zum Friedensstifter geworden war. Die Ironie wollte es, dass die Kugeln ein zusammengefaltetes Stück Papier mit dem Text des Friedensliedes durchschlugen, das Rabin gerade begeistert vor 10.000 Menschen gesungen hatte. Ob der Attentäter allein handelte oder nicht (Oren, 1995), ist ungeklärt. Klar ist, dass er eine wortwörtliche Antwort gab auf die Gebete und Wünsche des mächtigen rechten Flügels (Hirschberg, 1995). Viele trauerten, andere jubilierten. Für den Moment war der Staat Israel re-traumatisiert, wenn nicht gar enthauptet wie ein Mensch, der sich selbst eine tödliche Verletzung beizubringen versucht. Was passierte da? Als ich nach Antworten suchte, fand ich Parallelen in meiner klinischen Erfahrung.

Ein Fall von »multipler Persönlichkeit«

Tracy, eine schwer traumatisierte Patientin, war versessen darauf, sich selbst zu zerstören. Ich habe in einem Aufsatz die These vertreten (I. Brenner, 1994), dass ihr wiederholtes suizidales Verhalten nicht im Dienst der Bemeisterung stand und dass es sich am besten – zumindest metaphorisch – mithilfe der Todestriebtheorie erklären ließ. Ironischerweise besaß Tracy eine Alter-Persönlichkeit, die sich als religiöser Führer ausgab und die Patientin vernichten wollte, weil sie bestimmte Geheimnisse verraten und sich »Außenstehenden«, das heißt anderen Menschen, anvertraut hatte. Diese männliche Personifizierung leistete der Richtung, die Tracy in ihrem Leben eingeschlagen hatte, vehement Widerstand. »Er« war überzeugt, seine Macht über sie zu verlieren, wenn er ihr freien Lauf ließ. Er glaubte nicht – oder es war ihm gleichgültig –, dass sie beide sich ein und denselben Körper teilten, denn er war überzeugt, durch göttliche Kraft zu überleben und sich die alleinige Kontrolle sichern zu können. Mit anderen Worten: Dieser »Prediger«, der fanatische religiöse Selbstzustand, hielt an einer quasi-wahnhaften Überzeugung fest, dass »sein« Schicksal mit dem der »anderen« nichts zu tun habe und auch die Gesetze der Natur oder die medizinischen Fakten für ihn keine Gültigkeit besäßen. Infolgedessen ersann er systematisch zahllose Möglichkeiten, um Tracy zu töten – Methoden, die letztlich auf einen Suizid hinausliefen.

Zu Traceys System gehörten noch weitere Personifizierungen, die niemandem trauten und der Welt entschlossen die Stirn boten. Durch diese »Außenpolitik« der sozialen Isolation schützte sich die Patientin davor, erneut zum Opfer zu werden, sollte sie sich auf »den Feind« einlassen. Dieser »Feind« hing mit ihrer Kindheit zusammen. Damals hatte sie, getrennt von ihren Eltern, bei Verwandten gelebt. Ihr Onkel, ein selbsternannter fundamentalistischer Prediger, hatte sie »im Namen des Herrn« sadistisch missbraucht. Damals fühlte sie sich heimatlos, ungeliebt und gnadenlos verfolgt. Fasziniert begann sie, sich intensiv mit dem Holocaust zu beschäftigen, und entwickelte eine starke Identifizierung mit den Juden. Ihre »Prediger«-Persönlichkeit war eine Personifizierung jenes bösartigen Onkels – eine unheilvolle Methode, das Trauma zu bewältigen. Ihre Psyche enthielt auch dissoziierte, viktimisierte Kinder, apathische oder hilflose Zuschauer sowie eine fürsorgliche »Mutter«, die es gut zu meinen schien, doch in Wirklichkeit mit dem »Prediger« unter einer Decke steckte. Die »Mutter«-Alter-Persönlichkeit war quasi eine Doppelagentin. Sie war dem inneren Kind zugetan, verschloss aber die Augen, wenn der »Prediger« seinen Willen durchsetzte, das heißt, wenn Tracey sich selbst verletzte.

Tracey wurde als Teenager »befreit«, lebte fortan wieder zu Hause und »blickte nie zurück«. Erstaunlicherweise war sie eine gute Schülerin, auch wenn sie ein dissoziiertes, geheimes Leben führte und sich auf hochriskante sadomasochistische Begegnungen einließ. Ihr Wiederholungszwang brachte sie sowohl in ihrem Sexualleben als auch in ihrem extrem gefährlichen Beruf, in dem sie Hervorragendes leistete, immer wieder in Gefahr. Der »Prediger« frohlockte, als sie schließlich positiv auf HIV getestet wurde. Er behauptete, es sei Gottes Wille, eine Strafe für ihre Sünden. Er legte es darauf an, ihr Sterben zu beschleunigen, um dann selbst zu »übernehmen«.

Weil Traceys Aggression durch die schwere frühe Traumatisierung erheblich verstärkt worden war, musste sie in mehreren dissoziierten Personifizierungen eingekapselt werden. Nur so konnte in beschränktem Rahmen eine gesunde Entwicklung stattfinden (I. Brenner, 1996). Diese Alter-Persönlichkeiten verkörperten einen omnipotenten, religiösen Extremismus, ein angriffslustiges äußeres Auftreten, ein Doppelagentendasein und mehrere kindhafte, in der Vergangenheit erstarrte Anteile, die dazu verurteilt waren, Verlust, Verlassenwerden, Schmerz und Demütigung ein ums andere Mal zu durchleben. Solange all dies in den düsteren Winkeln von Traceys Psyche containt und unter Kontrolle blieb, konnte die Patientin erstaunlicherweise ein normales Leben führen. Das prekäre psychische Gleichgewicht geriet jedoch leicht ins Wanken, sobald sie sich in Gefahr wähnte oder an die Vergangenheit erinnert wurde. Solche Situationen triggerten

Flashbacks, starke Überlebendenschuldgefühle sowie selbstzerstörerisches und paranoides, aggressives Verhalten, durch das sie sich auf den vermeintlich jederzeit drohenden Angriff vorbereitete.

Israels dissoziierte Gesellschaft

Als Psychoanalytiker habe ich mich mit Blick auf Israel gefragt, ob sich eine aus traumatisierten und retraumatisierten Menschen bestehende Gesellschaft möglicherweise ähnlich wie die Psyche eines traumatisierten Individuums organisiert, um erfolgreich funktionieren zu können. Ich bin kein Experte für den Mittleren Osten und habe vielleicht gerade deshalb weniger Schwierigkeiten, aus der räumlichen Distanz solche psycho-historischen Spekulationen anzustellen. Zum Beispiel musste Israel sich als sehr kleine Nation in einer tückischen Region seit jeher auf die eigene Findigkeit und Stärke, aber auch auf machtvolle Freunde verlassen, um zu überleben. Ganz ähnlich wie Tracey unfähig war, auf ihre Vergangenheit zurückzublicken, macht die heutige Lebensrealität in Israel es nicht einfach, länger als für einen kurzen Moment auf das Trauma zurückzuschauen – trotz aller Gedenkveranstaltungen, Feiertage, Mahnmale und Museen. Selbst wenn starke historische Argumente dafür sprechen, dass nicht der Holocaust zur Gründung des Staates Israel »führte«, legt das bloße Faktum des zeitlichen Zusammenhangs – der israelische Staat wurde 1948, drei Jahre nach Befreiung der Lager, gegründet – zwingend nahe, dass die Wiege des Staates Israel das Trauma war.

Der psychologische Zusammenhang zwischen dem Holocaust und der Staatsgründung (Kestenberg & Brenner, 1996; Segev, 1993) drängte sich mir auf, als ich auf einer Konferenz in Israel einen Vortrag über die transgenerationelle Weitergabe des Holocaust-Traumas hielt (I. Brenner, 1988). Damals hatte der Historiker Yehuda Bauer mir gegenüber kurz und bündig behauptet: »Die Juden sind ein traumatisiertes Volk« (Bauer, 1988, persönliche Mitteilung). Auf jener Konferenz erfuhr ich, dass das stereotype Bild von den jüdischen Holocaust-Opfern, die sich in Europa »wie Schafe zum Schlachter führen ließen«, in Israel außerordentlich schambesetzt ist. Dieses europäische Erbe war das exakte Gegenteil des robusten, eigenständigen, findigen *Sabra*, des unbesiegbaren Kämpfers, der während der Operation Entebbe und im Sechs-Tage-Krieg zu einer israelischen Legende wurde. Wer sich länger als für die Dauer einer Gedenkveranstaltung mit dem Holocaust beschäftigte, bekam daher Schwierigkeiten, die beiden Bilder in Einklang zu bringen. Dramatisch veranschaulicht wurde dieses Dilemma im November 1995, als *Associated Press* berichtete, dass beinahe 20 Prozent der dauerhaft in israelischen psychiatrischen Krankenhäusern untergebrachten Patienten, nämlich etwa 900 Menschen, Holocaust-Überlebende waren, die man womöglich unnötig hospitalisiert hatte (Associated Press, 27. November 1995). Die Einzigartigkeit ihrer persönlichen Lebensumstände war in den Behandlungen nie berücksichtigt worden. Stattdessen hatte die Bürokratie eine kleine Insel von Immigranten geschaffen, die von der Gesellschaft abgetrennt und seit 50 Jahren in ihrem traumatischen Leid erstarrt waren. Diese Enklave wirkte auf mich wie Traceys kindliche Alter-Persönlichkeiten, die ebenfalls in den Traumata der Vergangenheit erstarrt waren.

Darüber hinaus vertreten Ultraorthodoxe die Überzeugung, dass der Holocaust Gottes Strafe für das Volk gewesen sei, das gegen die Sabbatgebote verstoßen habe. Ähnlich wie Traceys »Prediger«-Alter-Persönlichkeit sich um ihren Alltag nicht scherte, interessieren sich diese Gottesfürchtigen wenig für die israelische Tagespolitik, weil sie fest daran glauben, dass ihr eigenes Schicksal mit dem ihres Landes nichts zu tun habe. Während andere ultrareligiöse Extremisten aktiv zur nationalen Politik Stellung nehmen, halten sich die *Charedim* von – sagen wir – korporealen Angelegenheiten wie dem politischen Geschäft fern. Der politische »Tod« des demokratischen Israel ist ihnen nicht nur mehr oder weniger gleichgültig, sondern wird womöglich sogar herbeigewünscht.

In Bezug auf Rabins Ermordung aber sind jene ultrareligiösen, rechtsgerichteten Israelis besonders wichtig, die sich aktiv in nationalen Fragen engagieren. Obwohl sie in militärischen Eliteeinheiten ausgebildet werden, ist ihre Loyalität unter Umständen zwischen ihren kommandierenden Offizieren und ihren Rabbinern gespalten (Keinon, 1995b). Ohne die Jefferson'sche Tradition der Trennung von Kirche und Staat können sich religiöse und säkulare Interessensbereiche leicht verflechten. Darüber hinaus gibt es inhärente Konflikte in den Grundsäulen der israelischen Gesellschaft, die sowohl eine Demokratie als auch ein jüdischer Staat zu sein beansprucht. Deshalb ist die Rückgabe der West Bank an die Palästinenser nicht nur eine Frage der Militärstrategie, sondern auch ein emotional hochbesetztes biblisches Thema. So geraten das sekundärprozesshafte Nachdenken über die wirtschaftliche und politische Realität des Tages einerseits und das – sagen wir – primärprozesshafte religiöse Denken durcheinander. Noch komplizierter wird die Angelegenheit dadurch, dass die Untersuchung von Rabins Tod auf die Möglichkeit einer Regierungsverschwörung oder zumindest einer gewissen unbewussten Sympathie der Regierung mit der extremen Rechten hindeutet – eine Konstellation, die zur Ursache konkreter Sicherheitslücken wurde. Ob es in den General Security Services (GSS) tatsächlich einen Doppelagenten oder eine Doppelagentin gab, die mit Traceys »Mutter«-Alter-Persönlichkeit vergleichbar wäre, sei dahingestellt. Es ist zumindest möglich, dass Agenten, die die Aktivitäten des rechten Flügels im Blick behalten sollten, die regierungsfeindliche Gesinnung schürten, bis sie mörderische Dimensionen annahm.

Diskussion

Wenn ein Patient mit multipler Persönlichkeit einen lebensgefährlichen Suizidversuch überlebt, sind extreme Maßnahmen erforderlich, um die unverzügliche Wiederholung zu verhindern. Zu diesen Maßnahmen zählen medikamentöse und physische Einschränkungen, eine 24-stündige Dauerüberwachung sowie hypnotherapeutische Methoden, mit deren Hilfe die mörderischen Personifizierungen in Schlaf versetzt werden können. Solche Interventionen dienen lediglich als Überbrückungsmaßnahmen, das heißt, sie müssen irgendwann wieder eingestellt werden. Entscheidend ist, dass der Therapeut mit dem Patienten in seinen unterschiedlichen veränderten Bewusstseinszuständen, vor allem in den besonders destruktiven, ein Behandlungsbündnis schmiedet. Deshalb ist es unbedingt erforderlich, mit den am wenigsten zugänglichen allerinnersten, vom »Todestrieb« beeinflussten und beherrschten psychischen Anteilen in Kontakt zu kommen. Nur unter dieser Voraussetzung ist es möglich, die tödliche innere Aggression in begrenztem Maß zu neutralisieren, alte Traumata abzureagieren, über erlittene Verluste zu trauern und eine Vereinheitlichung der Psyche zu unterstützen. Unter Umständen erkennt der Patient dann, dass zwischen Vergangenheit und Gegenwart, zwischen inneren Bedrohungen und äußeren Gefahren sowie zwischen Phantasie und Realität ein Unterschied besteht. Das Ich wird durch eine verbesserte Realitätsprüfung und eine zuverlässigere Kontrolle der destruktiven Impulse gestärkt. Die Ablehnung des eigenen Körpers, die immer wieder zu beinahe tödlichen Fehlbeurteilungen führt, kann auf diese Weise korrigiert werden. Der Patient wird sich seines Körpers und seiner Psyche bewusst, akzeptiert sie und nimmt sie als sein Eigen an. An die Stelle der zerspaltenden Dissoziation tritt eine eher normale Verdrängung, die einen Großteil des primärprozesshaften Denkens ins Unbewusste verweist und dem sekundärprozesshaften Denken mehr Platz im bewussten Teil der Psyche einräumt. Diese Integration von Psyche und Körper bleibt eine langfristige Aufgabe, die der Patient nur bewältigen kann, wenn sein Lebenswille durch die Befreiung aus dem eisernen Griff des »Todestriebs« gestärkt wird.

Falls eine solche Formulierung grundsätzlich zutrifft und falls sie darüber hinaus auf die israelische Gesellschaft Anwendung finden kann, hätte nach der Ermordung Rabins eine Destabilisierung der Gesamtsituation eintreten müssen. Ganz gleich, ob wir einen »Todestrieb« postulieren oder nicht: Der Wiederholungszwang ist eine ungemein mächtige Antriebskraft. »Lebensrettende« Sofortmaßnahmen zur Verhinderung weiterer tödlicher Gewalttaten hätten eine Verstärkung der Sicherheitsmaßnahmen, gesetzgeberische Initiativen, die Verhaftung von Verdächtigen und sogar die Einschränkung bestimmter Freiheiten beinhalten müssen. Doch ebenso wie im Falle des Patienten bleiben solche kurzfristigen äußeren Grenzsetzungen im tiefen Innern folgenlos. Das Ausmaß, in dem die Schamgar-Kommission »die Wahrheit« über das Attentat ermittelte, und das Ausmaß, in dem die Öffentlichkeit den Eindruck hatte, dass sämtliche Fakten über Regierungsintrigen und Rechtsextremismus aufgedeckt worden seien, hätten für die Gesellschaft wichtige »Einsichten« sein müssen. Darüber hinaus hätte das Ausmaß, in dem religiöse Extremisten akzeptieren können, dass auch sie Teil des israelischen Staates sind und dessen Schicksal teilen, einen wesentlichen Aspekt des Strebens nach nationaler Einheit ausmachen müssen.

Manchmal kann eine Nahtoderfahrung einen suizidalen Menschen tief beeinflussen und sogar veranlassen, das Leben tatsächlich wertzuschätzen. Ist es möglich, dass ein Land und seine Bewohner durch eine solche Grenzsituation in entsprechender Weise beeinflusst werden? Falls es sich so verhält, ließe sich die aggressive Unterseite des religiösen Extremismus vielleicht ein wenig neutralisieren, so dass ein rationaleres, sekundärprozesshaftes Denken an die Stelle destruktiver, irrationaler Ansichten treten könnte. Vielleicht könnte man auch Maßnahmen ergreifen, um eine zuverlässigere Trennung zwischen rabbinischer und politischer Führung zu gewährleisten. Und schließlich hätte der Prozess gegen Yigal Amir, was die Notwendigkeit der Katharsis, der Trauer (Volkan, 1981) und des Durcharbeitens des Traumas betrifft, katalysatorisch wirken können. Er hätte der sensationellste Prozess seit 35 Jahren werden können – damals hatten Adolf Eichmanns Aussagen die Wunden des Holocaust wieder geöffnet. Da die Geschichte sich auf ihre eigene Weise wiederholt, habe ich mich gefragt, ob Rabins Mörder während des Prozesses ebenfalls in einer gläsernen Kabine sitzen würde.

Zusammenfassend bleibt Folgendes festzuhalten: Ich habe die These vertreten, dass man das Modell der Psyche eines schwer traumatisierten Menschen mit dissoziierter, »multipler Persönlichkeit« auf die aus traumatisierten Menschen bestehende israelische Gesellschaft anwenden kann. Freilich haben wir es mit einer hochkomplizierten, multifacettierten Situation zu tun, der eine einzelne Theorie nicht gerecht wird. Dennoch scheint es Parallelen zu geben. Frühe, traumatische Verlusterfahrungen, Überstimulierung und Verletzungen können die Aggression eines Individuums in einem solchen Maß intensivieren, dass sie in Form dissoziierter Personifizierungen verkapselt wird. In der Folge kann eine Kindpersönlichkeit die in der Vergangenheit erlittenen Traumata erneut durchleben, ohne dass die Realität im Hier und Jetzt davon berührt wird. Die oben erwähnten Holocaust-Überlebenden, die zu chronischen Psychiatriepatienten wurden, könnten einem solchen psychischen Konstrukt auf gesellschaftlicher Ebene entsprechen. Andere Personifizierungen sagen sich vom Körper los und bringen internalisierte Wut zum Ausdruck, indem sie ihn in der Überzeugung, dass er »jemand anderem« gehöre, angreifen. So war eine der Alter-Persönlichkeiten meiner Patientin Tracey ein gewalttätiger religiöser Extremist, der unter dem Einfluss eines selbstdestruktiven Wiederholungszwangs stand und vorgeblich im Namen des Herrn agierte. Denkbar wäre, dass dieses Phänomen in Israel durch den ultrareligiösen rechten Flügel gesellschaftlich repräsentiert wird. Einige seiner Vertreter sind überzeugt, dass das Schicksal des Landes sie nichts angehe; andere wiederum argumentieren, dass das Land nur gerettet werden könne, wenn man seinen Führer ermorde. Eine von Traceys Personifizierungen war eine »Doppelagentin«, und ebendieser Verdacht des Doppelagententums fiel auch auf den israelischen GSS. Wenn man dieses Modell zugrunde legt, könnte man die Ermordung Rabins als einen nationalen Suizidversuch interpretieren. Den Prinzipien der Psychotherapie gemäß hätten sämtliche Teile der Gesellschaft über die Verluste trauern, die multiplen Traumata durcharbeiten, aus dieser Nahtoderfahrung der Nation lernen und akzeptieren müssen, dass sie alle ein gemeinsames Schicksal haben. Andernfalls drohen weitere selbstdestruktive Aktionen, die schließlich in die Vernichtung führen könnten. Mit dem Prozess gegen Yigal Amir verband sich die Hoffnung, dass er sich als Katalysator einer Katharsis und einer Wiederannäherung dieser dissoziierten Facetten der israelischen Bevölkerung erweisen würde.

Doch dann starben in der Zeit des Prozesses mehr als 60 Menschen bei insgesamt vier Suizidanschlägen. Hunderte wurden verletzt. Der »Friedensprozess« fand ein explosives Ende, und der jüdische Staat versank in seinem schlimmsten Albtraum seit dem Beschuss mit Scud-Raketen im Golfkrieg von 1991. Die palästinensische Extremistengruppe Hamas übernahm die Verantwortung für die Attentate und erklärte, sie sollten den Tod ihres berühmt-berüchtigten mutmaßlichen Bombenbauers Yahya Ayyash rächen, der angeblich von israelischen Agenten ermordet worden war. Laut der *New York Times* (Schmemann, 1996) behauptete Yassir Arafat einmal mehr, dass die islamischen Attentäter den Sprengstoff für die Selbstmordangriffe von israelischen Extremisten bekommen hätten, die die

Friedensverhandlungen untergraben wollten. Beweisen konnte er dies nicht. Die Trauer, Wut, Furcht und Retraumatisierung der Israelis verkehrte die Frage, ob es jemals Frieden mit dem Uraltrivalen geben würde, in eine Kriegserklärung an Hamas. Nachdem Ehud Olmert, damals Bürgermeister von Jerusalem, die verkohlten Überreste des Busses Nr. 18 besichtigt hatte, erklärte er Jerusalem zum Kriegsschauplatz.

Damals verschärften die inneren und äußeren Bedrohungen der israelischen Gesellschaft den zeitlosen Überlebenskampf der Juden und setzten einen weiteren Zyklus aus Hass und Gewalt in Gang. Vielleicht war es kein Zufall, dass außer dem Haupteinkaufszentrum in Tel Aviv zwei Busse der Linie 18 zu Anschlagszielen wurden: 18 ist die numerische Entsprechung des hebräischen Wortes *chai*, eines fast heiligen Wortes, welches »Leben« bedeutet. Gibt es für Terroristen eine bessere Möglichkeit, ihre Fähigkeit zu demonstrieren, scheinbar willkürlich zuzuschlagen und eine ganze Nation zu demoralisieren und in Geiselhaft zu nehmen, als unverzichtbare und symbolisch wertvolle Teile ihrer Infrastruktur zu zerstören und dabei möglichst viele Menschen umzubringen? Angesichts einer höchst ungewissen Zukunft hätte die weitere gesellschaftliche Dissoziation zu politischer Lähmung, schweren inneren Unruhen und weiterer destruktiver, nach innen gewendeter Aggression führen können. Deshalb schienen ein einheitsstiftender Schritt im Dienste der Selbsterhaltung und eine angemessene Externalisierung der Aggression absolut notwendig, um für Vertrauen in Rabins Nachfolger Shimon Peres zu werben und der Bevölkerung ein Gefühl der Sicherheit zu vermitteln. Nur unter dieser Voraussetzung schien das Wiederanknüpfen an eine Entspannungspolitik realistisch.

Bezogen auf jene besondere Situation habe ich die militanten Vertreter des extremistischen rechten Flügels als Analogon einer destruktiven Alter-Persönlichkeit betrachtet, die Ultraorthodoxen als ein frommes Selbst und eine Gruppe chronisch hospitalisierter, alternder Holocaust-Überlebender, die jahrzehntelang vergessen worden waren und deren traumatische Geschichte von den Klinikmitarbeitern nicht anerkannt oder nicht erkannt wurde, als Repositorium des Traumas, das nicht anerkannt und nicht verarbeitet, sondern als ein weiteres dissoziiertes Selbst eingefroren worden war.

Schneller Vorlauf

Seit ich diesen Text verfasst habe, sind fast 20 Jahre vergangen. Der israelisch-palästinensische Konflikt scheint trotz gelegentlich aufblitzender Hoffnung auf eine politische Lösung heute noch festgefahrener zu sein als damals. Zwei traumatisierte Gesellschaften sind regrediert, durch eine Mauer voneinander getrennt, unfähig, ihr gemeinsames Schicksal anzuerkennen, und gefangen in tödlichem Kampf um die Kontrolle über ein und dasselbe Stück Land. Ich möchte diesen Aspekt des geopolitischen Problems mithilfe eines weiteren klinischen Falls illustrieren. Betrachten wir ihn als Parabel oder auch als Annäherung an die politische Realität.

Eine klinische Parabel

Isabel war eine Patientin mit dissoziativer Identitätsstörung (DIS), die Zeit ihres Lebens um ihre Identität und das Schicksal ihres Körpers zu kämpfen hatte. Sie hatte niemals das Gefühl, dass der Körper ihr wirklich gehörte oder ihr gehorchte, obwohl ihr Name auf der Geburtsurkunde stand und sie ihren »Besitzanspruch« nachweisen konnte. Von ihren Geschwistern wurde Isabel ausgegrenzt, von ihrem alkoholabhängigen Vater ignoriert und von ihrer Mutter vernachlässigt und sexuell missbraucht (I. Brenner, 2004). Sie wuchs in einer sehr gestörten Familie auf und erinnerte sich daran, dass ihre Mutter den Sex mit dem Vater verabscheut und regelmäßig, wenn er sie mit Gewalt dazu zwang, geschrien und sich gewehrt hatte. Nach jahrelanger Therapie dämmerte ihr, dass die Eltern offenbar ein *Geheimabkommen* geschlossen hatten, denn der Vater betrank sich regelmäßig bis zur Besinnungslosigkeit und verschwand, wann immer die Mutter die Patientin sexuell begehrte. Offenbar als Gegenleistung ließ sie sich von ihm vergewaltigen. Isabels familiäre Umwelt war also erschreckend unsicher. Dennoch trat ihre Mutter in der Außenwelt als pflichtbewusste, verantwortungsvolle und bibeltreue Bürgerin auf, präsentierte sich als gute Mutter und täuschte so über die heimliche Beziehung zu ihrer wehrlosen Tochter hinweg. Infolgedessen wuchs Isabel als undifferenzierte psychische Erweiterung und buchstäblich als Sexsklavin auf, deren wichtigste Aufgabe darin bestand, ihre sadistische, seelenmörderische Mutter sexuell zu befriedigen. Mit anderen Worten: Isabel wurde von der Mutter, die den Entwicklungsbedürfnissen ihres Kindes und seinem Streben nach Unabhängigkeit lediglich Lippendienste leistete, *kolonisiert* und ausgebeutet. Der Inzest dauerte bis in Isabels Erwachsenenalter fort. Er wurde nicht nur in den ersten Jahren ihrer Ehe, sondern auch zu Beginn ihrer Behandlung noch einige Jahre praktiziert. Fortschritte in der Therapie und eine Weiterentwicklung der Patientin wurden erst möglich, als das Trauma und die Gewalt ein Ende nahmen.

In Isabel entwickelten sich gleichzeitig mörderische Wut auf die Mutter und ein verzweifeltes Verlangen nach ihr, denn da sie keine Objektkonstanz erworben hatte, glaubte sie, ohne die Mutter nicht leben zu können. Diese zutiefst konflikthafte internalisierte Beziehung wurde in einem ständigen Widerstreit ihrer inneren Selbste, einer chronischen Mord-Selbstmord-Phantasie, ausgelebt. Wiederholt wäre diese Phantasie beinahe Realität geworden. Ironischerweise war die Gewissheit, dass sie ihre Phantasie verwirklichen konnte, Isabels einzige Quelle der inneren Ruhe und des Gefühls, Schutz zu finden. Meine Bemühungen, sie zu »entwaffnen«, das heißt, ihren beachtlichen Vorrat an Pillen, Rasierklingen, Messern usw. zu konfiszieren oder auf andere Weise ihrer Verfügungsgewalt zu entziehen, versetzten sie in panische Angst und destabilisierten sie. Als sie einmal eine Schusswaffe gekauft hatte, konnte eine hochgefährliche Situation nur durch eine Zwangseinweisung abgewendet werden. Nach dieser heftigen Konfrontation, einer beinahe tödlichen Überdosis und einer Phase der supervidierten äußeren Kontrolle begannen wir, einander besser zu verstehen. Isabel war fest davon überzeugt, dass ihre Mutter sie, als sie noch klein war, mehrmals zu töten versucht hatte. Als Überlebende dieser kindesmörderischen Verfolgung schwor sie: »Nie wieder!«, und war entschlossen, sich für den Fall, dass der psychische Schmerz unerträglich wurde, jederzeit einen Fluchtweg offenhalten zu müssen. Weil sie tatsächlich ruhiger wurde, wenn sie die Mittel, um ihre äußeren und inneren Verfolger zu töten, zur Hand hatte, handelten wir Friedens- und Waffenstillstandsverträge in Form von Sicherheitsabkommen aus.

Isabel war so gespalten und lebte in solch tiefem Widerstreit mit sich selbst, dass sie in bestimmten psychischen Zuständen felsenfest überzeugt war, dass aufgrund eines entsetzlichen Fehlers ein »Er« in den falschen Körper – einen weiblichen Körper – hineingeboren worden war. In solchen Phasen verlangte »er«, bei einem anderen Namen (Lester) genannt zu werden. Andernfalls reagierte er nicht oder bekam einen Wutanfall. Weil eine dicke anmestische Mauer errichtet wurde, wenn »er draußen war«, erkannte Isabel zunächst nicht, dass ein anderes Selbst Anspruch auf ihren Körper erhob. Sie verleugnete es so lange, bis die Beweise überwältigend wurden. Offenbar hatte Isabel ihren Körper immer wieder, wenn die Mutter sie missbrauchte, für längere Zeit verlassen. So war Lester entstanden und an ihren Platz getreten. Mit anderen Worten: Die frühe chronische Traumatisierung der Patientin war so massiv, dass das Kind für längere Zeiträume in veränderte Bewusstseinszustände fiel, um sich selbst zu schützen. Diese psychischen Zustände wurden schließlich zu einer Personifizierung namens Lester organisiert. Weil »er« in den allerschwierigsten Situationen im Körper geblieben war, fühlte er sich berechtigt, ihn für sich zu beanspruchen. Doch erst, als er gewalttätig und fordernd aufzutreten begann, wurde seine Existenz von Isabel überhaupt anerkannt. Er war zutiefst verletzt und empfand »sein« Schicksal und den Verlust der Kontrolle über das, was ihm seiner Meinung nach zustand, als dermaßen demütigend, dass er entschlossen war, sich den Körper um jeden Preis anzueignen. Er plante, seine Geographie und seine Grenzen zu verändern, indem er die Berge auf »seinem Brustkorb« abflachte, »seine Taille« wesentlich erweiterte und schließlich auch versuchte, den Strom seines eigenen »Roten Meeres« – die blutigen Wasser, die auf Geheiß einer von seinen Feinden kontrollierten mysteriösen Macht periodisch aus dem Delta flossen und ihn auszehrten – einzudämmen und auszutrocknen. Lester war verwirrt, unsicher, immer auf der Hut und chronisch wütend. Wenn »er« seinen Willen bekäme, würde »er« Isabel und ihre Gefolgsleute, die ihn bedrohten, umbringen. So würden sie nie wieder die Herrschaft über die Psyche erringen, die darüber entschied, was mit dem Körper geschehen sollte und was nicht. Seine Angriffe erfolgten in Form gelegentlicher Überfälle mit Messern und Rasierklingen. Der Blutverlust war, wie bei Terroranschlägen üblich, hoch. Isabel lebte in ständiger Angst vor diesen entsetzlichen Überraschungen und fühlte sich am sichersten, wenn sie sich im Besitz einer effektiven Geheimwaffe wusste, um sich und ihre Verfolger ein für alle Mal töten zu können, sollte der Schmerz unerträglich werden. Es handelte sich um eine sehr große Flasche mit Pillen, die sie an einem absolut geheimen Ort aufbewahrte. Bemühungen, sie zu »entwaffnen«, lösten oft eine vorübergehende Regression aus. Sie war so verzweifelt, dass es klüger schien, das Sicherheitsabkommen mit ihr aufrechtzuerhalten und ihr ihre Weltuntergangswaffe zu überlassen. Tatsächlich erwies sie sich diesbezüglich als vertrauenswürdig.

Was den Umgang mit ihrem Körper betraf, so gab es immer wieder erhebliche Auseinandersetzungen darüber, in welchen Regionen etwas »angebaut« und wo und wann »geerntet« werden durfte. Wenn »er« die Kontrolle hatte, waren dem Wildwuchs der Wälder auf Unterarmen und Beinen keine Grenzen gesetzt. Wenn hingegen sie »übernahm«, wurden diese Haare, sobald sie sich blicken ließen, abrasiert. Häufig verliefen die Auseinandersetzungen um die »Anbaurechte« und die Gestaltung der Felder blutig. Die erbittertsten Kämpfe entzündeten sich an der für jedermann sichtbaren Kopfbehaarung, einem maßgeblichen Erkennungsmerkmal der Geschlechtsidentität. Bemühungen, in den ursprünglichen Plan mittels starker chemischer Wirkstoffe einzugreifen, kamen »seinen« Vorstellungen entgegen, denn diese chemischen Kampfmittel ließen das Haar insgesamt nachdunkeln, verstärkten das Wachstum der Gesichtsbehaarung und bereiteten die gesamte Topographie des Körpers auf die dauerhafte Umstrukturierung durch einen amoralischen Techniker vor, der bestimmte Regionen ausschachten und bereinigen, andere hingegen neu aufbauen sollte. Im

Anschluss an diesen massiven Umbauprozess würde nichts mehr verraten, wer das erbittert umstrittene Territorium ehemals sein Eigen genannt hatte. Die massive Zufuhr männlicher Hormone aus weltweiten Bezugsquellen brachte das Risiko einer irreversiblen Veränderung des ganzen Lebens mit sich, denn wenn zwischen all den stimmberechtigten Mitgliedern der Psyche – dem weiblichen, dem männlichen und dem Kindselbst – keine vollkommene Einmütigkeit herrschte, konnte sich jeder Zweifel und Einwand zu einem regelrechten Bürgerkrieg auswachsen und Anarchie, Verzweiflung und Verheerung nach sich ziehen. Lester hatte, wenn er die Kontrolle hatte, noch niemals bewiesen, dass er fähig war, über einen längeren Zeitraum für den Körper Sorge zu tragen. Seine Wut, seine Traumatisierung und seine Verwirrung verwehrten es ihm, die notwendige Ich-Stärke und psychische Infrastruktur zu entwickeln, um sich dieser Verantwortung gewachsen zu zeigen. Um das Leben schützen zu können, statt es zu zerstören, würde er sehr viel Zeit benötigen und auf intensive, umfassende äußere Unterstützung angewiesen sein. Aufgrund der lebensgefährlichen Selbstverletzungen, die die Patientin seit vielen Jahren immer wieder vornahm, bemühte ich mich, das innere Referendum genau zu beobachten, um Wahlunregelmäßigkeiten oder Wahlbetrug zu verhindern. Wohlwissend, dass ich, der Analytiker der Patientin, nicht über die Weisheit gebot, um meinerseits entscheiden zu können, welche Gestalt ihr Körper letztlich annehmen und wer ihn »regieren« sollte, plädierte ich dafür, sich Zeit zu nehmen, um in Ruhe nachzudenken, die innere Debatte offen und ehrlich zu führen und zu versuchen, sich vorzustellen, wie die Zukunft je nach Entscheidung aussehen würde.

Dann brach plötzlich die Hölle los, als Isabels langjähriger Partner rebellierte und mit Krieg drohte, weil ihn die – zunehmend realistische – Aussicht, seine sexuelle Beziehung zu einer Frau gegen eine solche mit einem bärtigen Mann eintauschen zu müssen, überforderte. Nachdem sie als Nachbarn und Partner unter extrem harten Bedingungen lange Zeit Seite an Seite gelebt hatten, erreichten sie nun sehr schnell einen Punkt, an dem ihre Differenzen unversöhnlich schienen. Es sah nicht so aus, als ob einer ohne den anderen würde überleben können – eine Situation, die Isabels innerer Krise auf unheimliche Weise ähnelte. Die Patientin war nicht länger entscheidungsfähig, fühlte sich wie paralysiert und verlor jede Zuversicht.

Sie konnte die Geschlechtsumwandlung nicht fortsetzen, denn diese würde nicht nur die Beziehung zu ihrem Partner, sondern auch ihre Beziehung zu sich selbst zerstören. Allerdings bedeutete die Anerkennung der wechselseitigen Abhängigkeit von Innen und Außen, dass die Patientin nur würde überleben können, wenn alle Parteien sich zusammensetzten, ernsthaft verhandelten und Kompromisse fänden. Dabei würde jeder Abstriche machen müssen. Nicht zu verhandeln bedeutete hingegen, dass sich an der ohnmächtigen Wut und den fortgesetzten Selbstmordanschlägen nichts änderte. Letztlich galt es anzuerkennen, dass sämtliche Teile der Psyche miteinander zusammenhingen, dass sie ein gemeinsames Schicksal teilten, dass jeder eine Daseinsberechtigung hatte und jeder Berücksichtigung finden musste.

Zurück zur Psychopolitik

Wenn schon keine vollständige Integration oder Fusion zu einem nahtlosen, einheitlichen Selbst möglich war, mussten sich die verschiedenen Selbstanteile zumindest gegenseitig respektieren. Sie durften die innere Kommunikation nicht abreißen lassen und mussten die unterschiedlichen Kulturen, die sich den Körper miteinander teilten, anerkennen – sozusagen eine Zwei-Staaten-Lösung inklusive friedlicher Grenzen finden. Darüber hinaus setzte jede künftige wichtige Entscheidung ein Mandat aller inneren Parteien voraus, das heißt, ein Mandat sowohl der militanten männlichen Selbste als auch der schwachen kleinen Mädchen oder »Heulsusen«. Unter dieser Voraussetzung gäbe es keine Versuche mehr, einander das Existenzrecht streitig zu machen oder die Rechte der Anderen einschließlich ihrer Reisefreiheit durch grausame Regularien einzuschränken, solange sie den Körper nicht schädigten – sei es durch Blutvergießen, Hungerstreiks, Vergiftung des Wassers oder der Nahrung, durch biologische Kampfmittel oder durch Versuche, zum Zweck der Abspaltung Körperteile zu amputieren. Die Einstellung der Feindseligkeiten war unabdingbar. So wurde ein prekärer Waffenstillstand – sozusagen eine psychologische *Hudna* – vereinbart, den ein äußerer Beobachter kontrollierte. Diese äußere Autorität – die eine wechselseitige Anerkennung und Respektierung der Selbste unterstützte – konnte im Extremfall eine Art Kriegsrecht in Form einer Zwangshospitalisierung ausrufen, um die Kämpfer zu entwaffnen, die Hungernden notärztlich zu versorgen und den Friedensplan nachzuverhandeln. Gleichwohl war klar, dass der Erfolg dieses therapeutischen Bündnisses, das mit der Stärke bzw. Schwäche der Worte stand und fiel, Akzeptanz und Vertrauen voraussetzte. Ohne eine gewisse Vertrauensgrundlage und Goodwill konnte sich ein solches Bündnis, das einem in den sehr schwierigen Zeiten hätte Halt geben können, nicht einmal in ruhigen Zeiten entwickeln. In diesem Sinne wäre die Entscheidung über die endgültige Gestalt des Körpers durchaus vergleichbar mit den Verhandlungen über das Schicksal der Territorien und der Grenzen aus der Zeit vor 1967. Die Streitigkeiten über das Aussehen des

Kopfes – oder Hauptes, lateinisch *caput* – entsprächen den Meinungsverschiedenheiten über das Schicksal Jerusalems – der Hauptstadt, englisch *capital* –, und die Rückkehr aller heimatlos gewordenen Palästinenser und ihrer Nachkommen, vor der manche Israelis Angst haben, weil sie eine Schwächung, Überwältigung, ja womöglich die Zerstörung des jüdischen Staates fürchten, ließe sich mit der Zufuhr großer Mengen männlicher Hormone vergleichen, die den ursprünglichen weiblichen Körpers spurlos tilgen sollten.

Während die gängigen Theorien auf den endlosen Kreislauf der Rache und Vergeltung als maßgebliche Dynamik der Feindseligkeiten in diesem Teil des Mittleren Ostens abheben, möchte ich hier den Aspekt der internalisierten Aggression zu bedenken geben. Was als Aggression im Dienste des Überlebens und der Selbsterhaltung erscheint, könnte in Wirklichkeit suizidale Aggression sein. In manchen Situationen, vor allem wenn Palästinenser Sprengstoffgürtel anlegen und zünden, um andere zu töten, tritt die Suizidalität drastisch zutage; andere Taktiken und Strategien können aber ebenfalls selbstdestruktiv sein, wenn nämlich der mutmaßliche Feind in Wirklichkeit Teil desselben »geopolitischen Selbst« ist. Die fortdauernde Identitätskonfusion verführt dazu, Dinge zu vereinfachen und die Sache dadurch weiter zu verunklaren.

Unter den aktuellen Bedingungen fortgesetzter Traumatisierung und Gewalt verfallen solche regredierten Gesellschaften erneut in ein Schwarz-weiß-Denken. Sie stereotypisieren den Anderen und hegen bösartige xenophobe Vorurteile. So werden alle Palästinenser zu Muslimen und alle Muslime zu Selbstmordattentätern, während alle Israelis zu Juden werden und alle Juden zu Handlangern des Bösen, die sich verschwören, um die Weltherrschaft anzutreten. In perverser Verdrehung der historischen Fakten werden dann die israelischen Juden mit den Nazis gleichgesetzt, so dass die Palästinenser zu den verfolgten Juden werden! Und sollte sich Israel in Todesgefahr wähnen und seine Atomwaffen zum Einsatz bringen bzw. sich für die Samson-Option (Hersh, 1991) entscheiden, würde es wie der biblische Held seine Feinde vernichten und zusammen mit ihnen untergehen. In diesem Fall wäre Israel der ultimative Selbstmordattentäter. Vielleicht verbirgt sich hinter solchen Gleichsetzungen eine Wahrheit, nämlich die, dass die Ähnlichkeiten zwischen Palästinensern und Israelis unter dieser Oberfläche größer sind als die Unterschiede und dass beide Seiten für ihr Überleben und ihr Wohlergehen aufeinander angewiesen sind. Zu dieser Erkenntnis zu gelangen ist eine politische Herausforderung, deren Bewältigung man vielleicht durch die Anwendung bestimmter psychologischer Prinzipien näher kommen könnte.

8. Kapitel
Die Welt nach dem 11. September

»Aus dem Land Jerusalem [...] kam schlimme Nachricht [...]. Das Volk im Perserreich, ein fremdes Volk, eine Brut von ziellosem Gemüt und ohne Vertrauen auf Gott [...] hat die Länder der dortigen Christen besetzt, durch Mord, Raub und Brand entvölkert [...]. Denen, die sie schändlich misshandeln und töten wollen, schlitzen sie den Bauch auf, ziehen den Anfang der Gedärme heraus, binden ihn an einen Pfahl und treiben sie mit Geißelhieben so lange rundherum, bis die Eingeweide ganz herausgezogen sind und sie am Boden zusammenbrechen. Sie binden manche an Pfähle und erschießen sie mit Pfeilen. Sie [...] versuchen, ob sie sie mit einem Streich köpfen können. Was soll ich von der ruchlosen Schändung der Frauen sagen? [...] Wem anders obliegt nun die Aufgabe, diese Schmach zu rächen [...]? Vor euch, die ihr in seinen Krieg geschickt werden sollt, wird Christus als Bannerträger und für jeden einzelnen ein Vorkämpfer sein, das dürft ihr zweifellos glauben.«

Aufruf Papst Urbans II. zum Ersten Kreuzzug

Einleitung

Nach den Angriffen vom 11. September 2001 veröffentlichte das *Journal of the American Psychoanalytic Association* in seinem »Editorial« folgenden Text:

> »Die künftigen Ausgaben des JAPA werden den 11. September zweifellos nicht nur in der Form thematisieren, wie wir es erwarten – nämlich mit Beiträgen über die psychischen Konsequenzen von Terror, Verlust und Tod oder über die Psychologie internationaler und kultureller Konflikte –, sondern auch auf eine für uns noch nicht vorhersehbare Weise« (*JAPA* 2001, S. 1107).

Jenes Editorial zitierte auch eine prophetische Aussage Martin Bergmanns: »Es ist durchaus vorstellbar, dass der 11. September 2001 als eines jener Daten in die Geschichte eingehen wird, die den Fluss der Geschichte verändern« (Bergmann,

2004). In der Folge sind zahlreiche Veröffentlichungen über den 11. September erschienen, letztlich aber weitaus weniger, als ich erwartet habe. Die Mehrzahl der Beiträge wurde zwischen 2003 und 2005 publiziert. Zum Beispiel verfassten Cabaniss, Forand und Roose (2004) einen Artikel über eine Umfrage unter Analytikern, die auf eine Lockerung der Behandlungstechnik im Anschluss an den 11. September schließen ließ; der Artikel quantifizierte die Erfahrungen, die Gensler und Kollegen (2002) in einem Beitrag in *Contemporary Psychoanalysis* beschrieben hatten. Wurmser (2004) untersuchte Terrorismus und genozidale Vorurteile. Simon (2010) verfasste eine Buchbesprechung, in der es um Psychotherapie nach dem 11. September ging, und Apfel und Simon (2005) rezensierten Varvins und Volkans Buch *Violence or Dialogue?* (Varvin & Volkan, 2003), das unter anderem einen faszinierenden Essay von Thomson enthält, der die Angriffe unter einem evolutionären Blickwinkel als »männerbündlerische Gewaltkoalition mit tödlichen Überfällen auf Unschuldige« (Thomson, 2003, S. 73) beschrieb. Apfel und Simon gehen auch auf die wichtige, von Coates, Rosenthal und Schechter herausgegebene Aufsatzsammlung ein, die unter dem Titel *Trauma and Human Bonds* erschien (Coates, Rosenthal & Schechter, 2003). Sie thematisieren die auffällige Vermeidung von Grausamkeiten und sozialen Katastrophen in analytischen Behandlungen:

> »Wir finden sowohl in der psychoanalytischen Literatur als auch in der klinischen Lehre kaum Orientierung bezüglich der allgemeineren Frage, wie es uns besser gelingen könnte, die politischen Anliegen und Affiliationen unserer Patienten in den analytischen Diskurs einzubeziehen. Liegt hier eine Verleugnung oder Bagatellisierung seitens der Patienten oder seitens der Analytiker vor, oder haben wir es mit einer Interaktion beider Faktoren zu tun?« (Apfel & Simon, 2005, S. 196)

In unserer täglichen Praxis treffen wir auf diese Schwierigkeit, wenn Patienten es vermeiden, Themen, die mit Traumata oder mit sozial sanktionierten Traumata zusammenhängen, anzusprechen. Entdeckt wurde dieses Phänomen vor Jahrzehnten von den Pionieren der Holocaust-Forschung (Bergmann, Jucovy & Kestenberg, 2016 [1982]). Sofern der Analytiker oder die Analytikerin den Holocaust nicht direkt zur Sprache brachten, wurde er nicht thematisiert. Widerstand und Gegenwiderstand wirkten zusammen und sorgten dafür, dass die Realität der unermesslichen Verluste, der Trauer und der menschlichen Fähigkeit, unsagbare Grausamkeiten zu verüben, aus der Behandlung ausgeschlossen wurde. Während die Fachzeitschriften, die das PEP-Archiv vorhält, zu diesem Thema wichtige Beiträge aus der Feder renommierter Autoren veröffentlicht haben, bleibt die Gesamtanzahl der Artikel, die speziell dem 11. September gewidmet sind, bemerkenswert gering. So erschienen zum Beispiel Publikationen über Forschungsergebnisse, die Säuglinge bzw. Kleinkinder und ihre Mütter betrafen (Pierce, 2006), persönliche Reflexionen (Hirsch, 2003) und Beiträge über Komplikationen der Beendigung (I. Brenner, 2006c). Der 11. September wird zwar 155 Mal erwähnt, doch im *Journal of the American Psychoanalytic Association* wurden lediglich zehn Beiträge einschließlich Editorials und Buchbesprechungen veröffentlicht. Insgesamt wurden anscheinend nicht mehr als 14 Originalbeiträge publiziert. Freilich habe ich mir lediglich jene Artikel angesehen, die den 11. September in der Überschrift führen. Weitere Arbeiten, zum Beispiel die Veröffentlichungen der Section on Social Responsibility of the Division of Psychoanalysis of the American Psychological Association, habe ich nicht berücksichtigt.

Dennoch lässt mein Eindruck, sofern er zutrifft, auf einen institutionellen Vorgang schließen, den man als Parallele unserer individuellen Tendenz, derart überwältigende Erfahrungen zu meiden oder nicht vollständig verarbeiten zu können, betrachten kann. Für mich ist ebendieser Bereich von besonderem Interesse, weil er das, was ich als die »dunkle Materie der Seele« bezeichne, abdeckt. Als »dunkle Materie« bezeichnen Astrophysiker, wie schon erwähnt, die rätselhafte unsichtbare Materie, die nach heutigem Kenntnisstand einen Großteil des Universums ausmacht und enormen Einfluss auf alles ausübt, was das menschliche Auge sieht bzw. nicht sehen kann. Ich behaupte, dass die Dissoziation und ihre Schicksale die dunkle Materie der menschlichen Seele entstehen lassen.

Nach 9/11

Vor allem an den Jahrestagen dieser bis dato unvorstellbaren Flugzeugangriffe auf die Zwillingstürme und das Pentagon, die so vielen Menschen den Tod brachten, das Leben zahlloser anderer Menschen veränderten, materielle Güter in großem Umfang zerstörten und bis zum heutigen Tag nachwirken, kommt mir der Verdacht, dass sich die meisten, wenn nicht sogar alle Menschen bis ans Ende ihres Lebens daran erinnern werden, wo sie sich gerade aufhielten, was sie taten und mit wem sie zusammen waren, als sie die Nachrichten von dem entsetzlichen Geschehen hörten oder es gar miterlebten. Der Patientin, die mir als erste von den Angriffen berichtete, war augenblicklich klar, dass ich sie für immer mit dieser Katastrophe in Verbindung bringen würde. Auch deshalb fürchtete sie sich davor, mir davon zu berichten. Sie hat Recht behalten. Diese In-vivo-Illustration des spezifischen Charakters traumatischer Erinnerungen bedarf keines wissenschaftlichen Beweises. Freud (1939a) machte aber auch auf die gegenteilige Möglichkeit aufmerksam, »dass von den vergessenen Traumen nichts erinnert und nichts wiederholt werden soll« (S. 181). Je mehr wir über die peritraumatische Dissoziation wissen, desto klarer zeigt sich, dass Beeinträchtigungen der Wahrnehmung, der Erinnerung und Verarbeitung sowie des Bewusstseins, ja sogar der Identität im Kontext solcher Schocks auftreten können. Auch Wissen und Nicht-Wissen, Hier-Sein und Nicht-hier-Sein, Ich-Sein und Nicht-Ich-Sein sind dissoziative Bewusstseinszustände.

Ich vertrete also die These, dass die meisten Menschen im Zusammenhang mit den Geschehnissen des 11. September eine mehr oder minder stark ausgeprägte Dissoziation erlebt haben. Auch wenn unsere Vorstellungen, was Dissoziation bedeutet, sicherlich nicht vollständig übereinstimmen, sind wir uns vermutlich in dem Punkt einig, dass es sich um eine besonders effektive psychische Spaltung handelt, deren Funktion darin besteht, Dinge voneinander getrennt zu halten. Breuer und Freud haben Spaltungen des Bewusstseins, der Persönlichkeit und der Psyche (Breuer, 1895, S. 249 passim) beschrieben. Letztere ist vor allem deshalb bedeutsam, weil sie die Koexistenz von bewusstem und unbewusstem psychischen Inhalt betrifft, die die klassische Theorie infrage stellt und der psychischen Struktur zugrunde liegt, die für die dissoziative Identitätsstörung charakteristisch ist. Bei dieser psychischen Organisation bedienen sich die dissoziativen Abwehrmaßnahmen der Amnesie, unterschiedlicher Selbste, der Verleugnung der Realität, der Nichtanerkennung der inneren Realität und der Ableugnung psychischer Inhalte. Intentional, aber auch automatisch werden Dinge aus dynamischen Gründen dissoziiert; ein auf diese Weise veränderter Abwehrzustand ohne Beeinträchtigung der Selbstkonstanz kann, wie oben erwähnt, der »Psychopathologie des Alltagslebens« zugrunde liegen, die Freud (1901b) unter anderem am Beispiel der Versprecher und Fehlhandlungen illustrierte (I. Brenner, 2009a). Wenn bestimmte Aspekte, die mit dem 11. September zusammenhängen, nicht verstoffwechselt, sondern abgewehrt wurden, hat uns ein Ereignis aus dem Frühjahr 2011 vielleicht wieder an sie erinnert.

Findet bin Laden

Die dramatische Bekanntgabe der seit langem geplanten Festnahme Osama bin Ladens, die man schon fast nicht mehr für möglich gehalten hatte, und die Nachricht von seinem gewaltsamen Tod lösten am 1. Mai 2011 in den USA einen kollektiven Seufzer der Erleichterung aus und versetzten die Nation in Jubelstimmung. Von spontanen Massenansammlungen rund ums Weiße Haus, am Times Square und an Ground Zero bis hin zu den begeisterten Baseballfans, die gerade ein Spiel der Philadelphia Phillies besuchten – alle hörten Präsident Obama aufmerksam zu, als dieser mit fester Stimme erklärte: »Justice has been done.« Eine Eliteeinheit, bestehend aus rund zwei Dutzend Navy SEALs, war in geheimer Mission, sozusagen unter dem Radar, mit Hubschraubern des Typs UH–60 Black Hawk von Afghanistan aus über die Grenze nach Pakistan geflogen, um die Festung, zu der bin Laden seine Wohnstatt hatte ausbauen lassen, zu stürmen. Der meistgesuchte, meistgejagte Mann lebte mit seinen drei Frauen und 13 Kindern nicht etwa, beschützt von bedingungslos loyalen Stammesangehörigen, in einer Höhle in den Bergen, im Niemandsland, sondern entgegen allgemeiner Vermutung in einer ruhigen, gut bewachten Vorstadt Abbottabads, keinen Kilometer von der Eliteakademie des pakistanischen Militärs entfernt. Die Hauptstadt des Landes ist von dort aus in kurzer Zeit zu erreichen. Bei dieser tollkühnen, schon heute legendären Mission wurden bin Laden und weitere Personen, darunter eine Frau, erschossen. Die Berichte über die Aktion widersprechen sich. Unter anderem heißt es, dass bin Laden eine seiner drei Ehefrauen als menschlichen Schutzschild benutzte, bevor er selbst durch einen Kopfschuss getötet wurde. Andere Beteiligte wurden in Handschellen gelegt und nicht einmal 40 Minuten später zusammen mit bin Ladens Leichnam fortgebracht. Spezialkräfte sammelten Unterlagen, CD-ROMs und Festplatten ein, während der innere Zirkel des Weißen Hauses das Schauspiel in Echtzeit auf einem gigantischen Bildschirm verfolgte. Ein Foto, das rasch Kultstatus erlangte, zeigt Staatssekretärin Hillary Clinton mit weit aufgerissenen Augen, eine Hand auf den Mund gelegt, inmitten dieser Gruppe. Ihr Gesichtsausdruck vermittelt die ganze Anspannung und den Ernst der Situation.

Schon bald wurden Fragen laut: Wie hatte man bin Laden aufgespürt? Warum hatte es so lange gedauert? Wurde gefoltert, um an die verlässlichen Informationen heranzukommen, die schließlich zu seiner Entdeckung führten? Welche Rolle spielte das pakistanische Militär? Wem arbeitete es zu? War es richtig, den mutmaßlichen Drahtzieher des 11. September auf See zu bestatten und keine Fotos zu veröffentlichen, die seine Leiche mit blutverschmierten Einschüssen im Kopf zeigten und hätten »beweisen« können, dass er tatsächlich aufgespürt und getötet worden war? War es überhaupt rechtens, einen unbewaffneten Mann zu erschießen, statt ihn gefangen zu nehmen und vor ein Gericht zu stellen? Der 50. Jahrestag der Gefangennahme Adolph Eichmanns lag noch nicht lange zurück, so dass man mit historischen Parallelen und Unterschieden rasch bei der Hand war.

Schon bald waren so viele Varianten der Geschichte über die Aktion im Umlauf, dass wir zwar wussten, was geschehen war, aber auch wussten, dass wir es nie wirklich wissen würden. Zu wissen und gleichzeitig nicht zu wissen ist ein dissoziativer Bewusstseinszustand, der auf der gesellschaftlichen Ebene durch die Reaktion der Regierung und ihr sowohl gezieltes als auch unbeabsichtigtes Lancieren von Informationen inszeniert wurde. Darüber hinaus leistet eine solche Art der Desinformation Verschwörungstheorien und gesellschaftlicher Paranoia Vorschub. Eine absurde Variante ist ein in dem Magazin *The New Yorker* veröffentlichter Versuch, dieser Ungewissheit mit Humor zu begegnen. In einem satirischen Artikel werden uns verschiedene Spielarten angeblicher Berichte mehrerer Navy SEALs präsentiert. Hier zwei Auszüge:

> »Wir flogen auf niedriger Höhe sehr schnell ein. Mondlose Nacht. Schweres Maschinengewehrfeuer vom Boden. Entsprechend reagiert. Führender Heli gab Deckung. Zweiter Heli gab Seile frei, und innerhalb von vier Minuten standen 16 SEALs auf dem Boden. Nahmen das Haus ein. Durchsuchten die drei Stockwerke. Hielten hunderte feindlicher Kämpfer in Atem, die alle auf uns feuerten, aber wir vollführten diesen speziellen Tanz, so dass sie uns nicht treffen konnten. Hauptziel hielt sich im obersten Stockwerk auf und benutzte Frau als Schutzschild, auch wenn ›Schutzschild‹ vielleicht das falsche Wort ist, denn sie stand einfach nur vor ihm. Er versuchte, eine raketengetriebene Granate aus einer Schulterhalterung abzufeuern, die aber immer wieder herunterrutschte. Seine Frau sagte, er mache es nicht richtig. Er widersprach ihr und sagte, das Ding sei kaputt. Sie stritten sich. Wir drehten ab.«
>
> [...]
>
> »Wir näherten uns dem Anwesen auf niedriger Höhe von Westen und gerieten unter feindlichen Beschuss. Dann begriffen wir, dass es sich nicht um Geschützfeuer handelte. Es war ein Lagerfeuer. Ein kleines. Ich denke, es waren Jugendliche, die dort campten. Oder vielleicht Obdachlose. Vielleicht war es auch eine jener Feuerstellen, die ich so gern mag, weil man mit Freunden herumsitzen und reden kann, ohne Handys oder Computer. Wie dem auch sei, wir landeten und stürmten das Haus und wurden beschossen, begriffen dann aber, dass der Geschützlärm aus dem Fernseher kam. Die bin Ladens waren noch wach und guckten *Stirb langsam* mit Bruce Willis. Ziemlich ironisch, oder? Zuerst waren sie verwirrt, aber dann bat uns Mrs. bin Laden, unsere Gewehre draußen zu lassen, was wir auch taten, und dann haben wir uns zusammen den Film zu Ende angesehen, und dann bekam Mr. bin Laden einen Herzinfarkt und starb« (Kenney, 2011, S. 39).

Diesen spannenden Versionen der Jagd nach dem »Schurken« hatte Mr. Bushs Reaktivierung von Bildern aus dem »wilden Westen« die Bühne bereitet. Er hatte geschworen, die Täter »zur Strecke« zu bringen. Als dann Al-Kaida mit dem Angriff in Verbindung gebracht wurde, erklärte er bin Laden zum Gesuchten: »Wanted: Dead or Alive«, und fast augenblicklich tauchten allerorten Plakate im Stil jener Zeit auf. Nach der Erstürmung des bin Laden-Anwesens erfuhr die Öffentlichkeit auch den Namen der Mission, nämlich »Geronimo« – eine Hommage an den letzten großen Apachenhäuptling, der den Truppen der Vereinigten Staaten trotzte und sich in der Sierra Madre versteckt hielt, der nordamerikanischen Entsprechung zu den afghanischen Bergen, wo das amerikanische Militär bin Laden in dem Höhlenkomplex Tora Bora vermutete. Nebenbei bemerkt, wurde Geronimo, wie uns Militärhistoriker in Erinnerung rufen, in der Vergangenheit schon einmal heraufbeschworen: Die ersten US-Fallschirmjäger machten sich Mut, als sie aus dem geöffneten Flugzeug sprangen, indem sie seinen Namen schrien, um seiner Tapferkeit teilhaftig zu werden: »Geronimo!« Aufgewachsen in der Nachkriegsära der 1950er Jahre, konnten wir Babyboomer von Filmen, die den Zweiten Weltkrieg verherrlichten und in denen immer wieder auch Fallschirmjäger zu sehen waren, die sich mit dem Schrei »Geronimo!« in die Tiefe stürzten, gar nicht genug bekommen. Unter einer anthropologischen Perspektive könnte man folgende Spekulation anstellen: War es unter bestimmten kriegführenden Stämmen lange Zeit üblich, Körperteile der tapfersten Feinde zu kochen und zu verspeisen, um sich deren Charaktertugenden einzuverleiben, so bildete das Herausschreien des Namens »Geronimo« quasi ein Pendant dieses kannibalistischen Erbes.

Wenden wir uns erneut den Siegesfeiern zu. Wie die Munchkins aus *Der Zauberer von Oz* mit ihrem Jubelgesang »Ding dong! Die Hex ist tot!« versammelten sich Menschen zu spontanen Freudenfesten, als sie vom Tod des Al-Kaida-Gründers erfuhren, der die Ära des Terrorismus in Amerika und in den verbündeten Statten miteingeleitet und schon bald geradezu verkörpert hatte. Wir sahen und hörten, wie dieser unnahbare Vordenker des Terrors zu einem schwachen alten Mann verfiel, der, in eine Decke gewickelt, mit einer Fernbedienung in der Hand im Schaukelstuhl saß und sich auf einem uralten Fernsehgerät Videoaufnahmen von sich selbst anschaute. Wir sahen dabei zu, wie er sich den Bart färbte und seine Ansprachen probte. Wir erfuhren, dass er eine umfangreiche Sammlung pornographischer Magazine besaß und dass er als Feigling starb, der seine Frau den Navy SEALs entgegenschob, um sich selbst zu schützen. All dies gab Kunde von bin Ladens Niedergang und Bedeutungsverlust in der heutigen geopolitischen Welt. Der arabische Frühling verlieh einer jüngeren

Generation Auftrieb, die sich mehr für die Demokratie als für die Wiedererrichtung des Kalifats interessiert. Diese Entwicklung profitierte auch von sozialen Medien wie Facebook, Twitter und YouTube. Dennoch befanden sich unter denen, die erleichtert auf den Tod bin Ladens reagierten, auch Menschen, denen die Jubelfeiern am Times Square und anderswo Unbehagen bereiteten, denn diese Freudenfeste führten der Welt den blutdürstigen, barbarischen, rachsüchtigen Charakter der Amerikaner vor Augen. Zumindest warfen sie die Frage auf, ob es ethisch rechtens ist, den Tod eines Menschen, und sei es eines Massenmörders, zu feiern. Die Debatte, ob anstelle der Straßenpartys nicht eher ein stillerer, landesweiter Moment des Innehaltens angebracht gewesen wäre, geriet ins Blickfeld, sobald wir uns unserer Identitäten als amerikanische Bürger erinnerten, deren Mitbürger im eigenen Land von einem scheinbar übernatürlichen Erzfeind umgebracht worden waren.

Überlebende der Angriffe vom 11. September und Menschen, die Familienangehörige verloren hatten, äußerten öffentlich ihre Erleichterung und Dankbarkeit. Sie berichteten auch, nachts besser schlafen zu können. Psychoanalytiker und andere Menschen mit direkter einschlägiger Erfahrung wissen jedoch, dass die Sache weit komplizierter ist. Das Leiden nimmt zahlreiche Formen an, darunter auch eine unsichtbare, wie die folgende, keineswegs außergewöhnliche Geschichte zeigt.

Fallbericht

Ein junger Mann mit dem Wunsch, irgendwann als Investmentbanker in London zu arbeiten, absolvierte seine Ausbildung in einem Gebäude in unmittelbarer Nachbarschaft des World Trade Center. Er saß in einem großen Hörsaal im sechsten oder siebten Stock mitten in einer Vorlesung, als das erste Flugzeug in den Nordturm flog. Es hörte sich an wie eine gewaltige Explosion. Das ganze Gebäude bebte. Einige seiner Kommilitonen liefen ans Fenster, um hinauszuschauen. Er selbst blieb vorsichtig im Hintergrund, um nicht von umherfliegenden Glassplittern getroffen zu werden. In der Annahme, dass es sich um eine Explosion auf der Straße handelte, wagten die meisten nicht, das Gebäude zu verlassen. Während sie noch auf Informationen warteten, flog das zweite Flugzeug in den Südturm. Abermals war eine Explosion zu hören. Abermals bebte das Gebäude. Dann sagte irgendjemand, ein Flugzeug sei ins World Trade Center geflogen.

Schließlich begann man, das Gebäude geordnet übers Treppenhaus zu verlassen. Als der junge Mann auf die Straße trat, sah er bereits Menschen aus den

Fenstern des brennenden World Trade Center in die Tiefe stürzen. Einige seiner Kommilitonen blieben wie erstarrt stehen und schauten nach oben, wo sich Unvorstellbares abspielte, doch er eilte zu Fuß so rasch es ging Richtung Midtown, wo sich die Unterkunft der Auszubildenden befand. Dann rief er seine Mutter an. Er wollte ihr sagen, dass er in Sicherheit war, wählte aber in seiner Verwirrung die Telefonnummer eines Büros, in dem sie schon seit vielen Jahren nicht mehr arbeitete. Den Rest des Tages verbrachte er im Haus vor dem Fernseher. Am nächsten Tag fuhr er zu einer Verwandten, die außerhalb der Stadt wohnte, und blieb mehrere Tage bei ihr. Er wich ihr nicht von der Seite, sondern folgte ihr verängstigt auf Schritt und Tritt. Er vermied den Kontakt zu seinen Eltern – vielleicht ein Versuch, seine Erinnerungen zu unterdrücken. Er wusste, wie besorgt sie waren und dass sie ihn ermuntern würden, über das Erlebte zu sprechen.

Schon bald schickte seine Firma ihn nach Großbritannien. Er bezog eine Wohnung in der Nähe seines Büros und legte den halbstündigen Weg bei jedem Wetter zu Fuß zurück. In den ersten Jahren benutzte er weder die U-Bahn noch Busse und nahm nur ausnahmsweise ein Taxi. Es dauerte fünf Jahre, bis er zum ersten Mal in die U-Bahn stieg – außerhalb der Rushhour. Eines schicksaften Sommermorgens dann nahm er den Bus zur Arbeit, weil er spät dran war, und just an diesem Tag wurde bei einer Serie von Terroranschlägen auf die Londoner U-Bahn auch ein Bus in die Luft gejagt. Der junge Mann war erschüttert und versuchte, Witze über seine Gefühle zu reißen und sich in schwarzen Humor zu flüchten. Offenbar, so sagte er, zöge er Katastrophen geradezu an: Kaum habe er gegen seine eigene Regel, keine öffentlichen Verkehrsmittel zu benutzen, verstoßen, gebe es einen Anschlag. Künftig werde er die Verantwortlichen jeder Stadt, in die er reise, vorab von seiner Anwesenheit in Kenntnis setzen.

Als man ihn vor die Wahl stellte, entweder weiterhin in Großbritannien oder aber in den USA zu arbeiten, entschied er sich für die Rückkehr, wollte jedoch keinesfalls in New York City wohnen. Aber die Stadt war die einzige Option, und so fand er sich am »Ort des Verbrechens« wieder. Weil er aus Angst vor den öffentlichen Verkehrsmitteln unbedingt in Fußnähe zum Büro wohnen wollte, bezog er ein Apartment nur wenige Blocks von Ground Zero entfernt.

Erst 2009 zeigte er seinem Vater Ground Zero und das Gebäude, in dem er sich am 11. September aufgehalten hatte. Zum ersten Mal überhaupt war er bereit, über jenen Tag zu sprechen.

Als sein Bruder ihn am Sonntag, dem 1. Mai 2011, anrief, um ihm zu sagen, dass Präsident Obama spätabends aus Anlass des Todes von bin Laden eine Fernsehansprache halten würde, blieb er wach, um sich die Rede anzuhören. Anschließend konnte er nicht schlafen.

Der unbenannte Tag

Auch nach mehr als zehn Jahren kann dieser Mann nicht wirklich über sein Erleben sprechen. Statt ruhiger zu schlafen, fühlte er sich von den Geschehnissen, die er aus seinen Gedanken verbannen wollte, verfolgt. Auch durch den Umzug nach London konnte er seinem Trauma nicht entkommen. Stattdessen wiederholte es sich auf unheimliche Weise, nachdem er seinen Vorsatz, keine öffentlichen Verkehrsmittel zu benutzen, missachtet hatte. Nun ist er zurück in New York City, dem Ort, an dem er am allerwenigsten sein möchte, und wohnt in Fußnähe zum World Trade Center. Der Wiederholungszwang ist nach Kräften in ihm aktiv.

Ist sein Verhalten eine Form der Desensibilisierung, wie sie ihm die kognitiven Therapeuten zur Behandlung seines Traumas nahelegen würden? Oder ist er in solch hohem Maße überstimuliert und retraumatisiert, dass sein Bewusstsein sich weiterhin allen Erinnerungen und allem, was er nicht erinnern kann und nicht verstoffwechselt hat, verschließt? Falls es sich so verhält, stellt sich die Frage, welche psychischen Prozesse dafür verantwortlich sind. Verleugnung? Verdrängung? Spaltung? Dissoziation? Was geht in seinem Kopf vor, und was geht alljährlich am 11. September in unseren Köpfen vor?

Die meisten unserer Feier- und Gedenktage haben Namen: Weihnachten, Neujahr, Valentinstag, Martin Luther King Day, Ostern, Memorial Day, Unabhängigkeitstag, Labor Day, Pearl Harbor Day, Kennedy's Assassination, D-Day, VJ Day usw. Tage, an denen wir säkularer Ereignisse gedenken, haben feste Daten, andere werden gemäß bestimmter Regeln begangen. So feiern wir Thanksgiving immer am vierten Donnerstag im November. Dass jener 11. September keinen solchen Namen erhalten hat und die meisten Menschen ihn lediglich mit dem Datum, oft in der Kurzform »Nine/Eleven« bezeichnen, könnte eine Botschaft enthalten. Sagt uns die Namenlosigkeit, dass dieses nationale Trauma noch nicht symbolisiert, artikuliert, mentalisiert, metabolisiert oder verarbeitet worden ist? »9/11« verschmilzt in unseren Köpfen leicht mit »911«, der amerikanischen Telefonnummer für alle Notfälle, und ebendies war jener Tag: Ein nationaler Notfall höchster Stufe.

Der einzige andere Gedenktag, der lediglich mit seinem Datum bezeichnet wird und mir spontan einfällt, ist der jüdische Feiertag Tisha b'Av, der 9. Aw. Auch dieser Tag gemahnt an eine furchtbare Tragödie, nämlich die Zerstörung des ersten und des zweiten Tempels am selben Tag im Jahr 586 v.Chr. bzw. 70 n.Chr. Dieser Tag gilt als der traurigste in der jüdischen Geschichte. Man fastet und betet und erbittet Vergebung und Strafe für den Verstoß gegen Gottes Gesetze – Rituale, die eindringlich an die Geschichte des jüdischen Volkes erinnern sollen. Denken wir nur an die nachträglichen Prophezeiungen radikaler islamischer Kleriker und fundamentalistischer christlicher Prediger, die uns erklärten, dass aus der Zerstörung der Zwillingstürme auch der Zorn Gottes spreche. Gott nämlich habe die Menschen für ihre sündigen Sexualpraktiken und ihre Ausschweifungen bestrafen wollen. Eigens erwähnt wurde die Homosexualität. Ein Jahrzehnt nach jenem 11. September wurde New York State am 24. Juni 2011 zum sechsten und größten US-amerikanischen Bundesstaat, der Schwulen- und Lesbenehen legalisierte. Ist diese Entwicklung als ein gesellschaftliches Ungeschehenmachen des religiösen Fluchs verstehen, der zehn Jahre zuvor ausgesprochen worden war?

Ich weiß nicht, wie lange es dauerte, bis unser Land den 7. Dezember 1941, den Tag, den Roosevelt feierlich als »Tag der Schande« bezeichnet hat, zum Pearl Harbor Day ernannte. Die Angriffe des 11. September ereigneten sich in Washington, DC, und in New York City, das heißt in extrem dicht besiedelten Räumen. Der abgebrochene Angriff aufs Weiße Haus endete mit einem Flugzeugabsturz in Shanksville/Philadelphia. Der heldenhafte Widerstand jener Passagiere, deren letzte entsetzliche Momente wir durch Tonaufzeichnungen miterleben konnten, wurde zum Symbol unserer Entschlossenheit, uns zu wehren und zu kämpfen. Aber diese Kriegshandlung war etwas anderes als der Überraschungsangriff auf unsere militärischen Einrichtungen in Hawaii.

Gesellschaftliche Regression

Augenzeugen, Überlebende, alle, die den Opfern emotional nahe standen, und alle, die den unbarmherzigen Bildern in unseren Massenmedien ausgesetzt waren – jeder war von den Ereignissen des 11. September betroffen. In unserer Gesellschaft haben sich Veränderungen vollzogen, die den von Vamık Volkan (1981, 1997, 2004) beschriebenen Symptomen einer Regression traumatisierter Gesellschaften entsprechen. Volkan führte mehr als ein Dutzend Eigenschaften auf, die sich in extrem gestressten Großgruppen beobachten lassen. Möglich ist zum Beispiel, dass solche Gruppen sich bestimmten Fixierungspunkten ihrer historischen Vergangenheit zuwenden – positiven oder negativen Ereignissen von großer Tragweite. Motiviert wird eine solche Regression durch das Bedürfnis, das Gefühl einer kohärenten Identität wiederherzustellen. Volkan vergleicht dieses Identitätsgefühl mit einem großen Zelt, unter dessen metaphorischer »Kuppel« Millionen Menschen, die einander nicht persönlich kennen, ein Gefühl der ethnischen, religiösen, ideologischen und/oder nationalen Gleichheit erleben können.

Unter diesem Zeltdach kultiviert die Großgruppe eine Repräsentation ihrer Entwicklungsgeschichte, die es ihr ermöglicht, angesichts existenzieller Bedrohung – einer Vernichtungsangst auf gesellschaftlicher Ebene – alle Maßnahmen zu ergreifen, die ihr notwendig erscheinen, um ihr Integritäts- und Identitätsgefühl wiederherzustellen. In einem gewissen Sinn kann man die drohende Fragmentierung und Desintegration der Gruppe als einen Dissoziationsprozess betrachten, durch den vormals funktionsfähige Aspekte der Gesellschaft voneinander abgetrennt werden. Diese Abtrennung verläuft entlang bestimmter Spaltungslinien, bei denen es sich zum Beispiel um uralte Stammesloyalitäten oder um religiöse Affiliationen handeln kann. Koordination und einheitliche Identität gehen dabei verloren. Prozesse dieser Art ließen sich auch beim Zerfall der Sowjetunion beobachten. Volkan führt als wichtigste Merkmale einer Großgruppenregression folgende Eigenschaften auf:

1. Die Gruppenmitglieder büßen ihre Individualität ein.
2. Die Gruppe versammelt sich blindlings um den Führer.
3. Die Führung zerstört das »Grundvertrauen« innerhalb der Familie und etabliert eine neue Art der familiären Hierarchie und Moral, die die herkömmlichen Rollen in der Familie (vor allem die Rollen der Frauen), eine normale Kinderentwicklung und einen gelungenen Übergang ins Erwachsenenalter untergräbt.
4. Die Gruppe wird zerteilt in »gute« Segmente – bestehend aus Individuen, die dem Führer gehorsam folgen – und in »schlechte« Segmente – Individuen, die dem Führer angeblich Widerstand leisten.
5. Die Gruppe praktiziert eine rigorose Trennung zwischen »wir« und »sie«, zwischen sich selbst und »feindlichen« Gruppen.
6. Das von den Gruppenangehörigen geteilte Moral- oder Glaubenssystem wird zunehmend absolutistisch und trachtet danach, all jene zu bestrafen, die ihm zuwiderhandeln.
7. Die Gruppe rekurriert in großem Umfang auf Introjektions- und Projektionsmechanismen. Damit einhergehend erlebt sie unter Umständen extreme Stimmungsschwankungen, das heißt, gemeinsame depressive Gefühle wechseln mit kollektiven paranoiden Erwartungen ab.
8. Die Gruppe fühlt sich »berechtigt«, alles zu tun, um ihre Identität zu sichern.
9. Die Gruppenmitglieder verfallen zunehmend in magisches Denken und verschleiern die Realität.
10. In der Gruppe tauchen neue kulturelle Phänomene auf; traditionelle soziale Bräuche werden modifiziert.

11. Die »auserwählten« Traumata und die »auserwählten« glorreichen Zeiten der Vergangenheit werden reaktiviert. Das Ergebnis ist ein Kollaps der Zeit.
12. Die Führung erzeugt einen Bruch in der historischen Kontinuität der Gruppe und füllt die Lücke zum Beispiel mit einem »neuen« Nationalismus, mit ethnischen Empfindungen, religiösem Fundamentalismus oder religiöser Ideologie. Damit einher gehen eine »neue« Moral und manchmal eine »neue« Geschichte der ausgestoßenen oder unerwünschten Elemente der Gruppe.
13. Die Gruppenmitglieder beginnen, die gemeinsamen Symbole der Gruppe als »Ursymbole« wahrzunehmen.
14. Von feindlichen Gruppen werden kollektive Bilder mit Symbolen oder Ursymbolen für Körperausscheidungen, Dämonen oder animalische Eigenschaften erzeugt.
15. Die Gruppe nimmt geographische oder gesetzliche Grenzen als »Zweithaut« wahr.
16. Die Gruppe richtet ihre Konzentration auf kleine Unterschiede zwischen sich selbst und den feindlichen Gruppen.
17. Die Gruppenmitglieder beschäftigen sich über Gebühr mit der Idee des »Blutes« und einer damit vermeintlich zusammenhängenden homogenen oder reinen Existenz.
18. Die Gruppe praktiziert symbolische Reinigungen.
19. Der Gruppengeschmack ist unsicher; die Mitglieder haben Schwierigkeiten, zwischen schön und hässlich zu unterscheiden.
20. Die Gruppe verwandelt ihre äußere Umwelt analsymbolisch in eine graubraune amorphe Struktur (Volkan, 2002, S. 458f.).

Nach den Angriffen des 11. September wirkte Bürgermeister Giulianis Führung inspirierend, obwohl viele New Yorker vor jenem Tag ganz andere Gefühle ihm gegenüber hegten. Kraft gab den Bürgern auch der Anblick von Präsident Bush, der an den Ruinen der Zwillingstürme mit dem Megaphon in der Hand die Amerikaner und die amerikanischen Truppen zusammenrief. Wir alle fühlten uns als Amerikaner, und diejenigen, denen es anders ging, galten nicht als Patrioten: Man war entweder für uns oder gegen uns. Diese Polarisierung ist ein sicheres Anzeichen für eine Spaltung. Ich würde dennoch behaupten, dass dieser Spaltung eine noch tiefere Unverbundenheit zugrunde lag, die ich im Bereich der Dissoziation einordne und im Folgenden näher erläutern möchte. Wir haben den Aufstieg der Islamophobie erlebt, die Entmenschlichung durch Racial Profiling sowie wachsende Angst, Vorurteile und Gewalt gegen Menschen aus dem Mittleren Osten und generell gegen Menschen mit muslimischem Hintergrund. Ich habe dieses Phänomen persönlich beobachten können, als ich in Begleitung eines dunkelhäutigen Kollegen mit eindeutig muslimisch klingendem Namen von einer internationalen psychoanalytischen Konferenz in die USA zurückkehrte. Kaum befand sich sein Handgepäck im Scanner, war er auch schon von bewaffnetem Sicherheitspersonal umringt. Er hatte nach der Konferenz vergessen, die Kopfhörer für die Simultanübersetzung zurückzugeben. Auf dem Bildschirm der Sicherheitskontrolle sahen sie suspekt aus. Auf die vermeintliche Waffe angesprochen, rief er aus: »Oh, Shit!« – und machte sich damit noch verdächtiger. In Wirklichkeit aber ärgerte er sich darüber, dass er durch sein Versehen die als Pfand für die Kopfhörer hinterlegten $300 verloren hatte.

Nach 9/11 wurden die Umgangsformen aggressiver und die Rhetorik in Wahlkampfzeiten gröber. Vermehrt kam es zu Drohungen sowie zu realer Gewalt gegen politische Führungskräfte. Fragmente aus den Trümmern der Zwillingstürme wurden zu Verbindungsobjekten, die immens an Wert und psychologischer Bedeutsamkeit gewannen, vor allem weil die Überreste so vieler Menschen nicht eindeutig identifiziert oder nie geborgen werden konnten. Dazu ein Beispiel. Ein Mann, den ich ein paarmal im Familienzentrum am Pier in New York City gesehen habe, hatte die telefonische Bandansage seiner Freundin in ein akustisches Verbindungsobjekt verwandelt. Die Freundin war nicht gut auf ihn zu sprechen gewesen, weil er sich wegen seiner ambivalenten Gefühle nicht zur Heirat entschließen konnte. Am 11. September kam sie in den Zwillingstürmen ums Leben. Er war zutiefst schockiert, weigerte sich zu glauben, dass sie tot war, und wartete auf ihre Rückkehr, um sich mit ihr auszusöhnen. Er konnte die Ansage auf dem Anrufbeantworter noch viele, viele Wochen später nicht ändern und hörte sie sich heimlich voller Qualen immer wieder an.

Als Mr. Bush mit seiner Anspielung auf das Fahndungsplakat »Wanted: Dead or Alive« an den glorreichen Wilden Westen erinnerte, beschwor er mit seiner Ansprache »auserwählte glorreiche Zeiten« wieder herauf; das Gedenken an Pearl Harbor hingegen reaktivierte ein »auserwähltes Trauma«. Unsere Grenzen zu Mexiko und Kanada wurden massiv ausgebaut. Die gesetzliche Regelung der Abschiebung illegaler Einwanderer in Arizona ist umstritten. Das Vertrauen in unsere Führer, in Regierungsbehörden, aber auch in unsere Nachbarn ist erschüttert. Unsere Privatsphäre wird durch die Überwachung öffentlicher Räume verletzt. Frühere Nachrichten, denen zufolge ThinThread, die bahnbrechende Software der National Security Agency (NSA), in der Lage ist, Kopien der Emails, Rechnungen und Telefonate aller Bürger zu speichern (Bamford, 2008; Mayer,

2011), werden durch Berichte über das Ausmaß dieser inneramerikanischen Spionage bestätigt. Als Angehörige der psychischen Gesundheitsversorgung laufen wir Sturm gegen das Eindringen in die Privatsphäre unserer Patienten und die Freigabe unserer Aufzeichnungen, doch womöglich gehört schon bald unsere gesamte Intimsphäre im Namen der nationalen Sicherheit der Vergangenheit an. Bei den letzten Präsidentschaftswahlen[12] haben wir auch gesehen, dass die Persönlichkeit unserer Kandidaten großes Interesse findet. Mr. Obamas Religion, die Herkunft seines zweiten Vornamens Hussein und die Frage, ob er überhaupt amerikanischer Staatsbürger ist, wurden zu Wahlkampfthemen, die auch nach seinem Amtsantritt an Interesse nicht einbüßten. Der Aufstieg des religiösen Fundamentalismus und die Fokussierung der Experten auf rote bzw. blaue Staaten sind ebenfalls Anzeichen für eine Spaltung und eine Regression unserer Gesellschaft.

Der Mythos unserer Unbesiegbarkeit wurde erschüttert. Unsere Illusion der Sicherheit wurde erschüttert. Und auch die Phantasie, dass es sich in keinem Land der Welt besser als in den USA leben lasse, wurde erschüttert. Wir wissen es und wir wissen es nicht. Zum Beispiel hat unsere Infrastruktur vielerorts mit dem Bevölkerungswachstum und den technologischen Veränderungen nicht Schritt gehalten. Sie ist heruntergekommen. Zahlreiche Straßen, Brücken, Tunnel und Highways sind marode oder zum Teil überhaupt nicht mehr befahrbar. Vor vielen Jahren, als Student, habe ich für den Highway Research Information Service of the National Research Council of the National Academy of Sciences gearbeitet, um mir das Geld fürs College zu verdienen. Ich war ein winziges Rädchen in der gewaltigen Maschinerie, die sämtliche Akten computerisierte, hatte aber Gelegenheit, mich in die Projekte einzulesen, die damals bereits in Bau oder noch in Planung waren. Ich habe alle erdenklichen Details der Highways kennengelernt und weiß seither zum Beispiel, dass es in New Jersey pro Kopf der Bevölkerung mehr Highway-Meilen gibt als in irgendeinem anderen Bundesstaat der USA. So erwachte mein Interesse an dem speziellen Phänomen derSchlaglochreparatur, denn man kann es quasi als einen Index der Wartung unserer Infrastruktur betrachten. Auf meiner nächsten Europareise verbrachte ich auch einige Zeit in Zürich, einer Stadt, die seit jeher zu den lebenswertesten der Welt zählt. Eines der ersten Dinge, die mir auffielen, war, dass dort alles funktioniert! Alles – von den kleinsten Geräten bis hin zu der nahtlosen Integration pünktlicher, effizienter, ökologisch durchdachter Massenverkehrsmittel – funktioniert. Alles ist sauber, und die Menschen entscheiden

12 Anm. der Übersetzerin: Die Rede ist von den Präsidentschaftswahlen 2012, bei denen Barack Obama, gegen den Mitt Romney von den Republikanern kandidierte, im Amt des Präsidenten bestätigt wurde.

selbst, ob sie ein Fahrtticket kaufen oder nicht. Selbst die öffentlichen Brunnen spenden solch klares, reines Wasser, dass die Menschen ihre Trinkflaschen direkt an den Wasserspeiern füllen, die überall in der Stadt verteilt sind.

Zurück zur individuellen und zur gesellschaftlichen Regression

Wie schaffen wir es, uns mit dem Verfall zahlreicher Aspekte unserer Lebensqualität zu arrangieren und gleichzeitig an der Fiktion festzuhalten, dass sich nirgends besser leben lässt als in den USA? Wie schaffen wir es, uns einzureden, dass wir uns natürlich ernähren, während unsere Nahrungsmittel in Wirklichkeit bearbeitet, denaturiert und anschließend künstlich gefärbt und geschmacksverstärkt werden und die Hersteller ihnen synthetische Zusätze injizieren, um den auf den Etiketten dokumentierten Nährwertanalysen zu entsprechen? Und was sollen wir von der epidemischen Adipositas und der Werbung der Nahrungsmittelindustrie für exzessiven Fett-, Zucker- und Salzkonsum denken? Welche psychologischen Mechanismen braucht es zur Aufrechterhaltung einer solchen Dualität? Meiner Ansicht nach ist die Dissoziation, zu der ich auch Verleugnung, Spaltung und motiviertes Vergessen zähle, die naheliegende Antwort. Vertreter der relationalen Psychoanalyse verstehen die Psyche als

> »eine Konfiguration diskontinuierlicher, wechselnder Bewusstseinszustände, die der Wahrnehmung und Kognition mal mehr, mal weniger zugänglich sind. Manche dieser Selbstzustände können in jedem beliebigen Moment des normalen mentalen Funktionierens hypnoid von der Wahrnehmung abgekoppelt werden [...], während sich andere der Bewusstwerdung praktisch komplett verschließen, weil sie niemals sprachlich symbolisiert worden sind« (Bromberg, 1996, S. 57).

Relationale Theoretiker arbeiten mit dem Begriff »Dissoziation« und sind der Ansicht, dass der Mechanismus allen übrigen Abwehrmechanismen zugrunde liegt. Viele Autoren halten diese Hypothese für nicht vertretbar. Arnold Goldberg, mit dem ich vor vielen Jahren darüber sprach, sagte, dass sich ein Modell der Psyche testen lasse, indem man maximal viele Phänomene mit ihm zu erklären versuche (Goldberg, 1991, pers. Mitteilung). So gesehen, entbehrt es nicht der Ironie, dass er behauptete, Heinz Kohut habe keineswegs beabsichtigt, mit seinem Modell der vertikalen Spaltung die dissoziative Identitätsstörung zu erklären. Die Dissoziation sei kein Kohut'sches Konzept gewesen. Worin besteht aber der Unterschied zwischen den widersprüchlichen Selbstzuständen der Kohut'schen Psyche, die durch vertikale Spaltung voneinander getrennt wurden, und den Selbstzuständen der relationalen Psyche, die durch die Dissoziation, so wie die Vertreter der relationalen Psychoanalyse sie verstehen, voneinander getrennt wurden? Und wie groß ist die Ähnlichkeit der Dissoziation mit Schafers »verleugnetem Handeln« (Schafer, 1981 [1973]) oder mit Greens »Arbeit des Negativen« (Green, 2001 [1999])? Wer sich die entsprechenden Definitionen ansieht, schwankt zwischen der Erregung, die eine von bedeutenden Denkern ausgetragene metapsychologische Debatte hervorruft, und dem Ennui des Narzissmus der kleinen Unterschiede.

Gleichwohl konfrontiert uns die DIS mit dem Problem, dass die Dissoziation im Kontext dieser Störung auf präzedenzloser Ebene stattfindet und mit einer pseudo-externalisierten Verschiebung einhergeht, die einen ganzen Kader von Selbsten mit je eigener Kohärenz entstehen lässt. Er hat die Funktion, eine tiefe Vernichtungs- und Trennungsangst abzuwehren, die mit der fehlenden Selbst- und Objektkonstanz der Patienten zusammenhängt. Heute kennen wir fünf organisierende Einflüsse, die zur Genese dieser Personifizierungen beitragen: 1. eine perverse Sexualität; 2. das Traum-Ich und autosymbolische Phänomene; 3. die intergenerationelle Transmission des Traumas; 4. Nahtoderfahrungen und 5. den spalterischen Einfluss der Aggression und ihrer Schicksale (I. Brenner, 2001, 2004).

Fallbericht

Während ihres Krankenhausaufenthaltes, der auf einen Suizidversuch von Mrs. H. folgte, erzählte die Patientin, wie sehr ihr Mann sie tyrannisiere und kontrolliere. Aus einer beruflich erfolgreichen Frau und kompetenten Mutter war eine chronisch kranke Psychiatriepatientin geworden. Sie hatte mehrere frühe sexuelle Traumata erlitten und später im College etwas erlebt, worüber sie nicht sprechen konnte. Nach diesem Zwischenfall hatte sie sich tagelang in ihrem winzigen Zimmer versteckt gehalten. Der Angriff kam erst während des Klinikaufenthaltes ans Licht, als sie in einem amnestischen Zustand wie ein sehr junges Mädchen zu sprechen begann und erzählte, dass sie sich aus Angst in ihrem Zimmer verberge. Ich hatte Mrs. H. bis zu diesem Zeitpunkt zwei Jahre lang fünfmal pro Woche sowohl als stationäre wie auch als ambulante Patientin gesehen.

In einem dissoziierten psychischen Zustand stellte sie sich mit einem androgynen Vornamen vor und erklärte höflich, was geschehen war. Sie sprach von sich selbst in der dritten Person und berichtete in sehr sachlich und professionell klingendem Tonfall, Mrs. H. fühle sich von den Therapiegesprächen, die sich um ihre Ehe und ihre sexuellen Pflichten als Ehefrau drehten, überfordert. Zudem bereite ihr die auftauchende Sexualität ihrer Kinder große Angst, und sie benutze dies als Vorwand, um deren Telefonate zu belauschen. Die Patientin sei als Collegestudentin eines Abends auf der Straße von mehreren Männern bedrängt worden. Sie hätten ihr ein Messer an die Kehle gehalten, sie der Reihe nach vergewaltigt und dann blutend auf einem einsamen Feld zurückgelassen, wo sie um ihr Leben rang.

Die Erinnerung an die Angreifer, eine Gruppe afroamerikanischer Männer, wurde durch die Afroamerikaner wieder wachgerufen, die ihr als Patienten oder als Personalangehörige in der Klinik begegneten. Auf einer unbewussten Ebene wurde Mrs. H. fortwährend getriggert, so dass ihre inneren Helfer, darunter auch ein krankenschwesterähnliches Selbst, ihr nicht helfen konnten, die Kontrolle zu behalten. Das Ergebnis war ein anfallartiges Wiedererleben der Vergewaltigung, die sie fast das Leben gekostet hätte. Sie durchlebte das grausame Geschehen in allen Details aufs neue, allerdings in einem dissoziierten Zustand, an den sie – ganz ähnlich wie in einem postiktalen Verwirrtheitszustand – anschließend keine Erinnerung hatte. Gefährliche Situationen wie diese – und die medizinisch weniger dramatischen, aber emotional gleichermaßen intensiven Übertragungsphänomene solcher Patienten mit höherem Funktionsniveau – haben mich zu dem Schluss bewogen, dass die Rolle der Dissoziation und die Beschaffenheit der Selbste bei dissoziativer Identitätsstörung mehr sind als »lediglich ein Sonderfall« (Kiefer, 2011) der ubiquitären dissoziierten Selbstzustände, die von relationalen Theoretikern beschrieben werden. Man wirft Therapeuten, die Patienten mit DIS behandeln, gern vor, Alter-Persönlichkeiten iatrogen zu erzeugen. Im Falle dissoziierter Selbstzustände hingegen wird von Therapeuten erwartet, dass sie Selbstzustände, die nur durch Enactments und Selbstenthüllungen zugänglich werden, erkennen und identifizieren.

Für Mrs. H. bestand ein chronisches intermittierendes Suizidrisiko, da sie es in einem bestimmten Bewusstseinszustand als ihre Pflicht betrachtete, Rache an ihren Angreifern zu nehmen; in einem anderen Bewusstseinszustand musste sie sich dafür bestrafen, dass sie die Vergewaltigung zugelassen hatte. Als »sie selbst« versuchte sie gleichzeitig verzweifelt, von den unerträglich schmerzlichen Erinnerungen an ihre panische Angst, an die Demütigung und Hilflosigkeit angesichts des völlig überraschenden Angriffs nicht überflutet zu werden. Sie wurde extrem religiös. Eines ihrer Selbste wandte sich sogar an einen fundamentalistischen Prediger, um sich durch einen Exorzismus von Satans Einfluss befreien zu lassen. Während ihres Klinikaufenthaltes ließ sie sich in einem anderen Selbst auf eine sadomasochistische heterosexuelle Beziehung zu einem Mann ein, mit dem sie in seinem Lieferwagen Sex hatte. Ihr Plan, den eigenen Körper durch Nahrungsentzug zu strafen, und die Phantasie, sowohl ihre gefährliche innere als auch die nicht minder gefährliche Außenwelt zu kontrollieren, hatten zur Folge, dass sie eine lebensbedrohliche Anorexie entwickelte. Sie hungerte, erbrach, wenn sie etwas zu sich genommen hatte, und nahm Abführmittel, bis sie schließlich als Notfall in eine Klinik eingeliefert wurde. In einem kindhaften Zustand zog sie sich dort in ein Phantasieland zurück und malte Bilder von idyllischen Landschaften unter sonnigem Himmel.

Um den therapeutischen Prozess zu beschleunigen und eine Integration zu fördern, fragte ich die Patientin etwa ein Jahr später, ob sie damit einverstanden sei, einige ihrer Sitzungen auf Video aufnehmen zu lassen. Wie sich herausstellte, kam mein Ansinnen für sie verfrüht. Mrs. H. war noch nicht soweit. Ich hatte gehofft, dass der konkrete Anblick ihrer Alter-Persönlichkeiten auf dem Bildschirm es ihr ermöglichen würde, anzuerkennen und zu akzeptieren, dass sie ihren Körper tatsächlich mit anderen Selbsten »teilte« und dies in ihrem gewöhnlichen Bewusstseinszustand nicht wahrnahm. Dieser Schritt, so meine Hoffnung, würde es ihr erleichtern, »ko-bewusst« zu werden, das heißt, sich selbst auch in dem dissoziativen Zustand zu beobachten und ihre Psyche nach und nach immer mehr anzunehmen. Ihr Zustand ließ ein Überleben als einheitliches Selbst zum damaligen Zeitpunkt nicht zu. Eine geschlechtslose, destruktive Macht betrieb Mrs. H.s Zerstörung, weil sie die quasi-wahnhafte Überzeugung hegte, sich dadurch die Kontrolle über den Körper sichern und jede künftige äußere Bedrohung abwenden zu können. Diese Macht trug den Namen »Fate« (Schicksal) und hatte durch ihren Einfluss bereits schwere Selbstverstümmelungen verursacht. Aufgrund ihrer autohypnotischen Analgesie, die die Patientin in diesen extrem dissoziierten Zuständen induzieren konnte, hatte sie bei solchen selbstzugefügten schweren Verletzungen aber keine Schmerzen empfunden.

Als Mrs. H. das Video anschaute und sah, wie sie umhermarschierte und mit »Fates« charakteristischer Stimme über sich selbst in der dritten Person sprach, begann sie zu lachen, kehrte dem Bildschirm den Rücken und rief aus: »Das bin ich nicht! Das bin ich nicht!« Kurz darauf verfiel sie spontan in einen Trancezustand, und ein weiteres Selbst tauchte auf. Was ihre Augen gesehen hatten, war ihr unerträglich.[13] Auf diese maligne Form der Blickabwendung folgten das Vermeiden einer Wahrnehmung, von der sich die Patientin überfordert fühlte, eine

13 Dass die Patientin von den für sie unerträglichen Bildern überwältigt wurde, illustriert, dass wir allein durch den Anblick schrecklicher Bilder, zum Beispiel der Aufnahmen von den zerstörten Zwillingstürmen, traumatisiert werden können.

Verleugnung der äußeren wie auch der inneren Realität und eine spezifische Form der Verneinung (Akhtar, 2011; I. Brenner, 2009a). Sie bestritt, die Person in dem Video zu sein, und sagte sich auf diese Weise von den Inhalten ihrer eigenen Psyche los.

Schluss: ein Modell einer traumatisierten, dissoziierten Gesellschaft

Auf der Grundlage meiner Arbeit mit Patienten mit dissoziativer Identitätsstörung habe ich dieses Modell im 7. Kapitel unter Einbeziehung von Vamık Volkans Sichtweise auch auf traumatisierte Gesellschaften angewandt (I. Brenner, 1996, 2009a). So können wir einige der gesellschaftlichen Phänomene, die sich in der Welt nach 9/11 beobachten lassen, als Großgruppenmanifestationen einer dissoziierten Psyche betrachten. Im Falle meiner Patientin Mrs. H. verkörperten die unterschiedlichen Personifizierungen, die in anmestischen Zuständen »übernahmen«, Wut, Schmerz, Schuld- und Angstgefühle, regressive Flucht und eine Sexualisierung ihres Traumas. In ihrem dissoziierten Bewusstseinszustand versuchte Mrs. H., den falschen Feind, der ihren Angreifern ähnelte, abzuwehren; sie ließ sich auf extreme religiöse Praktiken ein, versuchte, den eigenen Körper zu verstümmeln, verbrauchte ihre wertvollen Ressourcen, hungerte sich fast zu Tode, spionierte ihrer Tochter nach, misstraute ihrem Ehemann, flüchtete sich in eine kindhafte Phantasie und traf sich während ihres Klinikaufenthalts regelmäßig mit einem Mann zu sadomasochistischem Sexspielen. Sie umging die Regeln der Klinik, wenn sie bei dem Mann im Lieferwagen war. In gewisser Weise befand sie sich gleichzeitig in der Klinik und nicht in der Klinik. In all der Zeit versuchte sie verzweifelt, nicht an das, was ihr in der Vergangenheit zugestoßen war, zu denken. In ihren dissoziierten, personifizierten Bewusstseinszuständen aber wiederholte sie es und bestrafte sich zugleich für das Geschehen. Dichterische Freiheit vorausgesetzt, könnte man dies auf unsere traumatisierte Gesellschaft – die Nicht-Vereinigten Staaten von Amerika – übertragen, die noch immer mit dem Erbe des 11. September zu kämpfen hat:

1. Das Militär bekämpfte »den falschen Feind«, indem es Irak unter dem Vorwand angriff, Saddam Hussein pflege enge Kontakte zu al-Kaida und horte gewaltige Mengen an Massenvernichtungsmitteln, um uns und unsere Verbündeten auszulöschen.
2. Fundamentalismus und religiöser Extremismus erlebten einen Aufschwung und greifen wie nie zuvor in den politischen Prozess ein. Im

Grunde schreiben sie den Grundsatz der Trennung von Kirche und Staat um.

3. Einheimische Hassgruppen und Bürgerwehren, die entschlossen sind, das Land von Außenseitern, Fremden und Minderheiten zu befreien, um es vor der Zerstörung zu bewahren, finden immer mehr Zulauf. Wenn sie durch Massenmord und -deportationen ihren Willen, die Regierung zu übernehmen, durchsetzen könnten, hätte dies zerstörerische, selbstmörderische Folgen für unser Land.
4. Infolge von Gier, Missmanagement und Kurzsichtigkeit hat unsere eigene Wirtschaft Schaden genommen. Es herrscht Arbeitslosigkeit, und die Aggression in der Bevölkerung wächst. In diesem Kontext hat sich eine Adipositasepidemie ausbreiten können, weil große Teile der Bevölkerung sich extrem ungesund ernähren.
5. Im Namen der nationalen Sicherheit rechtfertigen das Department of Homeland Security und die National Security Agency (NSA) das Ausspionieren der Bevölkerung auf beispielloser Ebene und unter Missachtung der in der Verfassung verankerten Rechte unserer Bürger.
6. Eskapistische Filme und Unterhaltungsprogramme, Phantasiewelten, Science-fiction-Plots, Comedys und die nostalgische Sehnsucht nach vergangenen Zeiten nehmen immer mehr Raum ein. Es ist wichtig, dieses Phänomen gründlicher zu erforschen und Vergleiche mit anderen traumatischen, extrem belastungsreichen Zeiten anzustellen.
7. Im Namen der nationalen Sicherheit wurden tausende mutmaßlicher Terroristen gefangengenommen, in Guantanamo weggesperrt und zweifelhaften Verhörmethoden ausgesetzt. Guantanamo gehört nicht wirklich zu den Vereinigten Staaten, sondern wurde von den USA als Militärbasis erworben und mit US-Bürgern besiedelt, um das für die USA geltende gesetzliche Folterverbot zu umgehen. Dadurch erhält das Gefangenenlager den Charakter eines dissoziierten, sadomasochistischen Enactments: Es ist gleichzeitig hier und nicht hier. Wir wissen von ihm und wir wissen nicht von ihm, wir betrachten es als unser und wollen nicht, dass es unser ist.
8. Die Aufgabe, ein angemessenes Mahnmal an Ground Zero zu errichten, hat sich als ungemein schwierig erwiesen. Dieser Tatort, das Gelände, auf dem Tausende ihr Leben verloren, wurde mit dem gelben Absperrband der Polizei gekennzeichnet und abgeriegelt. All die Probleme, die mit dem Gedenken an unschuldige Menschen, mit der Trauer um die Opfer und mit der Verarbeitung des Geschehens zusammenhängen, wurden in politische und religiöse Konflikte hineingezogen und instrumentalisiert. Die Ausein-

> andersetzung über den Bau eines muslimischen Gemeinschaftszentrums in der Nähe von Ground Zero ist dafür ein Beispiel. Von vielen Menschen mit nicht-muslimischen Hintergrund wurde der Plan als beleidigend und abstoßend empfunden. Genauso reagierten viele Menschen auf die Absicht, neben dem Konzentrationslager Auschwitz ein Karmeliterinnenkloster zu errichten.

Die Gefahr, dass wir das Erbe des 11. September überschätzen und die Schwierigkeiten, mit denen wir infolge der Angriffe zu kämpfen haben, überdiagnostizieren, ist gewiss nicht von der Hand zu weisen; möglich ist aber auch, dass wir die Folgen für unsere Gesellschaft unterschätzen. Ebenso wie Langzeitstudien über Mütter und Säuglinge, die vor zehn Jahren starteten, mehr und mehr Informationen auf der individuellen Ebene versprechen, wird der Fortgang der Zeit uns auch über die Schicksale Aufschluss geben, die unseren Institutionen nach diesem nationalen Trauma beschieden waren. Sie zu verstehen wird uns leichter fallen, wenn wir der Möglichkeit Rechnung tragen, dass auch auf dieser Ebene Dissoziationsprozesse am Werk sind.

Vierter Teil

Behandlungstechnischer Bereich

9. Kapitel

Deutung oder Containment

> »Was, wenn du schliefest? Und was, wenn du, in deinem Schlafe, träumtest? Und was, wenn du in deinem Traume zum Himmel stiegest und dort eine seltsame und wunderschöne Blume pflücktest? Und was, wenn du, nachdem du erwachtest, die Blume in deiner Hand hieltest? Ah, was dann?«
>
> *Samuel Taylor Coleridge (1772–1834)*

Einleitung

Immer mehr analytisch orientierte Therapeuten bringen den Begriff »Dissoziation« mit traumatischen Erlebnissen in Verbindung. In der Vergangenheit war man der Meinung, dass die Psychoanalyse für diesen Bereich nicht zuständig sei, vor allem wenn die Nachwirkungen tatsächlicher Erfahrungen in der Behandlung mit der psychischen Realität um Beachtung konkurrieren. Seit Pierre Janet (1889) vor mehr als einem Jahrhundert den Begriff »désaggregation« einführte, der mit »dissociation« ins Englische übersetzt wurde, blickt das Konzept in der psychoanalytischen Bewegung auf eine »wechselvolle Geschichte« (Glover, 1943) zurück. Weil Freud sich vorgenommen hatte, eine völlig neue Psychologie mit einer neuen, originären Terminologie zu formulieren (Makari, 2008), verwarf er Janets Formulierung, übernahm aber die Spaltung der Psyche in seine Theorie und arbeitete sie weiter aus.

Trotz seiner unverwechselbaren Geschichte krankte der Begriff »Dissoziation« am Übel konzeptueller Verschwommenheit und Ungenauigkeit, das auch andere wichtige Konzepte, etwa das der Spaltung, befallen hat (Lichtenberg & Slap, 1973; Pruyser, 1975). So haben die verschiedenen theoretischen Bewegungen jeweils bestimmte Begriffe übernommen, um zentrale Abwehrmaßnahmen zu bezeichnen. Zum Beispiel sprechen die Freudianer von Verdrängung oder horizontaler Spaltung, die Kleinianer von primitiver Spaltung und die Kohutianer von vertikaler Spaltung. Die Vertreter der relationalen Psychoanalyse arbeiten heute mit dem Terminus Dissoziation, der zudem in unserem Gesamtverständnis der Psyche wachsende Anerkennung findet. Dass er tatsächlich einen Aufschwung erlebt, zeigt die Tatsache, dass rund die Hälfte der im PEP-Archiv gesammelten

115 Aufsätze, deren Titel »Dissoziation« enthält, im letzten Jahrzehnt publiziert wurde.

Eine vereinheitlichende Großtheorie, die bewährte Konzepte aus rivalisierenden Theorien zusammenführt und sich durch höchsten Explanationswert auszeichnet, wurde bislang nicht formuliert. Dies sollte uns nicht überraschen, denn auch die härteren Naturwissenschaften, etwa die Physik, haben dieses ehrgeizige Ziel bislang verfehlt. Aufgrund der Wissensexplosion in den Neurowissenschaften kommt der in der psychoanalytischen Community häufig geäußerte Wunsch, Freuds *Entwurf einer Psychologie* zu aktualisieren, im Grunde dem Versuch gleich, ein bewegliches Ziel zu treffen. Es gilt, gewaltige Mengen an Information zu assimilieren. Doch wenn wir uns mit den psychischen Repräsentationen dieser Prozesse und insbesondere mit den Repräsentationen beschäftigen, die mit psychischen Traumata zusammenhängen, zeigt sich, dass wir immer mehr Verknüpfungspunkte zwischen beobachtbaren Phänomenen und Hirnfunktionen finden werden, je mehr wir über neurale Netzwerke, Gedächtnissysteme, Amygdala und Angstkonditionierung, Lustzentren und neuro-humorale Einflüsse in Erfahrung bringen.

Zu unserer Verwirrung trägt bei, dass die Fachliteratur über Dissoziationsvorgänge zahlreiche verwandte Begriffe anführt, um unterschiedliche Definitionen zu erläutern. Wir lesen »Dissoziation« und »dissoziativ«. Wir lesen »dissoziiertes relationales Unbewusstes«, »dissoziative Persönlichkeit«, »dissoziativer Charakter«, »dissoziatives Selbst«, »dissoziierte Selbstzustände« und »Dissoziopath«. Relationalen Theoretikern, die nach einem Ersatz für das Freud'sche Strukturmodell und für das objektbeziehungstheoretische Modell der Psyche, in dem die Spaltung eine zentrale Rolle spielt, suchten, hat man vorgehalten, einen einzelnen Aspekt ihres Denkens über Gebühr zu gewichten. So macht die Annahme eines gemeinsamen relationalen Unbewussten das Konzept einer Zwei-Personen-Psychologie erneut zu einer Eine-Person-Psychologie – genauer: zur Psychologie einer gemeinsam geteilten Psyche –, die der Interaktion in der analytischen Dyade allzu viel Bedeutung beimisst (Blechner, 2010). In einem anderen Bereich jedoch, der für die dissoziative Identitätsstörung relevant ist, sind die relationalen Theoretiker meines Erachtens nicht weit genug gegangen.

Meine früheren Überlegungen zur Dissoziation konzentrierten sich auf den Vorgang als hypnotische, gegen Überstimulation und Trauma gerichtete Abwehr, deren Funktion wandelbar ist, so dass sie auch zur Abwehr der durch inneren Konflikt ausgelösten Angst eingesetzt werden kann. Dieser Blickwinkel erlaubte es mir, die dynamische Beziehung zwischen solchen Zuständen, die in der Übertragung mobilisiert werden, zu erkennen. Das Konzept der für die DIS charakteristischen sogenannten »Mosaikübertragung«, an dem ich mich seit Jahren orientiere, hat es mir ermöglicht, mit dieser Patientengruppe vernünftige analytische Arbeit zu leisten, solange mir eine hinreichend sichere haltende Umwelt zur Verfügung stand. Auch wenn diese traumatisierten Patienten tatsächlich in hohem Maß zu Inszenierungen neigen, widerspricht meine persönliche Erfahrung dem Schibboleth der relationalen Theoretiker, dass ihre dissoziierten Selbstzustände völlig unzusammenhängend und ohne jede Beziehung zueinander ko-existieren. So ist beispielsweise das Phänomen des von bestimmten Personifizierungen geteilten Ko-Bewusstseins von solch großer klinischer Bedeutung, dass es in dynamischen Behandlungen sorgfältig untersucht zu werden verdient. Darüber hinaus lässt sich zeigen, dass die dissoziierten Personifizierungen sehr wohl explizite, als formulierte Erfahrung gespeicherteErinnerungen haben können, obwohl man diese gewöhnlich als Kriterium zur Unterscheidung zwischen dissoziierten Erinnerungen und verdrängten Erinnerungen betrachtet. Ich selbst habe die Erfahrung gemacht, dass sich die Behandlung solcher Patienten nicht nur auf Enactments, Offenlegungen und intersubjektive Matrix stützen kann, sondern dass auch ein eher klassisches Verfahren möglich ist. Freilich kann der Gegenübertragungsdruck in der Behandlung dieser extrem impulsiven Patienten so stark werden, dass es sehr schnell zu einer Regression und einem Verschwimmen der Ich-Grenzen kommt und die Fähigkeit des Analytikers, ein gesundes therapeutisches Bündnis zu entwickeln, in Mitleidenschaft gezogen wird. Aus diesem Grund ist ein hybrider Ansatz meines Erachtens am hilfreichsten. Weil die Personifizierungen im Falle der dissoziativen Identitätsstörung nicht nur ungemein komplex und hartnäckig, sondern auch außerordentlich kreativ sein können und unter Umständen ein hohes Funktionsniveau aufweisen – um beispielsweise als Jurist, Mediziner oder Politiker zu arbeiten –, halte ich ihre psychoanalytische Untersuchung, die wiederum ihrer Integration in die Psyche zuträglich ist, für gerechtfertigt.

Um diese Sichtweisen der Dissoziation mit den überaus wichtigen Erkenntnissen der Entwicklungsforschung und der relationalen Theorie zu verbinden, habe ich eine Entwicklungslinie der Störung ausgearbeitet (siehe 3. Kapitel). Mit Blick auf die Frage, wann und wie psychische Zustände und Inhalte gespalten und voneinander getrennt gehalten werden, kann man zum Beispiel im Gefolge Freuds (1926d) und Bions (2009 [1989]) bei der Zäsur der Geburt ansetzen – jenem dramatischen Augenblick, in dem das Neugeborene seinen ersten Atemzug tut, seinen ersten Schrei ausstößt und sein Blutkreislauf sich in Anpassung an das Erdenleben drastisch verändert. Das embryonale Loch im Herzen, das Foramen ovale cordis, schließt sich, und zum ersten Mal wird das gesamte Gehirn von Sauerstoff durchflutet. Mit der Durchtrennung der Nabelschnur gelangen die plazentalen Peptide und anderen Hormone, die das Gehirn des Fötus in einem quasi-komatösen Zustand gehalten haben (Mellor et al., 2005), nicht länger in den kindlichen Kreislauf. Das verschwommene mentale Funktionieren des Fötus verändert sich, sobald er aus dem Claustrum befreit und sein Gehirn mit Sauerstoff versorgt wird. Winnicott (1994 [1988]) hat eine natürliche Dissoziation zwischen den Schlaf- und Wachzuständen des Neugeborenen beschrieben. Individuelle Schwankungen des Dämmerzustands (Weil, 1970), des Halbschlafs, in dem hypnagoge und hypnopompe Halluzinationen auftreten können, lassen sich auch bei Neugeborenen beobachten. Weil solche veränderten Bewusstseinszustände ein natürliches Phänomen sind, werden frühe dyadische Erfahrungen, zum Beispiel das Stillen, in sie inkorporiert. Die Induktionstechniken zur Einleitung der Hypnose, mit denen man bei Erwachsenen arbeitet, scheinen dieses Phänomen zu spiegeln und zu reaktivieren. Beschrieben wurden auch die Blickvermeidung des Säuglings als eine rudimentäre Abwehr der Überstimulation, ein Sich-Abwenden von der Realität (Fraiberg, 1982) sowie eine desorganisierte, desorientierte Bindung und vermeidende Bindung (I. Brenner, 2009a; Liotti, 1992; Lyons-Ruth, 1999, 2003).

Angst kann schon früh weitergegeben werden. Wenn die Transmission andauert, ist mit lebenslangen Folgen zu rechnen. In diesem Kontext habe ich die »dissoziogene Mutter« beschrieben, die ihr Kind und seinen Körper nicht kennen oder erkennen kann, weil sie sich selbst nicht zu (er-)kennen vermag. Dieses Muster wurde von zahlreichen Autoren beschrieben, etwa von Bion, Kohut, Mahler, Bromberg und Fonagy. Davon ausgehend, können wir eine Internalisierung dieses gestörten Dialogs als Abwehr betrachten (Whitmer, 2001). Dinge zu trennen, auseinanderzuhalten und sie nicht zu kennen sowie der intrapsychische Niederschlag der gestörten Beziehung können lebenslang in dieser Form erhalten bleiben; sie können aber auch zum Vorläufer jenes Mechanismus werden, den wir als Verdrängung bezeichnen – ein motiviertes Vergessen, das gewöhnlich nicht vor Vollendung des dritten Lebensjahres auftaucht.

Sollte es Jahre später, in der Pubertät, zu einer Krise infolge der unzulänglichen Integration des sexuell heranreifenden Körpers und der Psyche kommen, erhält die Dissoziation unter Umständen zentrale Bedeutung. Darüber hinaus ist die frühe Kindheit von der späteren Kindheit ebenso dissoziiert wie die Kindheit vom Erwachsenenalter, wobei die Übergangsphase der Adoleszenz an sich schon als prolongierte dissoziative Episode betrachtet werden kann. Der von Laufer und Laufer (1984) beschriebene Zusammenbruch in der Adoleszenz, eine schwere Manifestation der adoleszenten Krise, zieht lebenslange Folgen nach sich. In solchen Situationen können sich dissoziative Manöver meiner Erfahrung nach noch deutlicher zu erkennen geben.

Auf einer weniger malignen Ebene beobachten wir die Dissoziation des Alltagslebens, die meines Erachtens an sämtlichen Psychopathologien von den Fehlhandlungen über zwanghaftes Grübeln bis hin zu Zwangsritualen beteiligt ist. Die sorgfältige Untersuchung von Situationen, in denen sich jemand nicht erinnern kann, ob er die Haustür abgeschlossen, das Gas abgedreht oder den Kuchen aus dem Backofen genommen hat, oder in denen jemand nicht mehr weiß, wo er seinen Schlüsselbund hingelegt hat, zeigt oft, dass diese Phänomene sich in einer Minitrance abspielen (I. Brenner, 2009a).

Aus diesem Grund vermute ich, dass die Dissoziation die Grundlage der Verleugnung, der Spaltung und des motivierten Vergessens darstellt und diese Vorgänge in sich vereint. Relationale Theoretiker betrachten die Psyche als

> »eine Konfiguration diskontinuierlicher, wechselnder Bewusstseinszustände, die der Wahrnehmung und Kognition mal mehr, mal weniger zugänglich sind. Manche dieser Selbstzustände können in jedem beliebigen Moment des normalen mentalen Funktionierens hypnoid von der Wahrnehmung abgekoppelt werden […], während sich andere der Bewusstwerdung praktisch komplett verschließen, weil sie niemals sprachlich symbolisiert worden sind« (Bromberg, 1996, S. 57).

Auch wenn ich die Dissoziation anders konzeptualisiere als die relationalen Theoretiker, fasziniert mich die Spekulation, dass die Vorläufer dieses Mechanismus in einer so frühen Entwicklungsphase auftauchen, dass sie tatsächlich allen übrigen Abwehrmechanismen zugrunde liegen könnte. Freilich halten viele Autoren diese Hypothese für nicht vertretbar, aber Arnold Goldberg, mit dem ich vor vielen Jahren darüber sprach, meinte, dass sich ein Modell der Psyche testen lasse, indem man maximal viele Phänomene mit ihm zu erklären versuche (Goldberg, 1991).

So gesehen, entbehrt es nicht der Ironie, dass er behauptete, Heinz Kohut habe keineswegs beabsichtigt, mit seinem Modell der vertikalen Spaltung die dissoziative Identitätsstörung zu erklären. Die Dissoziation sei kein Kohut'sches Konzept gewesen. Worin besteht aber der Unterschied zwischen den widersprüchlichen Selbstzuständen der Kohut'schen Psyche, die durch vertikale Spaltung voneinander getrennt wurden, und den Selbstzuständen der relationalen Psyche, die durch die Dissoziation, so wie die Vertreter der relationalen Psychoanalyse sie verstehen, voneinander getrennt wurden? Und wie groß ist die Ähnlichkeit der Dissoziation mit Schafers »verleugnetem Handeln« (Schafer, 1981 [1973]) oder mit Greens »Arbeit des Negativen« (Green, 2001 [1999])? Wer sich die entsprechenden

Definitionen ansieht, schwankt zwischen der Erregung, die eine von bedeutenden Denkern ausgetragene metapsychologische Debatte hervorruft, und dem Ennui des Narzissmus der kleinen Unterschiede.

Gleichwohl konfrontiert uns die DIS mit dem Problem, dass die Dissoziation im Kontext dieser Störung auf präzedenzloser Ebene stattfindet und mit einer pseudo-externalisierten Verschiebung einhergeht, die einen ganzen Kader von Selbsten mit je eigener Kohärenz entstehen lässt. Er hat die Funktion, eine tiefe Vernichtungs- und Trennungsangst abzuwehren, die mit der fehlenden Selbst- und Objektkonstanz der Patienten zusammenhängt. Heute kennen wir fünf organisierende Einflüsse, die zur Genese dieser Personifizierungen beitragen: 1. eine perverse Sexualität; 2. das Traum-Ich und autosymbolische Phänomene; 3. die intergenerationelle Transmission des Traumas; 4. Nahtoderfahrungen und 5. den spalterischen Einfluss der Aggression und ihrer Schicksale (I. Brenner, 2001, 2004).

Die analytisch orientierte Behandlung solcher Patienten erfolgt, schematisch gedacht, in fünf Stufen:

1. *Die Entwicklung des therapeutischen Bündnisses.* Mit der Patientin in all ihren Bewusstseinszuständen im Rapport zu sein ist unabdingbar.
2. *Definition der »Mosaikübertragung«.* Jedes Selbst kann den Analytiker auf je eigen Weise wahrnehmen, unterschiedliche internalisierte Objekte projizieren und unterschiedliche traumatische Szenarien agieren. Aufgrund der fehlenden Selbstkonstanz haben die Patienten auch keine Objektkonstanz entwickelt, so dass sich die zusammengesetzte Übertragung typischerweise auf einer präödipalen Ebene der Wiederannäherung manifestiert und mit Bindungsstörungen einhergeht.
3. *Infragestellung des »Das-bin-ich-nicht«-Selbst.* Offenbar gibt es eine spezifische »Veränderung des Ichs« (Freud, 1937c), die zu einer defensiven Verneinung – zur Dissoziation – unerträglicher Affekte, Triebe, Erinnerungen und Phantasien führt. Wenn man den Patienten schließlich mit dem klinischen Nachweis seiner dissoziierten Selbste und seiner Amnesie konfrontiert, wird er infolgedessen häufig behaupten: »Das bin ich nicht!« Die Amnesie, das veränderte Körpererleben und die veränderte psychische Wahrnehmung sind ihm tatsächlich fremd. Die Entwicklung von diesem Typ I – »Das-bin-ich-nicht«-Selbst – zu Typ II, der Anerkennung: »Das muss ich sein, auch wenn ich es nicht bin«, ist ein entscheidender Erkenntnisschritt.
4. *Auf dem Weg zur Integration.* Ebenso wie bei anderen Analysepatienten sind die Auflösung des Konflikts, die Aufhebung der Spaltungen und die

Konfiguration der Psyche Teil des Prozesses, den der Patient bewältigen muss. Diese Entwicklungen können und dürfen nicht vom Analytiker verfügt werden, auch wenn das Integrationsziel des Traumatherapeuten die Integration aller disparaten Teile zu einem einheitlichen Selbst bleibt. Integrativ wirkende Erfahrungen können sich im Laufe der Analyse ungeplant und unerwartet einstellen.

5. *Konsolidierung und Durcharbeiten* (I. Brenner, 2004). Ebenso wie in anderen Analysen ist dieser Behandlungsaspekt gewöhnlich Teil der späten mittleren und der Beendigungsphase (ebd.).

Im Folgenden beschreibe ich, wie sich dieser Prozess in der Behandlung einer schwer traumatisierten jungen Frau mit hohem Funktionsniveau im Verlauf eines halben Jahres entfaltete.

Fallbericht

Christine leitet ihre Montagsstunde mit der Schilderung eines Traumes aus der Nacht auf Sonntag ein. Sie kann sich an den Traum so gut erinnern, weil er sie sehr beeindruckt hat.

> »Ich befand mich in einem Konferenzsaal oder Hörsaal, und da waren sehr viele Psychoanalytiker! Oder zumindest schien es so. Ich spielte vorne im Saal Klavier, und Sie waren auch da! Sie standen an der Seite, und Sie haben mich beobachtet und sich dabei mit jemandem unterhalten. Ich glaube, mein Spiel hat Ihnen gefallen.«

Da meine Patientin seit vier Jahren viermal pro Woche auf der Couch lag, könnte man annehmen, dass dieser Traum für sie auf den ersten Blick durchaus verständlich, ja durchschaubar und keineswegs außergewöhnlich war. Schließlich würde man bei zufriedenstellend geführter Analyse erwarten, dass sich die Patientin unter den genannten Umständen irgendwo in Phase 3 der Behandlung befindet und die Übertragung gut ausgebildet ist. Folglich wäre es an der Zeit, den in der Traumsymbolik ausgedrückten verdrängten Wunsch zu deuten, sofern die Patientin nicht selbst dazu in der Lage ist. Zum angemessenen Zeitpunkt angeboten, wäre eine solche Deutung Strachey (1935 [1934]) zufolge mutativ, das heißt, sie würde die Behandlung voranbringen. In einem klassischen psychoanalytischen Szenarium dieser Art könnten wir Christines ödipalen Wunsch deuten, meine

Lieblingspatientin zu sein. Er fand Ausdruck in ihrem Klaviervortrag für ihren Psychoanalytiker, der stolz auf sie war und sie zusammen mit seinen Kollegen bewunderte. Ganz sicher verbarg sich irgendwo in ihrem Unbewussten ein solch exhibitionistischer Wunsch, den sie durch eine charakterliche Reaktionsbildung – schüchternes, sehr respektvolles, zurückhaltendes, bisweilen geradezu unterwürfiges Verhalten – abwehrte. Wir wären auf sicherem freudianischem Boden, und Christine hätte über die Deutung dessen, was sie träumend hervorgebracht hatte, zweifellos verlegen gekichert und ihr am Ende zugestimmt.

An diesem Punkt ihrer Analyse gelangten solche Triebabkömmlinge allenfalls ins Vorbewusste. Sie waren weiterhin angstbesetzt, aber der bewussten Wahrnehmung schon wesentlich besser zugänglich als in den frühen Behandlungsphasen. Nach wie vor wurden sie jedoch nicht mit spezifischem erotischem Material verknüpft. Ich konnte mir daher vorstellen, dass es Christine durchaus zusagen würde, von mir in diese Richtung gelenkt zu werden, spürte aber zugleich, dass sie es als Erleichterung empfände, auf dieser Ebene verharren zu können. Wir wissen, dass »inexakte Deutungen« (Glover, 1931) den Widerstand des Patienten verstärken können, und womöglich wäre unsere Arbeit ins Stocken geraten, wenn ich die Patientin zu diesem Stück Analyse gedrängt hätte.

Ohne dass Christine es wusste, hatte ich an demselben Wochenende über klinisches Material für einen Vortrag nachgedacht, den ich sechs Monate später auf einer Konferenz halten sollte. Ich hatte meine Behandlungen Revue passieren lassen und überlegt, Christines Analyse vorzustellen. Zu diesem Zweck würde ich sie um ihr Einverständnis bitten und das Material anonymisieren müssen. Ich machte mir auch Gedanken darüber, wie meine Arbeit an dem Vortrag den analytischen Prozess beeinflussen würde und welche Vor- und Nachteile es hätte, wenn die Patientin über mein Projekt informiert wäre. Deshalb fand ich es sehr auffällig, dass sie just nach diesem Wochenende ihren Traum schilderte. Sie hatte schon des Öfteren von unheimlichen Erlebnissen berichtet und erzählt, dass sie Dinge über andere Menschen durch »Eindrücke« zu wissen schien, die ihr quasi aus dem Nichts, urplötzlich, in den Sinn kämen. Sie erlebte dieses Phänomen besonders intensiv in ihrer Beziehung zu ihrer Mutter, von der sie sich entfremdet hatte. Während ihrer Analyse wurde sie mindestens zweimal von Angst und körperlichen Sensationen und der schrecklichen Gewissheit überwältigt, dass ihre Mutter ernsthaft krank sei. Beide Male hatte sie Recht. Dass sie offenbar über »außergewöhnliches Wissen« (Mayer, 2007) verfügte, war für sie höchst beunruhigend, doch da sie solche Erfahrungen seit vielen Jahren immer wieder einmal machte, bereitete ihr die Vorstellung, in der Analyse darüber zu sprechen, noch größere Sorgen, denn sie fürchtete, dass ich sie für »verrückt« halten würde. Ich kannte solche Berichte und Erlebnisse allerdings von mehr als der Hälfte meiner Patienten mit schwerer dissoziativer Psychopathologie und war deshalb keineswegs überrascht, sondern setzte die analytische Arbeit fort (I. Brenner, 2001).

Christine hatte nicht lange zuvor »Eindrücke« von mir gehabt, die ich weder bestätigt noch bestritten hatte. Als ich zu analysieren versuchte, weshalb sie ein Recht darauf zu haben glaubte, von mir zu hören, ob ihre Vermutungen zutrafen oder nicht, reagierte sie sehr verletzt und fühlte sich in der Übertragung zurückgewiesen und abgelehnt. Allerdings muss ich ihr zugutehalten, dass sie sehr wohl zu würdigen wusste, dass Erfahrungen aus ihrer Kindheit zu ihrer narzisstischen Verwundbarkeit in solchen Zusammenhängen beitrugen. All dies ging mir durch den Kopf, als sie ihren Traum schilderte. Ich überlegte, ob es sinnvoll sei, in Anbetracht der bevorstehenden Konferenz und der konkreten Arbeit, die der Vortrag für mich bedeutete, anders als üblich mit der Situation umzugehen. Darüber hinaus aber galt es, weitere wesentliche Elemente zu bedenken.

Als Kind hatte Christine Konzertgeigerin werden wollen. Nach einer furchtbaren traumatischen Erfahrung im Alter von etwa elf Jahren hatte sie von heute auf morgen aufgehört zu spielen. Zwar gab es in ihrer Wohnung immer eine Geige und ein Notenpult, doch sie verkörperten für sie eher einen Traum, der sich zerschlagen hatte. Sie rührte das Instrument nicht mehr an – glaubte sie ...

Christine hatte mir schon früh erzählt, wie gern sie als Kind geigte und dass man ihr ein großes Talent bescheinigt habe. In ihrer Jungmädchenphantasie habe sie sich oft vorgestellt, Berufsmusikerin zu werden. Dann aber sei etwas passiert – sie wisse nicht genau, was –, und sie habe aufgehört zu spielen. Ihre wertvolle Geige, ein seltenes Instrument, habe sie aber behalten, und es sei zu einer Art Denkmal geworden, in dessen Nähe sie stets Angst und Traurigkeit verspüre. Sie habe immer gehofft, ihre rätselhafte Hemmung eines Tages überwinden und wieder spielen zu können. Vielleicht würde eine Analyse ihr helfen, auch wenn sie keine Ahnung habe, auf welche Weise dies geschehen sollte, zumal sie aus einem anderen Grund um Behandlung nachsuchte: Sie litt unter unkontrollierbarem Lampenfieber, wenn sie vor Publikum sprechen musste. Weil ihr Beruf sie immer häufiger zu solchen Auftritten nötigte, suchte sie Hilfe. Sie konnte sich nicht vorstellen, dass diese Hemmungen miteinander zusammenhingen, und erwähnte die Geige ungefähr eineinhalb Jahre lang mit keinem weiteren Wort.

Dann wartete sie mit einer jener Überraschungen auf, an die ich mich in der Arbeit mit Menschen, die als Kinder schwer traumatisiert wurden, schon ein wenig gewöhnt hatte: Ein scheinbar getrenntes Selbst kam ans Licht, ein Selbst, das über Kenntnisse, Erinnerungen und Affekte, über Einsicht und über eine andere Perspektive verfügte. Diese Personifizierung, die sich als »Tina« vorstellte, sprach mit koketter, jünger klingender Stimme und schien über alles, was Christine erzählte und sagte, Bescheid zu wissen, während sie umgekehrt von Christine gar nicht bemerkt wurde. Tina besaß ein »Ko-Bewusstsein« mit Christine, aber Christine wusste nichts von Tina, das heißt, sie wurde von Tina sozusagen durch einen Einwegspiegel beobachtet. Kichernd prahlte Tina, dass sie mitten in der Nacht aufstehe und Geige spiele, ohne dass die erwachsene Christine dies auch nur ahne. Ein Beobachter hielte dieses nächtliche Verhalten wahrscheinlich für Schlafwandeln. Und übrigens: Ob ich einmal hören wolle, wie sie spiele? Tina war draufgängerisch – sie wusste schließlich, dass Christine sie vor mir geheim halten wollte, und strebte verzweifelt nach Anerkennung. Sie konnte es gar nicht abwarten, »herauszukommen«, und wäre am liebsten nie wieder verschwunden. Nachdem sie mehrere Monate lang heimlich nachts geübt hatte, zeichnete sie ihr Spiel auf und brachte mir eine Kassette mit – ein konkreter Beweis für ihr traumähnliches anderes Leben, das nun zu einem zentralen Thema wurde.

Mittlerweile vermochte Christine anzuerkennen, was sie seit ihrer Kindheit gewusst und nicht gewusst hatte, nämlich dass es Phasen gab, für die sie keinerlei Zeitgefühl besaß. Irgendwann kam sie zu sich und konnte sich an die vorangegangenen Minuten oder Stunden nicht erinnern. Sie befand sich an einem Ort, ohne zu wissen, wie sie dorthin gelangt war, und ging irgendeiner Aufgabe oder Aktivität nach. Sie hatte ihr Möglichstes getan, um sich einzureden, dass dergleichen für sie normal sei, »keine große Sache«. Zumeist konnte sie sich dank ihres ansonsten hervorragenden Gedächtnisses und ihrer hohen Intelligenz mit den Zeitlücken arrangieren. Um sich nicht zu ängstigen, vergaß sie einfach, dass sie etwas vergessen hatte. In der Analyse aber wurde aufgrund der hohen Sitzungsfrequenz und der steigenden Intensität ihrer Übertragung unmissverständlich klar, dass es diese sonderbaren Absencen gab und dass sie unbedingt erforscht und behandelt zu werden verdienten.

Nach und nach tauchten tief verstörende Erinnerungen an bizarre, schmerzhafte allwöchentliche Rituale auf, die eine Schwester ihrer Mutter, die sich einen Großteil der Zeit um das Kind kümmerte, mit Christine praktiziert hatte. Darüber hinaus erinnerte sich die Patientin unter Qualen an furchtbare Gewaltszenen, die sie auf Reisen in der Obhut ihres Großvaters miterlebt hatte. Er war das Oberhaupt einer Familie mit ethnischen Bindungen, die dem organisierten Verbrechen angehörte. Wenn Christine in einer Sitzung von solchen blitzartigen Erinnerungen heimgesucht wurde, driftete sie oft ab. Kleinlaut gestand sie, dass ihr diese defensive Flucht überaus vertraut sei. Sie verstecke sich dann »im Spielzeugschrank«, sagte sie. Andere Patienten beschreiben dieses autohypnotische Phänomen als »Spaziergang im Wald«, »mit meinen Barbies spielen« oder

»Lieder singen«. Eine Frau, die als Kind von ihrem Onkel in dessen Werkstatt missbraucht wurde und während der Tortur das Foto eines holländischen Jungen fixierte, das auf einer im Regal stehenden Farbdose abgebildet war, bezeichnete diesen Zustand als »Mit dem Jungen auf der Farbdose reden« (I. Brenner, 2001).

Wenn Tina in diesen Phasen in den Sitzungen herauskam, wiederholte sie die frühere, trauma-induzierte dissoziative Flucht, zu der Christine nun offensichtlich durch Angst im Hier und Jetzt der Übertragung veranlasst wurde. In ihrer Furcht, mich zu überwältigen und mir Schaden zuzufügen, argwöhnte Christine auch, dass ich es mittlerweile bereute, sie als Patientin angenommen zu haben, und die Analyse beenden würde. Ihre Identifizierung mit ihrem Großvater, dem Mörder, erfüllte sie mit Selbstekel und Angst vor der eigenen Destruktivität und war in einer weiteren schwer greifbaren Personifizierung verkörpert. Wenn Christine sich von mir vernachlässigt oder schlecht behandelt fühlte, obwohl sie selbst ihre Termine durcheinandergebracht hatte, tauchte ein bedrohliches, zorniges und abgrundtief misstrauisches Selbst auf. Dieses »dunkle« Selbst lehnte es ab, sich mir vorzustellen oder in der Analyse mitzuarbeiten.

Die sehr tiefen Verlassenheitsängste der Patientin hingen nicht nur mit der frühen Mutterbeziehung zusammen. Christine war zudem nach einem blutigen Bandenkrieg von ihrem sadistischenGroßvater am Schauplatz eines Massakers zurückgelassen worden. Andererseits liebte er ihr Geigenspiel so sehr, dass er ihr Talent in seinem gesamten Einflussgebiet feiern ließ. Er organisierte sogar ein Konzert für sie, das zum Höhepunkt ihres jungen Lebens wurde. Danach aber kam er nachts in ihr Schlafzimmer und vergewaltigte sie. Nun hasste sie ihren geliebten Großvater und betete zu Jesus Christus, er möge ihn sterben lassen. Sie betete zu einem an der Wand hängenden Kreuz, auf das sie während jenes Angriffs, der ihr Leben verändern sollte, geblickt hatte. Das Unglaubliche geschah. Noch in derselben Woche wurde ihr Großvater vor ihren Augen von seinen Rivalen ermordet. Als er in den letzten Sekunden seines Lebens begriff, was ihm bevorstand, bedeutete er ihr, im Hintergrund zu bleiben. Andernfalls wäre auch sie getötet worden. All diese verwirrenden Geschehnisse blieben ihr ebenso unbegreiflich wie die Gefühle, die sie in Bezug auf den Großvater empfand. Tiefe, idealisierte Liebe wechselte mit gleichermaßen tiefer Furcht und Verachtung.

Als diese Geschichte nach und nach in Form bruchstückhafter, entsetzlicher Flashbacks und somatischer Erinnerungen sowie in Albträumen und veränderten Bewusstseinszuständen ans Licht kam, nahm Tina ihr Geigenspiel für mich auf Band auf. Zuvor hatte sie viele Monate lang heimlich nachts geübt. »Sie« ließ die Tonkassette auf dem Notenpult zurück, damit Christine sie mir am nächsten Tag mitbringen konnte. Als gehorche diese einer posthypnotischen Suggestion –

in diesem Fall einer autohypnotischen Suggestion –, überreichte sie mir die Kassette. Sie war sehr verwirrt und sagte, sie glaube, dass die Aufnahme für mich bestimmt sei. Viele Tage lang beschäftigte sie sich nun mit der Frage, was auf der Kassette gespeichert sein könne und wie die Aufnahme zustande gekommen sei. Und woher hatte sie gewusst, dass sie mir die Kassette mitbringen sollte? Hatte ich sie mir angehört? Vor allem aber: Hatte mir das, was ich hörte, gefallen?

All diese Themen gingen mir durch den Kopf, als die Patientin mir an jenem Montagmorgen ihren Traum schilderte. Nach einigem Überlegen beschloss ich, Christine mitzuteilen, dass ihr Traum nicht nur inhaltlich interessant sei, sondern auch im Lichte eines Vorhabens, über das ich selbst während des Wochenendes nachgedacht hätte.

Der Patientin war meine »analytische Haltung« (Schafer, 1983) mittlerweile vertraut. Sie wusste also, dass ich nur ausnahmsweise spontan eigene Themen einbrachte, zum Beispiel wenn es um Terminverlegungen ging. Deshalb fand sie meine Mitteilung, dass ich auf einer Konferenz sprechen würde und in Erwägung zog, den Teilnehmern einige Aspekte unserer Arbeit vorzustellen, sehr interessant. In dieser Phase hatte sie bestimmte Aspekte des analytischen Dialogs bereits internalisiert, und so lautete ihre erste Frage, weshalb ich diesmal beschlossen hätte, ihr zu sagen, was mir durch den Kopf ging, während ich doch in der Vergangenheit so oft geschwiegen hätte, statt ihre diesbezüglichen Fragen zu beantworten. Ich überlegte in diesem Moment, inwieweit ich bereit war, selbst zum Analysanden zu werden, und sah einmal mehr, wie sehr sie danach hungerte, mich zu analysieren, um meine innersten Gedanken und die Gefühle, die ich ihr gegenüber hegte, in Erfahrung zu bringen. Ich antwortete also, dass ich mich aufgrund der offensichtlichen Synchronizität zwischen uns gefragt hätte, ob es für sie hilfreich wäre, meine Überlegungen bezüglich der Konferenz zu kennen, und ob es den Prozess unterstützen würde.

Die Patientin wurde augenblicklich munter. Aus meinem Mund zu hören, dass ich am Wochenende an sie gedacht hatte, war für sie eine freudige Überraschung, weil sie ja normalerweise davon überzeugt war, sich mir aufgedrängt zu haben, und mir regelmäßig »Gelegenheit« gab, mich von dieser Bürde zu befreien. »Mir geht es gut«, pflegte sie fröhlich, wenn auch wahrheitswidrig zu versichern, um ihre eigenen Schuldgefühle zum Schweigen zu bringen, die sie empfand, weil sie mich so lange der toxischen Wirkung ihres Leidens aussetzte. Sie gab sich den Anschein, durch Wochenenden und Analyseferien nicht beeinträchtigt zu werden. Ihr gehe es »gut«, behauptete sie – ein unverkennbarer Ausdruck ihrer vermeidenden Bindung. Dass ich ihr nun aus freien Stücken sagte, ich hätte über sie nachgedacht, war folglich nicht nur befriedigend für sie, sondern zeigte ihr auch, dass sie einen Platz in meinen Gedanken und Gefühlen hatte (Spezzano, 2007). Ich demonstrierte dadurch, dass ich über die Objektkonstanz verfügte, die ihr selbst noch fehlte, und führte ihr meine Fähigkeit vor Augen, innerlich an ihr und jenen verleugneten, dissoziierten Anteilen ihrer Psyche festzuhalten – ein höchst angenehmer Schock für sie.

Ich erkannte, dass sie mein Containment ihrer projizierten disparaten Selbste nun re-internalisieren konnte und dass es zur Keimstätte der Integration ihrer eigenen Psyche werden würde. In diesem Moment aber war etwas anderes vordringlich: Sie hatte gesagt, dass sich ihre Vergangenheit für sie tatsächlich realer anfühlen würde, wenn ich einer Expertengruppe ihre Geschichte vorstellte. Christine hatte nie erlebt, dass ihre Eltern über sie und ihr Erleben nachgedacht hätten, im Gegenteil: Sie war von ihrer Mutter bestraft worden, als sie ihr erzählen wollte, was der Großvater ihr auf der Auslandsreise angetan hatte. Deshalb hatte sie ihren Ohren nicht trauen wollen, als sie sich zum ersten Mal über diese verbotenen Erinnerungen sprechen hörte. Nun war sie von meiner Idee begeistert und wollte unbedingt wissen, wann ich mich entscheiden und ob ich mit ihr Näheres besprechen würde. In den folgenden Wochen begann sie, mich mit dem Thema zu drangsalieren. Sie konnte das Enactment kaum erwarten.

Im weiteren Verlauf der Sitzung wandten wir uns erneut ihrem Traum und dem Klaviervortrag zu. Nun kam sie auch auf die Tonkassette zu sprechen, die sie mir robotergleich überbracht hatte. Sie war neugierig auf die Qualität ihres Spiels. Würde ich es mir anhören und ihr sagen, wie es klang? Wie sonst sollte sie je in Erfahrung bringen, ob sie noch Talent zum Geigen hatte? War vielleicht alles ein Wahn? Sie glaubte an einen Durchbruch in der Analyse, wenn sie Gelegenheit bekäme, sich die Musik anzuhören, die sie mitten in der Nacht in jenen amnestischen Bewusstseinszuständen gespielt hatte.

Ich war durchaus versucht, mich ihrer Überzeugung anzuschließen und daran zu glauben, dass sie eine Erleuchtung haben und geheilt sein würde, wenn sie die Kassette hörte – genauso würde man es im Kino sehen. Meine Erfahrung aber hatte mich eines besseren belehrt. In einem extremen Fall (siehe 8. Kapitel) hatte ich mehrere Sitzungen einer Patientin auf Video aufgezeichnet und die subtilen, bisweilen auch drastischen Veränderungen ihrer Mimik, ihres Augenausdrucks, der Bewusstseinsebene, ihrer Art zu sprechen, der Syntax, des autobiographischen Selbst, ihrer Körpersprache und ihrer Übertragungen gründlich analysiert. Damals hatte die Patientin an das Switchen keinerlei Erinnerung. Sie war sich der Veränderungen ihrer Selbstzustände nicht bewusst und verleugnete ihre dissoziative Störung kategorisch. Aufgrund ihrer chaotischen, furchterregenden Regressionsphasen kam es aber zu lebensbedrohlichen Selbstverstümmelungen, die häufige Klinikaufenthalte erforderlich machten. Die Patientin sprach auf Medikamente nicht an, und so entwickelte sich eine Abwärtsspirale, während ihr frei flottierendes triebhaftes Material in komplexe Übertragungen einfloss. Ihre Wut, ihre Schuldgefühle und ihr Bedürfnis, sich selbst und mich zu bestrafen, fanden Ausdruck in der Selbstamputation ihrer Finger. Mit dieser Verstümmelung rächte sie sich dafür, dass ich in die Ferien gefahren war. Einer perversen, sadomasochistischen Parodie auf den verlassenen Teenager gleich, der ein Blättchen nach dem anderen von der Blüte zupft und dazu spricht: »Er liebt mich, er liebt mich nicht …«, hatte sich die Patientin in autohypnotischen, amnestischen und anästhetischen Zuständen mehrere Finger abgesägt. Nachdem sie versucht hatte, die ganze Hand abzutrennen, startete ich eine verzweifelte Intervention.

Ich hatte dieser Patientin zugeredet, sich die Videoaufnahmen von ihren Sitzungen gemeinsam mit mir anzusehen, weil ich ihr zeigen wollte, dass sie nicht von irgendeinem mysteriösen Angreifer aus der Außenwelt attackiert wurde, sondern von ihrer eigenen Psyche. Wenn sie, so meine Hoffnung, die durch das Video zweifelsfrei bewiesene medizinische Realität anerkennen könnte, dass sie selbst sich mit eigenen Worten zu diesen Taten bekannte, würde sie auch das, was in ihrer Psyche vorging, als Teil ihrer selbst annehmen, die Kontrolle über sich zurückerlangen und ihre Aggression neutralisieren können. Wenn sie in der Lage wäre zu sagen: »Obwohl es sich nicht wirklich so anfühlt, als ob ich das wäre, weiß ich doch, dass ich es bin«, würde eine neue Behandlungsphase beginnen. Zugleich würde sie aber auch anerkennen müssen, dass all die unaussprechlichen Angriffe auf Körper und Seele tatsächlich ihr selbst und nicht jemand anderem widerfuhren. Leider war sie von einer solchen Übereinkunft zwischen den verschiedenen Bewusstseinszuständen weit entfernt. Als sie die Videoaufnahmen sah, brach sie in dröhnendes Gelächter aus und behauptete: »Das bin ich nicht! Das bin ich nicht!« Dann verfiel sie in einen dissoziativen Stupor, weil das, was sie mit eigenen Augen gesehen hatte, sie überstimulierte und überwältigte.

Als Christine mich bat, sich die Tonkassette anhören zu dürfen, bezog ich eine traditionelle analytische Position, obwohl sie mich aus eigener Initiative fragte. Ich ermutigte sie, ihren Wunsch zu analysieren, ihren Phantasien über das, was auf der Kassette zu hören sein würde, nachzuspüren, ihre Gefühle zu untersuchen und die Entscheidung über eine solch »aktive« Intervention vorerst zu vertagen, um zu sehen, was ihre Psyche mithilfe unserer herkömmlichen Methode über sich selbst würde herausfinden können.

Etwa zwei Wochen später verbrachte die Patientin eine sehr unruhige Nacht. Sie wurde von Albträumen geweckt, an die sie sich nicht erinnern konnte. Dann bekam sie plötzlich einen Tinnitus und war darüber sehr beunruhigt. Da mich diese Patientengruppe auch durch die Häufigkeit außergewöhnlicher neurologischer und muskulärer Symptome, die man für »hysterisch« halten könnte, beeindruckt, interessierte mich diese vermeintliche Konversionsreaktion sehr. In meinen Assoziationen tauchten Gespräche mit meiner Schwester, einer Audiologin, wieder auf. Sie hatte mir erklärt, dass ein Tinnitus nicht selten mit psychischen Schwierigkeiten zusammenhängt und dass er in Form ganz unterschiedlicher Geräusche auftreten kann. Ich assoziierte auch zu dem peinigenden Soundtrack des Filmes *Psycho*, vor allem zu den wie Messer ins Ohr schneidenden Violinen in der berühmten Duschszene. Während ich also der angsterfüllten Patientin zuhörte, fiel mir plötzlich ein, dass sie als ehemals hochbegabtes Wunderkind das perfekte Gehör besaß. Ich fragte sie also, welche Note sie höre. Meine Frage verwirrte sie auf höchste, doch dann antwortete sie, es sei ein Cis, zwei Oktaven über dem mittleren C. Sie schwieg eine Weile. Dann fiel ihr einer der Albträume wieder ein: Sie hatte das Kreischen von Hühnern gehört, und es entsprach exakt der Frequenz ihres Tinnitus. Die Hühner schrien, bevor ihnen der Kopf abgeschlagen wurde, und rannten in Panik ziellos umher. Die Patientin kicherte nervös und wechselte dann zwischen verschiedenen Bewusstseinszuständen, hyperventilierte, weinte und schilderte stockend das Massaker, das ihr Großvater und seine Handlanger angerichtet hatten, und die verstümmelten menschlichen Leichen, die sie gesehen hatte. Ihr Tinnitus verschwand so rasch, wie er gekommen war.

Christines Interesse an der Tonkassette trat in den Hintergrund, doch ihre Neugier auf die dissoziierten Anteile ihrer Psyche wuchs zusammen mit ihrer Fähigkeit, sie auszuhalten. Sie beschloss sogar, ihrer Mutter, der sie sich entfremdet hatte, einen Besuch abzustatten, zumal es aufgrund deren Erkrankung die letzte Gelegenheit sein könnte. Die Verbindung zur Musik barg auch hier ein Geheimnis, nämlich das der wahren Identität ihres Vaters. Der Mann, der als ihr Vater ausgegeben wurde, arbeitete bei der Handelsmarine und war viel unterwegs. Sie hatte sehr darunter gelitten, in seinen Augen ein Nichts zu sein und von ihm völlig ignoriert zu werden. Obendrein war er sexuell übergriffig geworden und hatte sie, als sie schon das College besuchte, gedemütigt und wie eine Prostituierte behandelt. Nachdem ich wiederholt von ihr gehört hatte, dass sie sich ihrer Familie nicht wirklich zugehörig fühlte, und sie gelegentlich auch einen fremden Mann erwähnt hatte, der ihre Mutter hin und wieder, vor allem an Christines Geburtstagen, besuchte, begann ich mich zu fragen, in welcher Beziehung der Fremde zu meiner Patientin stand. Sowohl ihr Vater als auch jener Mann waren Musiker. Sie erinnerte sich daran, neben ihm gesessen zu haben, während er musizierte. Er brachte Geburtsgeschenke für sie mit, und ihre Mutter verhielt sich in seiner Gegenwart anders als sonst. Das Undenkbare begann in ihren Überlegungen Gestalt anzunehmen: Vielleicht war sie gar nicht das leibliche Kind ihres Vaters, sondern das Kind dieses Mannes, der womöglich der Liebhaber ihrer Mutter gewesen war? Vielleicht hing die Art, wie sie in ihrer Familie behandelt wurde, genau damit zusammen?

All diese Spekulationen ergaben einen Sinn für sie, fügtem ihrem ohnehin prekären Identitäts- und Selbstgefühl aber auch weitere Erschütterungen zu. Wochenlang litt sie unter Angst, Schlaflosigkeit, Stimmungsschwankungen und Konzentrationsschwierigkeiten. Sie beschloss, ihre Mutter zu besuchen und sie zu fragen. Wohlwissend, dass diese sogar noch als alte, zerbrechliche Frau zu Gewaltausbrüchen neigte, brachte sie das Thema sehr vorsichtig zur Sprache, doch noch bevor sie ihre Frage »Erinnerst du dich an den Mann, der uns immer besucht hat?« auch nur ausgesprochen hatte, holte ihre Mutter aus und versetzte ihr einen Schlag ins Gesicht. Ihre Augen sprühten vor Wut. Tief erschrocken und buchstäblich sprachlos verließ die Patientin das Krankenbett der Mutter und kehrte nach Hause zurück. In den folgenden Stunden blieb sie praktisch stumm, so als schnüre ihr eine innere Macht jedes Mal, wenn sie zum Sprechen ansetzte, die Stimmbänder zusammen. Gemeinsam dachten wir über ihre Angst nach, vor Publikum zu sprechen, ihre Meinung zu äußern, die Wahrheit auszusprechen, die Wahrheit zu kennen. Sie hoffte, dass ich die Wahrheit über sie aussprechen und als ihr symbolischer Stellvertreter die Mutter zur Rechenschaft ziehen würde, indem ich ihre Behandlung auf der Konferenz vorstellte. Diese Hoffnung erfüllte sie mit Erleichterung. Als sie über die demütigende letzte Begegnung mit der Mutter nachdachte, sah sie sich in ihrem schockierenden Verdacht, dass ihr Vater nicht ihr leiblicher Vater war, bestätigt. Sie trauerte wochenlang.

Eines anderen Selbst, eines stummen Selbst, innezuwerden war eine verstörende, doch letztlich befreiend wirkende Einsicht. Christines beobachtendes Ich erstarkte. Sie lernte, »präsent« zu bleiben, wenn ihre Selbstzustände sich veränderten, ihre Selbstkonstanz wurde robuster, und sie beobachtete verwundert, dass ihr die Fähigkeit zu sprechen tatsächlich abhandenkommen konnte. Sie schien eine Integrationserfahrung zu machen, durch die sich ihr Sehvermögen verbesserte, so dass sie klarer und deutlicher sah. Hätte man sich lediglich auf die Symptomatik konzentriert und die zugrundeliegende Dynamik nicht erforscht, hätte man auch diesmal eine hysterische Konversionsreaktion diagnostizieren können. In dieser Phase sagte Christine, sie sei aufgrund ihrer starken affektiven Reaktionen erleichtert darüber, dass sie sich die Kassette nicht angehört habe, sondern die abgespaltenen Anteile ihrer Psyche nun nach und nach, in ihrem eigenen natürlichen Tempo, zusammenführen könne.

Diskussion

Mit diesem kleinen Ausschnitt aus einer langwierigen und komplizierten Behandlung wollte ich illustrieren, dass ich mich in einer sehr kritischen Phase gegen die Deutung eines zugrundeliegenden Triebwunsches und für eine Intervention entschied, die eine Form des Containments darstellte. Intrapsychisch wie auch in der intersubjektiven Matrix schien vieles zu passieren, was nicht allein mit Es-Impulsen zusammenhing und einer Integrationserfahrung den Weg bahnte. Die beinahe unheimliche Koinzidenz zwischen dem Traum der Patientin und den Vortragsplanungen, mit denen ich selbst mich am Wochenende beschäftigt hatte, ließ erneut an das heikle Thema der paranormalen Phänomene und eines Kommunikationsmodus denken, für den wir als Analytiker kein Modell besitzen. Die projektive Identifizierung scheint hier eine Rolle zu spielen, doch könnten auch weitere Einflüsse von Belang sein (I. Brenner, 2001; Mayer, 2007). Zudem verwies der manifeste Inhalt von Christines Traum auf ihr heimliches nächtliches Geigenspiel, an das sie sich anschließend nicht erinnern konnte. Diesen amnestischen dissoziierten Zustand zu symbolisieren und in Worte zu fassen fiel ihr zu diesem Zeitpunkt schwer. Darüber hinaus wurde sie häufig von Angst, tiefer Furcht, Trauer- und Schuldgefühlen überwältigt und von traumatischen Erinnerungen an sexuellen Missbrauch, aber auch an andere Grausamkeiten und sogar Mordtaten heimgesucht. Ungläubig schilderte sie solche Erinnerungen und wies mir dabei unbewusst die Funktion zu, ihre Affektzustände und ihre Fragmentierung in mich aufzunehmen und »etwas damit zu machen«, um ihr zu helfen. Bion beschrieb dies wie folgt:

> »Wenn der Patient danach strebte, sich von Todesängsten zu befreien, die seinem Gefühl nach zu stark waren, als dass seine Persönlichkeit sie hätte containen können, spaltete er sie ab und deponierte sie in mir – offenbar in der Vorstellung, dass sie, wenn sie lange genug in mir verweilen dürften, von meiner Psyche modifiziert würden, um dann gefahrlos reintrojiziert werden zu können« (Bion 2013 [1959], S. 116f.).

Dieser Prozess des Containments rekrutiert die Psyche des Analytikers, damit sie die für den Patienten unerträglichen psychischen Inhalte modifiziert und erträglich macht. Er wird heute als ein wesentliches Element kleinianischer Deutung und Behandlung betrachtet (Hinshelwood 2007). Ursprünglich hergeleitet aus Bions Arbeit mit schizophrenen Patienten, kann er auch auf die Behandlung der schwer traumatisierten, dissoziierten Psyche angewandt werden. Christines begeisterte Reaktion auf meine Überlegung, ihren Fall auf einer Konferenz vorzustellen, war zweifellos ebenso überdeterminiert (Wälder, 1980 [1930]) wie ihre Hoffnung, dass ich als gutes mütterliches Objekt durch dieses Enactment die Dinge richtigstellen und ihr Erleben bestätigen würde. Eine solch grundlegende Instandsetzung der massiv gestörten Mutter-Tochter-Beziehung schien die Voraussetzung dafür zu sein, dass Christine sich ihren eigenen erotischen Wünschen zuwenden und deren Schicksale erforschen konnte.

Offenbar besteht eine entscheidende Rolle des Analytikers, der mit solchen Patienten arbeitet, darin, sich als Container besonderer Art zur Verfügung zu stellen. Für Christine erfüllte ich die Funktion eines Hilfsgedächtnisses, das die Realität der verschiedenen Selbste, die sich abwechselnd ihrer Psyche und ihres Körpers bemächtigten, anerkannte und speicherte. Zudem tolerierte ich die mit ihren traumatischen Erinnerungen und zugrundeliegenden Triebspannungen assoziierten Affekte, die für sie selbst unerträglich waren. Christine konnte ihr Bedürfnis nach einem anderen Menschen erst offen eingestehen, als sie zwischen der Vergangenheit und der Gegenwart besser zu unterscheiden lernte und ihre irrationalen Schuldgefühle wegen der schrecklichen Dinge, die ihr als jungem Mädchen widerfahren waren, infrage stellen konnte. Vor allem in der Behandlung traumatisierter Patienten erfordert die Untersuchung der mit der infantilen Sexualität zusammenhängenden Triebwünsche Feingefühl und Takt, damit die Analyse nicht, wie Oliner (1996) warnt, zu einer »Anklage« wird. Aufgrund des Ausmaßes, in dem bewusste und unbewusste Schuldgefühle die mit dem posttraumatischen Zustand häufig einhergehende offensichtliche und weniger offensichtliche Selbstdestruktivität in Gang halten, kann die analytische Deutungsarbeit mitunter tatsächlich kontraindiziert sein. In solchen klinischen Situationen ist eher ein Containment angemessen.

Zwischen einer haltenden Umwelt im Sinne Winnicotts und dem von Bion beschriebenen Container besteht insofern ein Unterschied, als der Analytiker in der Funktion der haltenden Umwelt die psychische Realität des Patienten selbst im Falle psychotischer Verzerrungen nicht infrage stellt. Als Container hingegen ist der Analytiker verpflichtet, die Projektionen verleugneter innerer Selbst- und Objektanteile, die durch seine Alphafunktion entgiftet werden, in Worte zu fassen und dadurch die Realitätsprüfung des Patienten zu stärken. Eine solche Intervention kann katastrophische Angst lindern, bringt aber die Gefahr mit sich, die aufgrund der verbesserten Objektbeziehungen und der tieferen Wertschätzung des Anderen intensivierte Separations- oder Kastrationsangst weiter zu schüren (Caper, 1999). Wegen der besonderen Beschaffenheit der dissoziativen Abwehr und der Bildung verleugneter Selbste, die als »Nicht-Ich« erlebt werden, ist die pseudo-externalisierte Verschiebung (I. Brenner, 2001), die die Getrenntheit der verschiedenen Selbstzustände aufrechterhält,in hohem Maß deutungsresistent. Der Analyse ist deshalb am besten gedient, wenn es dem Analytiker gelingt, sich in die verschiedenen Selbste des Patienten einzufühlen. Der Widerstand, die für den äußeren Beobachter offensichtliche medizinische Realität eines einzigen Gehirns, einer einzigen Psyche und eines einzigen Körpers anzuerkennen, kann gewaltig sein. Die notwendige Einsicht, die dem Übergang von einem »Das bin ich nicht«-Selbst des Typs I zu einem »Das muss ich sein, auch wenn ich es nicht bin«-Selbst des Typs II zugrunde liegt, leitet die dritte Behandlungsphase ein, nämlich die Konfrontation mit dem »Das-bin-ich-nicht«-Selbst.

Schlussbetrachtung

Die hier beschriebene Patientin verleugnete ihre veränderten Bewusstseinszustände und wies sie als »Nicht-Ich!« von sich. Sobald sie erkannte und akzeptierte, dass sowohl Tina als auch das stumme Selbst zu ihr gehören mussten, obwohl es sich für sie nicht so anfühlte – »Das bin ich und das bin ich nicht!« –, begann eine neue Behandlungsphase. Die Fähigkeit des Analytikers, Ungewissheit, Mehrdeutigkeit, psychischen Schmerz, Hilflosigkeit, Schuldgefühle und bisweilen auch unverhohlene Sorge um das Wohlergehen der Patientin zu tolerieren, ohne zu kapitulieren und die Behandlung zu beenden, war für den Prozess von maßgeblicher Bedeutung. Gleiches gilt für die Fähigkeit, der Patientin anteilnehmend zuzuhören, sich jeder Beurteilung ihrer Schilderungen zu enthalten und ihr dabei zu helfen, Worte für das Unaussprechliche zu finden.

Damit die Patientin die gespaltenen und verleugneten Aspekte ihrer selbst kennenlernen und miteinander in Verbindung bringen konnte, musste der Analytiker in der Lage sein, sie zunächst in sich selbst aufzunehmen, ohne durch sie zerstört zu werden. Eine solche Erfahrung wirkt außerordentlich psychoaktiv und potentiell heilend.

Addendum

Die dissoziierten Selbste, die sich bis zu diesem Zeitpunkt in Christines Analyse zu erkennen gaben, schienen unterschiedliche Funktionen zu erfüllen und ihre je eigene Organisation zu besitzen. Christine, das fleißige, respektvolle, sozial gefügige Selbst, hatte die älteste Beziehung zur Objektwelt. Ihr Name stand auf einer Geburtsurkunde und auf allen Dokumenten. Sie war sehr kompetent, aber auch sehr zurückhaltend. Sie zweifelte an sich selbst und neigte dazu, andere zu idealisieren. Da sie furchtbare Angst hatte, jeden Moment davongejagt zu werden, schreckte sie davor zurück, sich über irgendetwas zu beklagen, und verhielt sich übertrieben angepasst. Ihre Affekttoleranz war begrenzt, solange sie sich nicht selbst anästhesierte.

Tina, das draufgängerische, mutwillige, eigensinnige und kampferprobte Kind, war grenzenlos neugierig und beschützte Christine, indem es ihre traumatischen Erinnerungen mehrheitlich für sich behielt, das heißt, sie von Christines Bewusstsein dissoziierte. Sie sprach häufig ein wenig stockend und blieb unentdeckt, wenn Christine »draußen« war. Trotz ihrer kindlichen Eigenschaften und Wünsche, ihres kindlichen Dickkopfes und Verhaltens – sie zog zum Beispiel ein Stofftier aus der übergroßen Handtasche, um sich damit zu trösten – war sie sehr gebildet und half Christine bei der Arbeit, wenn auch zu deren Verdruss. Sie sprach aus, was Christine sich nicht zu sagen traute oder nicht sagen konnte, zum Beispiel dass sie Angst hatte, von mir für verrückt gehalten zu werden. In gewissem Sinn artikulierte und interpretierte Tina die unbewussten Beweggründe und Gefühle der Patientin.

Das wütende, misstrauische und schwer fassbare Teenager-Selbst war namenlos und am wenigsten bekannt. Es schützte sich, indem es sich zurückzog und unentwegt alles beobachtete. Die Angst der Patientin vor ihrer Destruktivität, die in ihrer Identifizierung mit dem Angreifer wurzelte, wurde offenbar durch diese Personifizierung verkörpert.

Das stumme Kind-Selbst wurde von einem strafenden Mutter-Selbst gewaltsam zum Schweigen gebracht, indem ihm Schmerzen zugefügt wurden, sobald es etwas sagen wollte. Das Mutter-Selbst schien sich der Stimmbänder zu bemächtigen, um die Patientin daran zu hindern, Familiengeheimnisse auszuplaudern oder andere angstbesetzte Themen anzuschneiden.

Jede dieser Personifizierungen hatte zu mir eine eigene Beziehung. Zusammen bildeten sie die Mosaikübertragung. Starker Objekthunger wechselte mit tiefer Angst, zurückgewiesen, verlassen und verletzt zu werden, oder auch mit einer zur Schau getragenen Nonchalance und Gleichgültigkeit. Welches dieser Selbste in der Sitzung auftauchte, hing von der jeweiligen Dynamik ab und wurde ebenso wie jedes andere Abwehrmanöver analytisch erforscht. Darüber hinaus waren die Beziehung zwischen den Selbsten sowie deren Übertragungsbeziehung zu mir von entscheidender analytischer Bedeutung.

10. Kapitel
Den Wiederholungszwang bearbeiten

»Nur solche Gläubige, die von der Wissenschaft einen Ersatz für den aufgegebenen Katechismus fordern, werden dem Forscher die Fortbildung oder selbst die Umbildung seiner Ansichten verübeln.«

Freud (1920g), Jenseits des Lustprinzips, S. 69

Einleitung

Noch unter dem erschütternden Eindruck des »großen Krieges« stehend, widmete sich Freud 1919 auf dem Budapester Kongress der Internationalen Psychoanalytischen Vereinigung dem unzulänglichen psychoanalytischen Wissen über die Kriegsneurosen. Weil er sich nicht damit zufriedengeben wollte, das unvorstellbare Gemetzel auf verdrängte Sexualität oder auf analsadistische Strebungen zurückzuführen, musste er die Überlegungen, die Kollegen wie Adler (1910), Stekel (1911), Spielrein (1912) und Reik (1911) zur Rolle der Aggression in der menschlichen Psyche angestellt hatten, überdenken. Er kam nicht umhin, seine Theorie zu erweitern, und postulierte ein »kriegerisches, Zerstörungslust erzeugendes ›Ich‹« (Makari, 2008, S. 313). Dieser Gedankengang führte ihn schließlich zum dritten Schritt in seiner Trieblehre – einem Schritt, der indes »nicht dieselbe Sicherheit beanspruchen« konnte »wie die beiden früheren, die Erweiterung des Begriffs der Sexualität und die Aufstellung des Narzissmus« (Freud, 1920g, S. 64).

Nachdem Freud kurz zuvor seine Überlegungen zum Sadomasochismus im Zusammenhang mit dem »Wolfsmann« veröffentlicht hatte (Freud, 1918b) und auch die Fertigstellung seiner Abhandlung über den Masochimus, »Ein Kind wird geschlagen« (Freud, 1919e), näherrückte, wandte er sich einem neuen Essay zu, der, so schrieb er an Ferenczi, die »geheimnisvolle« Überschrift *Jenseits des Lustprinzips* (Freud & Ferenczi, 1996, S. 214). () trug. Mit diesem Werk schien er seine eigene Theorie zu revidieren, indem er – sehr zur Verunsicherung seiner loyalen Anhänger – vom Primat der Libidotheorie und des Lustprinzips abrückte. Zu diesem radikalen Umschwung veranlasste ihn eine, wie er schrieb, besondere Kategorie der Träume, die sich mit der Theorie der Wunscherfüllung nicht erklären ließ. Es handelte sich um die wiederkehrenden traumatischen Träume von Soldaten, die nachts erneut die Schrecken des Schlachtfeldes durchlebten. Auf der Suche nach einer Erklärung besann sich Freud auf Fechners Konstanzprinzip und formulierte die Überlegung, dass das Streben nach Stabilität und Konstanz das Bedürfnis voraussetze, überwältigende Stimuli zu meistern. Dieses Bedürfnis, so die Theorie, bildet nicht nur einen wesentlichen Aspekt der Motivation, sondern äußert sich auch in »Tendenzen jenseits des Lustprinzips« (Freud, 1920g, S. 15). Das maßgebliche psychische Prinzip, das er zuvor unter dem Begriff des Wiederholungszwangs beschrieben hatte (Freud, 1914g), beruhte also auf einem angeborenen Streben nach Bemeisterung, Konstanterhaltung, Reduzierung innerer Spannung und einem Trachten nach ewigem Frieden, dem ewigen Todesschlaf. So konnte das »Nirwanaprinzip« – ein von Barbara Low (1920) geprägter Begriff – erklären, was unsere Spezies dazu befähigt, Kriege zu führen und unbeschreibliche Zerstörung über die Menschheit zu bringen, nämlich ein unbewusster, einem ewigen inneren Frieden zustrebender Trieb.

Viele Analytiker, darunter auch die Vertreter der »modernen Konflikttheorie« (Abend, 2007), sahen und sehen in dieser Theorie eine schwerlich zu akzeptierende – und für die klinische Arbeit nicht erforderliche – paradoxe Konstruktion (I. Brenner, 2001). Ausnahmen sind die Kleinianer und eine Reihe von Analytikern, die mit traumatisierten Menschen arbeiten (Laub & Lee, 2003). Doch selbst jene, die das Konzept verwenden, tun dies häufig unter Vorbehalt und betrachten den Todestrieb nicht als basalen Aspekt einer jeden Psyche. Otto Kernberg beispielsweise erklärte:

> »Der Todestrieb, so meine These, ist kein primärer Trieb, sondern eine signifikante Komplikation der Aggression als maßgebliches Motivationssystem. Er spielt in der therapeutischen Arbeit mit schwerer Psychopathologie eine zentrale Rolle und ist insofern als Konzept im klinischen Bereich ungemein hilfreich« (Kernberg, 2009, S. 1918).

Vielleicht können heutige Analytiker die Verunsicherung und Verwirrung, die Freud vor fast 100 Jahren mit der Demontage seiner eigenen orthodoxen Lehre stiftete, gar nicht wirklich würdigen. Die gläubigen Anhänger seiner Libidotheorie steckten in einer gewaltigen Zwickmühle. Gut möglich, dass wir in unseren Tagen ein Echo dieses Phänomens vernommen haben, als der mittlerweile verstorbene Charles Brenner den Wert der Strukturtheorie infrage stellte, nachdem er sein gesamtes Berufsleben der Konflikttheorie und der Verbreitung von Freuds

Ideen gewidmet hatte (C. Brenner, 2003b). Interessanterweise bleiben Brenners späte Zweifel an der Theorie, für die er sich jahrzehntelang eingesetzt hatte, sowohl in seinen veröffentlichten Erinnerungen (C. Brenner, 2009a) als auch in dem Interview, das Robert Michaels mit ihm führte (C. Brenner, 2009b), unerwähnt. Allerdings betont Jacobs (2009) in seinem Nachruf, dass Brenner zwar als Bannerträger der klassischen Psychoanalyse galt, in Wirklichkeit aber ein Nonkonformist und Außenseiter war. Als er in jüngeren Jahren die damals maßgeblichen Auffassungen der Psychose kritisierte, weil die Theorien mit dem klinischen Material nicht vereinbar waren, trug ihm dies den Respekt der etablierten Kollegen ein. Interessanterweise war er damals ungefähr im selben Alter wie Freud zur Zeit der Veröffentlichung seiner Thanatos-Theorie. Es ist noch zu früh, um mit Gewissheit sagen zu können, ob Brenners Revision dem Vergessen anheimfallen oder selbst von seinen loyalen Anhängern als Phantasterei abgetan werden wird, so wie viele loyale Freudianer heutzutage den Vorstoß ins Reich des »Todestriebs« als übertrieben theoretisch oder vielleicht auch autobiographisch motiviert ablehnen. Freud bekannte sich durchaus zu seiner eigenen Unsicherheit bezüglich dieser radikalen Überlegungen. Trotzdem gewinnt der Leser den Eindruck, dass er an der provozierenden Rolle als *»advocatus diaboli«* (Freud, 1920g, S. 64) insgeheim Gefallen fand.

In mehr als 30 Jahren klinischer Arbeit mit traumatisierten Menschen habe auch ich Erfahrungen gemacht, die allgemeingültigen Theorien widersprachen. Infolgedessen hielt ich es für notwendig, bestimmte Konzepte über die Auswirkungen überwältigender Lebenserfahrungen auf die Psyche zu überarbeiten und letztlich auch zu erweitern (Akhtar & Brenner, 1979; I. Brenner, 2001, 2004, 2009a; Kestenberg & Brenner, 1996). Die wechselseitigen Einflüsse zwischen äußerer Realität und innerer, psychischer Realität sind nach wie vor von zentralem Interesse, auch angesichts der jüngsten Entwicklungen, die sich in der Neurobiologie, Genetik, Kognitionspsychologie und Traumaforschung vollziehen und unser Verständnis der Seele-Gehirn-Körper-Umwelt-Frage verbessern. In dieser ungemein anregenden Atmosphäre drohen die in der psychoanalytischen Situation gewonnenen Erkenntnisse von den Entdeckungen außerhalb des Behandlungszimmers in den Hintergrund gedrängt zu werden, wenn wir es versäumen, sie gründlich zu überprüfen und in einen multidisziplinären tiefenpsychologischen Ansatz zu integrieren. In ebendiesem Kontext möchte ich die klinische Bedeutsamkeit des Wiederholungszwangs unterstreichen, die Freud in *Jenseits des Lustprinzips* so umsichtig dargelegt hat. Auch wenn die eingehende Debatte über die Metapsychologie und Neurophysiologie des Wiederholungszwangs noch nicht abgeschlossen ist, stehen seine Existenz an sich und seine

Relevanz für die Behandlung außer Frage. Mir persönlich hat das Wissen um die Aktivität des Wiederholungszwangs insbesondere im Zusammenhang mit Traumata geholfen, Störungsbilder, die wir heute als dissoziative Störungen bezeichnen, und insbesondere die »multiple Persönlichkeit« besser zu verstehen. Dieser Bereich wurde traditionell bestenfalls als »nicht zur Psychoanalyse gehörend« angesehen und schlimmstenfalls als iatrogene Hervorbringung übereifriger Therapeuten betrachtet (I. Brenner, 2001).

Die Traum-»Wachtraum«-Sequenz

Eine ungewöhnliche Manifestation des Wiederholungszwangs lässt sich im psychischen Leben von Menschen mit schweren Kindheitstraumata beobachten. Sie tritt unter Umständen erst in der analytischen Arbeit zutage, weil der Grad des Vergessens es den Patienten unmöglich macht, sie selbst zu erkennen, und weil andere Behandlungsverfahren keine Gelegenheit geben, die repetitive Beziehung zwischen Träumen und veränderten Bewusstseinszuständen zu untersuchen. Ein typisches Szenarium könnte folgendermaßen aussehen: Die Patientin schildert einen verstörenden Traum oder einen wiederkehrenden Traum, in dem sie *beobachtet, wie eine andere Person – für gewöhnlich ein Kind – auf bestimmte Weise verletzt wird.* Oft weckt der Traum die Patientin auf, und sie denkt erschüttert und verwirrt über seinen manifesten Inhalt nach. Gut möglich, dass das misshandelte Kind die Träumende vage an jemanden erinnern; es kann ihr aber auch völlig fremd sein. Der Grad der Beunruhigung variiert ebenfalls von mäßiger Unruhe der Art, wie sie oft mit dem Auftauchen einer Deckerinnerung einhergeht, bis zu regelrechter Panik. Wenn die Patientin zu dem Traum assoziieren kann, fallen ihr unter Umständen Tagesreste ein, die gemäß den bekannten klassischen Prinzipien die vorläufige Schlussfolgerung zulassen, dass ein identifizierbarer Auslöser die Bildung eines Traumes, in den auch Elemente aus der Kindheit eingegangen sind, angeregt hat.

Soweit, so gut. An diesem Punkt fühlt der Analytiker denselben festen Boden unter den Füßen wie Generationen von Traumdeutern vor ihm, die Freuds Regel bestätigt sahen, dass in einer hinreichend gut geführten Analyse das frühere Material, auf dem eine Konstruktion der Kindheitsphantasie/-erinnerung aufbauen kann, ans Licht kommen wird. In der hier zur Diskussion Situation ist allerdings eine weitere und sehr irritierende Komponente zu berücksichtigen, die wahrscheinlich viele Kliniker lieber ignorieren, bagatellisieren oder in ihrer Tragweite erst gar nicht erkennen. Falls man sie aber ernstnimmt, ergeben sich eine ganze Reihe unbequemer Fragen, die Zweifel an einigen unserer Grundannahmen über die psychische Struktur und den zentralen Stellenwert der Verdrängung als primärer Abwehrmechanismus wecken (I. Brenner, 2009a).

Diese zweite Komponente der Sequenz stellt sich normalerweise innerhalb weniger Tage nach dem Traum ein, möglicherweise schon in der nächsten Analysestunde, vielleicht aber auch erst eine Woche später. Entweder erscheint die Patientin zu diesem Zeitpunkt in einem veränderten Bewusstseinszustand, oder die Veränderung der Ich-Aktivität bzw. des Selbstzustandes vollzieht sich innerhalb der Sitzung. Sie kann unvermittelt mit drastischer Wirkung erfolgen oder subtil und kaum wahrnehmbar, letzteres vor allem dann, wenn die Patientin auf der Couch liegt und der Analytiker nicht bewusst auf das Phänomen achtet. Im Jargon der Therapeuten, die mit der Behandlung dissoziativer Störungen vertraut sind, wird der Vorgang als »Switchen« bezeichnet. Manchmal wird die Veränderung durch Angst in der Übertragung oder durch ein mit dysphorischen Affekten besetztes Thema ausgelöst (I. Brenner, 2004). Nach dem Switchen fällt in der Regel eine veränderte Art zu sprechen auf, das heißt, die Patientin benutzt andere Wörter als üblich oder benutzt Wörter auf andere Weise, mit anderer Betonung, anderer Syntax, anderem Sprachrhythmus. Sogar die Stimme an sich kann anders klingen – manchmal so, als spräche eine jüngere Person oder statt einer Frau ein Mann und umgekehrt. Zuweilen beobachtet man, ähnlich wie bei autohypnotischen Zuständen, ein Flattern der Augenlider oder eine extreme Veränderung des Gesichtsausdrucks und der gesamten Gesichtsmuskulatur. Auch die Körpersprache kann sich so stark verändern, dass die Gestik und sämtliche Bewegungsabläufe ganz und gar fremd wirken. Nicht selten macht die Patientin auch einen desorientierten Eindruck, so als sei ihr die Umgebung nicht vertraut oder als befände sie sich zum ersten Mal in der Praxis.

Während sich diese Veränderung vollzieht, taucht unter Umständen eine Erinnerung an eine entsetzliche Situation auf, die dem Schrecknis des Traumes ähnelt oder sich in nichts davon unterscheidet. Die Schilderung dieser Erinnerung stellt gleichsam eine Bearbeitung des »Nachtrestes« (Leveton, 1961) dar, ein – von der »Morris-Hypothese« (Akhtar, 2009; Kelman, 1975b) postuliertes – Ausleben des manifesten Traumes im Wachzustand. Allerdings erfolgt die Schilderung der Erinnerung in der ersten Person, während das Geschehen im Traum jemand anderem zustößt und von der Träumenden beobachtet wird. Das Narrativ kann eine überwältigende Wirkung entfalten und einem psychischen Wiedererleben des Traumas gleichkommen (Laub & Auerhahn, 1993), weil die Unmittelbarkeit der Erfahrung und des damit assoziierten Affekts den Charakter einer Abreaktion haben können. Sollte der Analytiker sich darüber hinaus zu diesem Zeitpunkt nach dem vorher geschilderten Traum erkundigen oder auf andere Weise versuchen, zwischen den beiden Phänomenen einen Zusammenhang herzustellen oder eine Verbindung anzuregen, solange die Patientin sich in diesem psychischen Zustand befindet, wird er regelmäßig hören, dass sie von einem Traum nichts weiß, sich an nichts erinnert und nichts damit zu tun hat. Es scheint, als habe *jemand anderer* den Traum geträumt, und als sei dieser oder diese Andere auch für den Bereich des psychischen Geschehens zuständig, der die Patientin im Augenblick nicht im Geringsten interessiert. Tatsächlich kommt ihre fehlende Neugier einem Desinteresse gleich, das der für die Hysterie beschriebenen *belle indifférence* nicht unähnlich ist.

Man könnte diese scheinbare Zusammenhanglosigkeit auf eine ungewöhnlich tiefe Verdrängung zurückführen, doch sie wird noch rätselhafter, wenn man sich irgendwann, nachdem die Patientin in ihren üblichen Selbstzustand zurückgekehrt ist, erneut dem Traum zuwendet. Stellt man ihr nun Fragen bezüglich der Abreaktion in jenem veränderten Bewusstseinszustand, bestreitet sie nicht nur jede Kenntnis einer solchen Kindheitserinnerung, sondern erinnert sich auch nicht daran, diese jemals in einer Sitzung geschildert zu haben. Dabei wirkt sie ehrlich und aufrichtig. An diesem Punkt kommen dem Analytiker womöglich selbst Zweifel an der Richtigkeit seiner Erinnerung, so dass er entweder versucht, mehr von der Patientin in Erfahrung zu bringen, oder aber den Moment als eine von zahlreichen weiteren unerklärlichen Situationen im Raum-Zeit-Kontinuum dieser Analyse sozusagen abhakt. Ich behaupte jedoch, dass solch ein klinischer Vorgang in den Bereich der Dissoziation fällt und von größter Bedeutung ist, weil er eine Art des Vergessens oder des defensiven Nicht-Wissens darstellt, das über die Verdrängung hinaus- und ihr in der Entwicklung vielleicht sogar vorausgeht (I. Brenner, 1994, 2009a, 2009b). Wichtig ist außerdem, dass diese Sequenz auch in umgekehrter Reihenfolge ablaufen kann, das heißt, dass der in einem veränderten Bewusstseinszustand geschilderte Bericht über ein traumatisches Erlebnis einem entsprechenden Traum vorausgehen kann.

In einem Fallbeispiel, das einige Aspekte dieser Situation illustriert, beschreibt Reiser (1994) eine Analysepatientin, die viele Jahre zuvor in der Vorpubertät eine »hysterische dissoziative« Episode durchlaufen hatte, nachdem sie ihren jüngeren Bruder versehentlich mit heißer Flüssigkeit verbrüht hatte. Man hatte sie mit dem Auftrag, ein Medikament zu besorgen, zur Apotheke geschickt, doch sie war in einen amnestischen veränderten Zustand verfallen und hatte sich verirrt. Stunden später erst wurde sie in einem Park gefunden. Seither quälte sie der Gedanke an diese Episode, und sie versuchte obsessiv, sich an den Namen des Medikaments zu erinnern, das sie nie in der Apotheke abgeholt hatte. Als das

Material in der Behandlung zur Sprache gekommen war, träumte sie, sich an *ein Reisebüro zu wenden, weil sie eine Deutschlandreise plante. Ihr fiel aber der Name einer Stadt, die sie besuchen wollte, nicht ein. Außerdem machte ihr irgendjemand merkwürdige Komplimente wegen ihres gebräunten »Teints« [»tan«].* Während der Analytiker ihren Assoziationen empathisch zuhörte, kehrte die Erinnerung der Patientin an den Namen des Medikamentes zurück: »Tanninsäure« – was Dr. Reiser schon vermutet hatte. Dass ihr der *Reisevermittler* (Analytiker) im Traum *nicht helfen konnte, die gesamte Reiseroute durch Deutschland* (Deutsch war Freuds Muttersprache) *zu planen*, war offensichtlich eine symbolische Anspielung auf ihre Frustration darüber, sich auch in der Analyse nicht an das erinnern zu können, was ihr viele Jahre zuvor in jenem Fugue-Zustand durch den Kopf gegangen war. Der aufmerksame und sensibel abgestimmte Analytiker erkannte eine Verbindung zwischen ihrer Dissoziationsepisode und dem durch die Analyse katalysierten Traum und half der Patientin, die Erinnerung an ihre traumainduzierte Flucht in einen veränderten Bewusstseinszustand wieder wachzurufen und zu integrieren. Die psychischen Elemente dieser Vignette sind offensichtlich eingebettet in eine komplexere Sequenz einschließlich reziproker Amnesie (Janet, 1907) und Identitätsstörung.

Fallbericht: Cindy/Candy

Cindy, eine Analysepatientin, musste sich wegen sehr schmerzhafter Beschwerden einer größeren Operation unterziehen, vor der sie große Angst hatte (I. Brenner, 2001). Im Laufe des Aufklärungsgesprächs fragte der Chirurg sie auch, ob sie damit einverstanden sei, wenn von der Operation Fotos gemacht würden. Der Eingriff fand in einem Lehrkrankenhaus statt, und die Behandler hofften, durch die Operation die bislang unbekannte Ursache von Cindys Schmerzen zu finden. Die Patientin konnte kaum erwarten, von ihren Schmerzen befreit zu werden, konzentrierte sich in dem Gespräch vorrangig auf die Operationsrisiken und erteilte die Fotogenehmigung eher beiläufig. Als sie das Thema aber in der Sitzung erwähnte, wirkte sie ein wenig zögerlich und schien nicht recht zu wissen, ob es sie nicht doch störte, fotografiert zu werden. In der nächsten Sitzung schilderte sie einen verwirrenden Traum aus der Nacht zuvor, von dem ihr ein vages Unbehagen geblieben war. In diesem Traum *beobachtete sie, wie ein junges Mädchen von Erwachsenen in einen Stall geführt wurde. Es wollte sich die Tiere dort ansehen, doch im Stall wurde alles sehr merkwürdig, und überall befanden sich bizarre Lichter.* Sie erwachte voller Unruhe, erinnerte sich an die verstörenden Bilder, doch es fiel ihr nichts dazu ein. In einer Sitzung mehrere Tage später ging mit der Patientin plötzlich eine psychische Veränderung vor. Sie »switchte« und begann, mit einer Stimme, die jünger, emotionaler und irgendwie kokett klang, zu sprechen.

Weil mir diese Veränderungen mittlerweile vertraut waren, wusste ich, dass die Patientin in solchen Phasen behauptete, keineswegs jene »langweilige« andere Person namens Cindy zu sein, die jeden Morgen zur Arbeit ging, ihre Rechnungen bezahlte und alles ungemein ernst nahm. »Sie« hingegen ging abends aus, tanzte gern und amüsierte sich auf Partys. Sie verlangte, von mir als eigenständige Person anerkannt und Candy genannt zu werden. Candy erzählte auch begeistert, dass es ihr kürzlich gelungen sei, Cindy »auszutricksen« und eine sehr kostspielige Urlaubsreise zu buchen. Cindy erledigte die gesamte Organisation, packte ihre Koffer, stieg ins Flugzeug und hatte an den Urlaub nach ihrer Heimkehr keinerlei Erinnerung. Für Candy stellte sich die Episode so dar, dass sie »die Kontrolle übernommen« und das Leben in vollen Zügen genossen hatte, während sich Cindy beinahe durchgängig in einem Fugue-Zustand befand.

Doch auch für Candy war das Leben kein reines Zuckerschlecken: Ihr oblag eine wichtige psychische Aufgabe. Candy war diejenige, die Cindy vor furchtbaren Erinnerungen schützte, und nun wollte sie mir in der Sitzung von einer anderen Situation erzählen, in der Cindy sich hatte »austricksen« lassen. Es war vor vielen Jahren geschehen, als »sie beide« noch jung waren und Cindy mit ihrem hinterhältigen Onkel und seinem Freund, den sie vorher nie gesehen hatte, in einen Stall ging. Die Männer hatten sie gefragt, ob sie die Hoftiere sehen wolle – sie dürfe sie auch streicheln. Cindy war ganz aufgeregt und ging mit ihnen, aber dann kam alles anders als erwartet. Cindy geriet in Panik und versteckte sich innerlich: Candy übernahm die Kontrolle über den Körper. In dem Stall standen zahlreiche grelle Scheinwerfer. Der Mann verlangte von ihr, sich auszuziehen. Sie musste die Geschlechtsteile der Tiere anfassen, und er fotografiertesie dabei. Die Tiere mussten auch schmerzhafte Dinge an Cindys Gesäß machen. Candy hatte ebenfalls Angst, wusste aber, dass Cindy all dem nicht gewachsen wäre. Deshalb kam sie, Candy, gewöhnlich »raus«, wenn solche schlimmen Dinge passierten. In diesem veränderten Bewusstseinszustand, das heißt als Candy, wusste die Patientin nichts von Cindys Traum. Als Cindy dann in die Sitzung »zurückkehrte«, erinnerte sie sich nicht an die Zeit, in der Candy »draußen« gewesen war und von jener Tortur berichtet hatte.

In dieser Phase wuchs Cindys Angst vor der bevorstehenden Operation. Gleichzeitig verschlimmerten sich ihre Schmerzen. Als »Candy« verstand sie nicht, dass der Eingriff medizinisch notwendig war. Stattdessen hatte sie Angst, dass sie und Cindy abermals von »bösen Menschen« ausgetrickst würden. Cindy erlebte noch eine weitere repetitive Sequenz, in der auf einen Traum gewissermaßen ein Wachtraum folgte. Als ihre Angst, verunstaltet zu werden, in den Vordergrund trat, schilderte Cindy einen verstörenden Traum, in dem ein junges Mädchen mit Gewalt von jemandem auf einem Tisch fixiert wurde. Das Mädchen war nackt und wurde von einer fremden Frau festgehalten, während ein Mann, den sie ebenfalls nicht kannte, den Körper des Mädchens mit einem Messer verletzte. Das Mädchen schrie vor Schmerzen, doch die Anwesenden lachten und kümmerten sich nicht um ihr Leid.

Mehrere Tage später tauchte erneut Candy in einer Sitzung auf. Diesmal wirkte sie sehr paranoid und erklärte mir, dass die »bösen Menschen« sie »von oben bis unten aufschlitzen« würden, sollte sie irgendjemandem etwas verraten. Sie, Candy, habe von der Operation »gehört« und fürchte nun, dass die »bösen Menschen« dahintersteckten und sie diesmal hart bestrafen würden. Offenbar waren die Gespräche mit mir der Grund, weshalb sie hinter ihr her waren. Dann erzählte sie, dass sie vor langer Zeit von der bösen Freundin ihres Onkels auf einen Küchentisch geworfen und festgehalten worden war. Dann habe der Onkel ein Messer in ihre Vagina eingeführt und sie verletzt. In panischer Angst, völlig hilflos und sich vor Schmerzen krümmend, durchlebte sie dieses Szenarium in der Sitzung erneut und war überzeugt, dass der Onkel seine Drohung, sie vollständig aufzuschlitzen, diesmal wahrmachen würde. In diesem »Candy«-Zustand schien die Zeit stillzustehen – seit ihrer Kindheit war keine Zeit vergangen, und die Täter, die sie vor vielen Jahren gequält hatten, warteten nach wie vor darauf, ihrer habhaft zu werden. Darüber hinaus wusste Candy ebenso wie in der oben geschilderten Sequenz nichts von Cindys Traum, der dem furchtbaren Geschehen auf unheimliche Weise ähnelte, und umgekehrt konnte sich Cindy nicht an den Teil der Sitzung erinnern, in dem Candy »draußen« war.

Es ist bekannt, dass sich solche Patienten während ihrer dissoziativen Episoden offenbar in einem »Wachtraum« befinden (Mark, 2009; Marmer, 1980, 1991). Meine eigenen Beobachtungen dieses traumähnlichen Zustands (I. Brenner, 1995a, 2001) bestätigen die von Silberer (1909) beschriebene wichtige Rolle des sogenannten funktionalen Phänomens, eines Mechanismus, der die in der Bildersprache des Traumes enthaltene Symbolik zu erklären vermag. Von Freud (1900a) bereits erwähnt, von Rapaport (1949) näher erläutert und später von Silber (1970, 1979) wiederentdeckt, stand dieser Aspekt des Traumes lange Zeit im Schatten der klassischen Wunscherfüllungstheorie. Er betrifft die Fähigkeit des Ichs, Bilder zu erzeugen, die seine eigenen unterschiedlichen Bewusstseinszustände metaphorisch und sehr oft anthropomorphisierend symbolisieren, anders ausgedrückt: Diese autosymbolische Funktion kann Personen hervorbringen, die

die unterschiedlichen Wachheits- oder Bewusstseinsgrade des Ichs repräsentieren. Kohut (1977) erkannte die Bedeutsamkeit dieser schwer fassbaren Eigenschaft der menschlichen Psyche und beschrieb sie mit seinem Konzept der Selbstzustandsträume narzisstischer Patienten. Demnach repräsentiert der Traum einen Versuch der Psyche, den drohenden Kohärenzverlust abzuwenden. Jahrzehnte zuvor hatte bereits Fairbairn den Zusammenhang zwischen den endopsychischen Strukturen der Psyche – Ich und innere Objekte – und den in Träumen auftretenden Personen erkannt (Fairbairn 2000 [1944]). Aus mehreren Gründen aber fanden das funktionale Phänomen und Fairbairns »Zustandsträume« ebenso wie die Selbstzustandsträume in der psychoanalytischen Literatur wenig Aufmerksamkeit (Slap & Trunnel, 1987). Mögliche Verbindungen mit dem Wiederholungszwang wurden nicht herausgearbeitet.

Autosymbolik: ein Selbstbericht

Silberer (1909) beschrieb die Phänomene, die vor seinem inneren Auge und in seinen Gedanken auftauchten, als er sich im schlaftrunkenen Zustand bemühte, wachzubleiben, nachzudenken und seine Arbeit zu tun. Zu diesen Erscheinungen zählten u. a. Bilder anderer Personen. So wurde seine Schwierigkeit, sich zu konzentrieren, durch einen unfreundlichen Sekretär in einer Bibliothek repräsentiert, der ihn ignorierte und nicht bereit war, seinem Hilfsersuchen nachzukommen. Bei anderer Gelegenheit aber leistete ein hilfreicher Assistent seinen Anweisungen Folge. Ich selbst hatte kürzlich am frühen Morgen, unmittelbar vor dem Aufwachen, einen Traum, der ebenfalls dieses Phänomen, das häufig in hypnagogen/hypnopompen Zuständen auftritt, illustriert: Ich war am Vorabend ungewöhnlich lange wachgeblieben, um ein Publikationsprojekt abzuschließen, und hatte Sorge gehabt, am Morgen womöglich nicht rechtzeitig aufzuwachen. Nachdem mein Wecker geklingelt hatte, schlummerte ich kurz wieder ein und träumte:

> »Ich wollte eine internationale Grenze passieren, um in die USA zurückzukehren. Der Grenzschützer fragte, ob ich etwas zu verzollen hätte. Ich antwortete: ›Nein.‹ Sodann fragte er, ob ich mit ansteckenden Krankheiten in Kontakt gekommen wäre, zum Beispiel mit der Schweinegrippe. Ich verneinte abermals. Er schien zufrieden und schickte sich an, mich durchzulassen. Kaum tat ich den ersten Schritt, sprühte er mir plötzlich eine Flüssigkeit in die Augen und erklärte, dies sei eine neue, wegen der Pandemie notwendig gewordene Maßnahme. Ich war verblüfft und verärgert,

denn mir war diese neue Vorschrift nicht bekannt. Außerdem fürchtete ich, dass das Desinfektionsmittel in meinen Augen brennen würde, doch zu meiner Erleichterung spürte ich es kaum. Mich beschäftigte in erster Linie, dass man mich wieder ins Land gelassen hatte, denn ich musste zu einem Termin, und die Zeit drängte. In dem Moment, in dem ich die Kontrolle hinter mir hatte, wachte ich mit einem Brennen in den Augen auf.«

Sofort fiel mir der Traum ein. Ich fand ihn amüsant, weil er offenkundig die Misere symbolisierte, dass ich wieder eingeschlummert war, obwohl ich doch hätte aufstehen müssen. Personifiziert wurde der Konflikt zwischen meinen Bewusstseinszuständen durch den Grenzwächter, der sich für seine Aufgabe, meinen Schlaf zu »bewachen«, Zeit nahm und mich noch ein paar Minuten ruhen ließ, bevor ich den Boden der Vereinigten Staaten, meines Heimatlandes, betreten und in meinem Zuhause aufwachen durfte. Dass der Grenzer mir völlig unerwartet ein Desinfektionsmittel in die Augen gesprüht und ich mit einem brennenden Gefühl gerechnet hatte, repräsentierte offenbar die Erfahrung, plötzlich aufzuwachen und wegen des Schlafmangels schmerzhaft brennende Augen zu haben, sowie den Wunsch, dass mir die Beschwerden diesmal erspart blieben.

Im größeren Realitätszusammenhang waren die weltweite Angst vor der Schweinegrippe, auch Pandemie H1N1 genannt, und die eingeleiteten Vorsichtsmaßnahmen Teil des Tagesrestes, der das Traumszenarium beeinflusste. Auch eine Kindheitsdeterminante fiel mir ein, als ich meinen Traum analysierte. Eine apokryphe Geschichte über die Einwanderung meiner Vorfahren in die USA handelte von einem Großonkel, der als Junge die beschwerliche Transatlantikreise im Rumpf eines überfüllten Schiffes zurückgelegt hatte, um dann in Ellis Island abgewiesen zu werden, weil seine Augen gerötet waren. Die Vertreter der Einwanderungsbehörden befürchteten eine hochansteckende Erkrankung, und so musste der Junge zusammen mit seinem Vater nach Osteuropa zurückkehren, während seine Mutter und die Geschwister einwandern durften. Diese Geschichte hat meine Kindheit begleitet und mich gelehrt, dass es keineswegs selbstverständlich ist, eine Grenze passieren zu dürfen, um sich in Sicherheit zu bringen. Mithin enthielt mein Traum, der meine eigene Passage durch unterschiedliche Bewusstseinszustände – vom Schlaf- zum Wachzustand – illustrierte, die klassischen Elemente der Traumbildung, zum Beispiel die Wunscherfüllung, den Tagesrest und die Aspekte aus der Kindheit.

Rapaport (1949) vertrat die Ansicht, dass die Unterscheidung zwischen Ich und Nicht-Ich trotz solcher »Personifizierungen der Schlaftrunkenheit« unter normalen Umständen erhalten bleibe, während »Teile des Selbst in anderen

Bewusstseinszuständen unter Umständen nicht wahrgenommen werden. Multiple Persönlichkeiten [...] sind allgemein bekannte Beispiele« (S. 200). Unter bestimmten Bedingungen kann dieses universale Phänomen der Wiederholung des Traumes im Wachtraum und umgekehrt also zur bewussten Wahrnehmung multipler Selbste beitragen oder sie schärfen. Deshalb ist es ungemein wichtig, dass der Analytiker dem Patienten den gemeinsamen Ursprung des Trauminhalts und des Inhalts seines veränderten Bewusstseinszustands aufzeigt. Die bewusste Wahrnehmung dieser Manifestation des Wiederholungszwangs kann es ihm erleichtern, verleugnete psychische Anteile nach und nach zu akzeptieren. Wenn ihm die Möglichkeit vor Augen geführt wird, dass der Traum und der dissoziierte Selbst-Zustand gemeinsamen Ursprungs sind, erlebt er diese Intervention unter Umständen als eine zum richtigen Zeitpunkt angebotene Deutung.

Von veränderten Abwehrzuständen träumen

Die Darstellung der zu Abwehrzwecken veränderten Bewusstseinszustände in posttraumatischen Träumen, mit der Patienten auf eine traumatische Erfahrung reagieren, ist jener dunkle Aspekt des Wiederholungszwangs, der hier zur Untersuchung ansteht. Ein Beispiel ist Karen, eine Analysepatientin, die um nichts in der Welt wahrhaben wollte, dass ihre Tante, deren Obhut sie als Kind anvertraut worden war, sie sexuell missbraucht hatte. Hartnäckig leugnete sie jede Erinnerung an solche Übergriffe. Gleichwohl hatten ihre scheinbar absolut behandlungsresistenten Symptome – Gedächtnisverlust, fluktuierende Bewusstseinsgrade, psychogene Schmerzen, genitale Halluzinationen, Selbstverstümmelung, Essstörungssymptome, Alkoholmissbrauch, vorzeitige sexuelle Aktivität und wiederkehrende Träume, in denen sie von Frauen in verantwortlichen Positionen, denen sie vertraute, penetriert wurde – bereits mehrere Behandler einen frühen Missbrauch vermuten lassen. Zudem beschrieb Karen halluzinatorische Wahrnehmungen anderer Personen in ihrem Innern, die immer wieder vorübergehend die Kontrolle übernahmen, bis sie selbst schließlich irgendwann, inmitten einer Aktivität, wieder »zu sich« kam.

In einer Behandlungskrise, in der sie die Hilflosigkeit, die ihr Leben begleitete, auch in mir hervorrief, schilderte sie folgenden Traum:

> Die Tante sprang plötzlich hinter einem Vorhang hervor und erklärte, ein renommierter Arzt habe nun endlich eine Hormonstörung als Ursache ihrer Krankheit diagnostiziert. Die Patientin erwiderte, dass niemand mehr daran glaube. Daraufhin rief die Tante aus, sie kenne die Ursache ihres

> Problems. Die Patientin wurde sehr verlegen, weil noch weitere Menschen anwesend waren und ihnen zuhörten. Deshalb bat sie die Tante, sich mit ihr an einen geschützteren Ort zurückzuziehen, um dort zu reden. Die Tante ließ sich jedoch nicht beirren, sondern erklärte, die Patientin wolle jeden anderen übertrumpfen, spiele aber in Wirklichkeit überhaupt keine Rolle in der Familie und werde von niemandem für wichtig gehalten. Nun begann die Patientin zu weinen. Sie widersprach der Tante und sagte, dass dies nicht der Grund für ihre Schmerzen sein könne, die sich anfühlten, als ob sich die Knochen durch ihre Haut frästen und aus dem Körper hervorträten. Die Tante geriet in Wut und näherte sich der Patientin drohend, mit unnatürlichen Bewegungen wie eine Gestalt aus einem Horrorfilm. Die Patientin war wie gelähmt. Sie saß nun in einem Sessel auf der anderen Seite des Zimmers. Die Tante rückte ihr immer näher und sagte, die Patientin könnte sich das, was nun käme, nicht vorstellen. Mit diesen Worten setzte sie sich auf die Patientin und schlang die Beine um sie. Wie gefährliche, ekelhafte Waffen näherten ihre Brüste sich Karens Gesicht. Sie brach in Panik aus. In ihren Gedanken nahmen folgende Worte Gestalt an: ›Es ist wahr! Es ist wahr! Ich kann das nicht tun! Wie soll ich das überstehen?!?!‹
>
> Plötzlich wurde alles sehr vage, verschwommen, und ihr ganzer Körper und ihre Seele fühlten sich leicht. Es war, als hätte sie eine Art Blackout.

An mehr, so sagte Karen, könne sie sich nicht erinnern. Sie sei mit furchtbaren Schmerzen aufgewacht, habe sich wie gelähmt gefühlt, aber wegen der Schmerzen auch nicht liegenbleiben können. Die körperlichen Qualen waren auch Ausdruck ihres chronischen Gefühls, in einer ausweglosen Situation gefangen zu sein.

Interessanterweise bezeichnete Karen eines der »Selbste«, die sie in sich wahrnahm, als den »Schatten«. Er personifizierte das Leben in Dunkelheit. Dieser »Teil« ihrer selbst konnte sich angeblich an schlimme Ereignisse erinnern und schützte die Patientin, indem er ihre eigene Erinnerung auslöschte und ihr mit körperlichen Schmerzen zusetzte, um sie daran zu hindern, allzu viel nachzudenken und Erinnerungen wachzurufen. Mithin repräsentierte Karens Traum offenbar den defensiven veränderten Bewusstseinszustand, mit dem sie auf die überstimulierende Belästigung durch ihre Tante reagiert hatte. Die Bildersprache des Traumes, das Verschwommene, Vage, und das plötzliche Verschwinden körperlichen Schmerzes und psychischen Leides ließen an eine autohypnotische Flucht vor einer traumatischen Erfahrung oder vor traumatischen Erlebnissen denken, die dieses spezifische Szenarium in verdichteter Form darstellte.

Diskussion

Auch bei Patienten mit schwerer dissoziativer Psychopathologie, die im Wachzustand zwischen verschiedenen Bewusstseinsebenen wechseln, ist dieser Mechanismus aktiv. Unter Umständen nehmen sie im Dienst der Verneinung auch eine »pseudo-externalisierte Verschiebung« vor. Das heißt, sie entwickeln eine quasi wahnhafte Einsicht, die es ihnen ermöglicht zu sagen: »*Ich* habe das nicht gedacht, gesagt, getan, empfunden, geträumt usw. – das war jemand anders!« An dieser Einstellung scheint eine Anthropomorphisierung autohypnotischer, traumähnlicher, hypnagoger und hypnopomper Zustände im Sinne des funktionalen Phänomens beteiligt zu sein. Unter dem Einfluss des Wiederholungszwangs kann eine wechselseitige Amnesie zwischen diesen dissoziierten Zuständen und den posttraumatischen Träumen den Verleugnungsprozess zusätzlich verstärken, selbst wenn sich die Themen ein ums andere Mal wiederholen. Diese komplexe Form der Verneinung lässt eine Revision durch Aufhebung der Verdrängung, wie eine Deutung sie herbeiführen könnte, nicht zu. Zwar ist der Zeitpunkt, zu dem man Deutungen anbietet, grundsätzlich von entscheidender Bedeutung; besonders wichtig aber ist er, wenn es darum geht, Patienten zu helfen, diese psychischen Inhalte als Anteile ihres eigenen Selbst anzuerkennen und anzunehmen. Solche komplizierten, in Reaktion auf schwere frühe Traumata erfolgenden Operationen anzuerkennen ist eine Voraussetzung für das Verständnis dieser defensiven/symptomatischen Kompromissbildung, das durch die Übertragungsanalyse wesentlich erleichtert werden kann (I. Brenner, 2001, 2004, 2009a). Wenn alles gut geht, können Patienten, die an frühe Traumatisierungen keine bewussten Erinnerungen haben, im Laufe der Zeit die Fähigkeit erwerben, das, was sie »im tiefsten Innern« schon immer gewusst haben, ohne *wirklich* zu wissen, dass es da war, als Teil ihrer selbst anzunehmen (I. Brenner, 1997). So sagte einmal eine Patientin, die kurz vor einem solchen Durchbruch stand, treffend und einsichtig: »Ich kann über das, woran ich mich erinnere, nicht nachdenken!«

Ich habe hunderte Patienten mit schwerer dissoziativer Pathologie kennengelernt und die Erfahrung gemacht, dass es der Behandlung zuträglich ist, ihre wiederkehrenden Träume und ihre veränderten Ich-Zustände unter diesem Blickwinkel zu betrachten. Die verblüffenden Ähnlichkeiten zwischen dem manifesten Inhalt traumatischer Träume und den direkten Berichten der Personifizierungen selbst lassen, wie oben beschrieben, einen gemeinsamen psychischen Ursprung vermuten (Barrett, 1995; I. Brenner, 2001). Solche Beobachtungen zeigen, dass die psychischen Schicksale veränderter Bewusstseinszustände, die ursprünglich in Reaktion auf schwere frühe Traumata auftauchten, im posttraumatischen Traum dargestellt und wiederholt und anschließend erneut in die repetitiven veränderten Zustände eingearbeitet werden können.

Eine Brücke von »hypnoiden Zuständen« zur psychischen Energie und zu *Jenseits des Lustprinzips*

Einer der bedeutsamsten theoretischen Entwicklungen in *Jenseits des Lustprinzips* (Freud, 1920g) liegt Freuds Ausarbeitung von Breuers Hypothese der gebundenen – ruhenden – und der ungebundenen – frei beweglichen – Energie (Freud, 1895d) zugrunde. So enthält das Bewusstsein Energie mit dem Potential, durch psychische Aktivität und durch Erregungsprozesse innerhalb des psychischen Apparates abgeführt zu werden. Zum Schutz vor Überstimulierung aber entwickelt sich eine spezielle psychische Funktion, eine psychische Rinde sozusagen, deren »äußerste Oberfläche die dem Lebenden zukommende Struktur aufgibt, gewissermaßen anorganisch wird und nun als eine besondere Hülle oder Membran reizabhaltend wirkt« (Freud, 1920g, S. 26). Und weiter heißt es: »Die Außenschicht hat aber durch ihr Absterben alle tieferen [Schichten] vor dem gleichen Schicksal bewahrt, wenigstens so lange, bis nicht Reize von solcher Stärke herankommen, daß sie den Reizschutz durchbrechen« (ebd., S. 27). Freud fährt fort:

> »Solche Erregungen von außen, die stark genug sind, den Reizschutz zu durchbrechen, heißen wir *traumatische*. [...] Ein Vorkommnis wie das äußere Trauma wird gewiß eine großartige Störung im Energiebetrieb des Organismus hervorrufen und *alle Abwehrmittel in Bewegung setzen*« (ebd., S. 29; zweite Hervorhebung I. Brenner).

Ein defensiver veränderter Bewusstseinszustand wäre ein Beispiel für eine solch verzweifelte Abwehrmaßnahme. Diese setzt das Lustprinzip außer Kraft. Die Hauptaufgabe der Psyche besteht nun darin, das Zuviel an Energie zu binden und abzuführen. Man kann dieses Abfuhrmodell mit dem Leberstoffwechsel vergleichen, der für den Abbau toxischer, ins Verdauungssystem gelangter Substanzen zuständig ist. Er sorgt unter anderem dafür, dass sich bestimmte Moleküle an solche Eindringlinge heften und sie wasserlöslich machen. Dieser Prozess der chemischen Bindung, auch als Konjugation bezeichnet, bewirkt, dass das Gift gefahrlos mit den Fäzes ausgeschieden werden kann. Den analogen Vorgang beschrieb Freud (1920g) mit den Worten: »Die Bindung der Trieberregung wäre aber eine vorbereitende Funktion, welche die Erregung für ihre endgültige Erledigung in der Abfuhrlust zurichten soll« (S. 68).

Daraus ergibt sich, dass das unlustvolle Durchbrechen der Reizschranke die Aufbietung eines großen Energiequantums nach sich zieht: »Es wird eine großartige ›Gegenbesetzung‹ hergestellt, […] [um] neu hinzukommende strömende Energie aufzunehmen, sie in ruhende Besetzung umzuwandeln, also sie psychisch zu ›binden‹« (S. 30). Das »Prinzip der Unerregbarkeit unbesetzter Systeme« (Freud, 1916–17f, S. 286) besagt, dass das Maß an ruhender Besetzung sich direkt proportional zu der psychischen Bindungsfähigkeit verhält. Der Schrecken, der ein Fehlen der Angstbereitschaft voraussetzt, hat zur Folge, dass diese Systeme »nicht gut imstande« (Freud, 1920g, S. 31) sind, »die ankommenden Erregungsmengen zu binden« (S. 32). Deshalb bildet »die Angstbereitschaft mit der Überbesetzung der aufnehmenden Systeme die letzte Linie des Reizschutzes« (ebd.). Um »die Reizbewältigung unter Angstentwicklung nachzuholen, deren Unterlassung die Ursache der traumatischen Neurose geworden ist« (ebd.), stellen sich traumatische Träume ein, die dem Wiederholungszwang gehorchen, das heißt:

> »Gibt es ein ›Jenseits des Lustprinzips‹, so ist es folgerichtig, auch für die wunscherfüllende Tendenz des Traumes eine Vorzeit zuzulassen. Damit wird seiner späteren Funktion nicht widersprochen. Nur erhebt sich […] die weitere Frage: Sind solche Träume, welche im Interesse der psychischen Bindung traumatischer Eindrücke dem Wiederholungszwang folgen, nicht auch außerhalb der Analyse möglich? Dies ist durchaus zu bejahen« (S. 33).

Strachey (1955) wies in seiner editorischen Vorbemerkung zur englischen Ausgabe der *Studien über Hysterie* darauf hin, dass Freud wiederholt und durchaus überraschend Breuer das Verdienst zuschrieb, »die Unterscheidung zwischen gebundener und ungebundener psychischer Energie und zwischen dem Primär- und dem Sekundärvorgang« (S. XXVII) getroffen zu haben. Freud führte diese Überlegungen ursprünglich nicht näher aus, wurde aber zweifellos durch sie beeinflusst (Holt, 1962). Interessanterweise folgen Breuers Ansichten über hypnoide Zustände, denen sich Freud nie vorbehaltlos anschließen konnte (I. Brenner, 2009a), fast unmittelbar auf seine Bemerkungen über die Energie. Seine Erläuterung dieser veränderten Bewusstseinszustände wurde von Psychoanalytikern pauschal vergessen, ist aber für unsere Diskussion besonders relevant und dient als Ausgangspunkt eines alternativen Weges zum Verständnis dieser Zustände. Breuer (1895) zog folgenden Schluss:

> »[...] wenn die abgespaltene Psyche fortwährend in Erregung ist, wie bei Janets Hemianästhetischen, bei denen sogar alle Empfindungen der einen Körperhälfte nur von der unbewußten Psyche perzipiert werden, so bleibt für das wache Denken so wenig von der Gehirnleistung übrig, daß sich dadurch die psychische Schwäche vollauf erklärt, die Janet schildert und für originär hält« (S. 297).

Darüber hinaus überlegt Breuer, was genau im autohypnotischen Zustand geschieht:

> »Wenn aber in solchen Zuständen des ›Versunkenseins‹ und bei gehemmtem Vorstellungsablauf eine Gruppe von affektiv betonten Vorstellungen lebendig ist, so schafft sie ein hohes Niveau der intrazerebralen Erregung, welche nicht durch psychische Arbeit verbraucht wird und für anomale Leistungen, für die Konversion, verfügbar ist« (S. 277).

Auch wenn Breuer seine Überlegungen eher im physiologischen als im psychologischen Bereich anstellt, ist die Ähnlichkeit mit Freuds späteren Ideen nicht zu übersehen. Was die Debatte über die Frage, ob der hypnoide Zustand der traumatischen Erregung vorausgeht oder aber durch sie verursacht wird, betrifft, so resümierte Freud (1895d): »Der Affekt schafft selbst den hypnoiden Zustand« (S. 188), während Breuer (1895) die Ansicht vertrat: »Die Autohypnose schaffte sozusagen den Raum, das Gebiet unbewußter psychischer Tätigkeit, in welches die abgewehrten Vorstellungen hineingedrängt werden« (S. 295). Mithin erweist sich die vermeintlich scharfe Unterscheidung zwischen hypnoider Hysterie und Abwehrhysterie, auf die Freud solch großen Wert legte, vor allem als ein Versuch, Originalität für seine Überlegungen zu beanspruchen. Ungeachtet dessen erläutert Breuer:

> »So dürfte die pathogene Autohypnose bei manchen Menschen entstehen, indem der Affekt in die habituelle Träumerei eintritt. [...] Ist das einmal geschehen, so wiederholt sich der hypnoseähnliche Zustand durch dieselben Umstände immer wieder [...]« (S. 278).

Auch Breuers Erklärung des Wiederholungszwangs rekurriert auf energetische Vorstellungen:

> »Wir wissen nicht, ob die Träumerei, die oben als Vorstadium der Autohypnose bezeichnet wurde, nicht selbst schon dieselbe pathogene Leistung vollbringen kann

> wie diese und ob es protrahierter Angstaffekt nicht ebenfalls tut. Vom Schreck ist das sicher. Indem er den Vorstellungsablauf hemmt, während doch eine affektive Vorstellung (der Gefahr) sehr lebhaft ist, steht er in vollem Parallelismus mit der affekterfüllten Träumerei; und indem die immer erneute Erinnerung diesen Seelenzustand immer wieder herstellt, entsteht ein ›Schreckhypnoid‹, in welchem die Konversion durchgesetzt oder stabilisiert wird; das Inkubationsstadium der ›traumatischen Hysterie‹ sensu stricto« (S. 278f.).

Breuers klinische Beobachtungen veranlassten ihn offensichtlich zu der Annahme, dass der hypnoide Zustand, ein mit einem autohypnotischen Zustand identischer veränderter Bewusstseinszustand, eine – wie wir heute sagen würden – Kompromissbildung darstellt, die pathologisch sein oder der Abwehr dienen kann und einem Impuls, den der Autor als wiederholt auftretende affektbesetzte Vorstellung beschreibt, eine gewisse Gratifikation zugesteht. Darüber hinaus schwächt dieser psychische Zustand das Ich, das den in die Psyche eindringenden Erregungsüberschuss nicht binden kann. So zieht er den oft zitierten Schluss, dass

> »jene Spaltung der psychischen Tätigkeit, die bei den bekannten Fällen als double conscience so auffällig ist, in rudimentärer Weise bei jeder ›großen‹ Hysterie bestehe und dass die Fähigkeit und Neigung zu dieser Dissoziation das Grundphänomen dieser Neurose sei« (Breuer, 1895, S. 286).

Denkbar wäre, dass das schwer traumatisierte Kind des Nachts wiederkehrende Träume von seinen im Wachzustand veränderten Bewusstseinszuständen hat, die mit einem Versuch des überwältigten Ichs zusammenhängen, die von Breuer und dann auch von Freud beschriebene psychische Energie zu binden. Die wechselseitige Beeinflussung der Träume und der psychischen Zustände im Wachleben muss verwirrend wirken und führt möglicherweise zur Bildung dissoziierter Quasi-Identitäten mit der Funktion, psychische Inhalte voneinander getrennt zu halten und die psychische Energie zu binden.

Die Wahrnehmung völlig voneinander getrennter Selbste in der Psyche solcher Patienten hängt offenbar mit der fehlenden Integration libidinös bzw. aggressiv besetzter Selbst- und Objektrepräsentationen zusammen, doch als alleinige Erklärung greift dies zu kurz. Sie ist vielmehr Ausdruck der fehlenden Selbstkonstanz, die durch das subjektive Erleben getrennter, in sich kohärenter Selbste zusätzlich verstärkt wird. Diese Personifizierungen werden vermutlich mithilfe einer Reihe sogenannter organisierender Einflüsse hervorgebracht. Dazu zählen neben der perversen Sexualität die intergenerationelle Transmission des Traumas in Verbindung mit einer Identifizierung mit dem Angreifer, die spalterischen Auswirkungen der Aggression an sich, Nahtoderfahrungen sowie der Einsatz dieser traumähnlichen und »hysterischen« Mechanismen (I. Brenner, 2001, 2004).

Zwischen Cindys Personifizierungen mitsamt ihren monoideistischen Fugue-Zuständen (Janet, 1907) und ihren Träumen, die offenbar eine Anthropomorphisierung ihrer Bewusstseinsstörung im ursprünglichen Trauma symbolisierten (Silberer, 1909), bestand eine reziproke Amnesie. Mit anderen Worten: Wenn Cindy in eine ihrer Alter-Persönlichkeiten switchte, hatte sie keine Erinnerung an ihre Träume; als Cindy wiederum hatte sie keine Erinnerung an das, was ihre Alter-Persönlichkeiten wussten, konnte sich aber an ihre Träume erinnern. Qua pseudo-externalisierte Verschiebung übertrug sie ihre Impulse, Affekte, Phantasien und Erinnerungen dem Kader ihrer »inneren Personen«. Auf diese Weise sagte sie sich von unerträglichen Gefühlen los und erlebte ihre intrapsychischen Konflikte als interpersonale. Ihre narzisstische Besetzung der getrennten Selbste (Kluft, 1987b) erwies sich als machtvoller Widerstand, der bei verfrühter Konfrontation suizidale Folgen hätte haben können.

Als Cindy in einer besonders übertragungsintensiven Phase körperliche Symptome entwickelte, kam es zu weiteren dissoziativen Symptomen und Absencen. Sie geriet in eine regressive Sackgasse. Ihre wiederkehrenden Träume aus dieser Phase ähnelten dem sexuellen Trauma, von dem sie in Gestalt einer ihrer Alter-Persönlichkeiten selbst berichtet hatte. Unterstützt durch die Behandlung, vermochte sie die innere Stimmigkeit dieser Berichte nach und nach anzuerkennen. Sie wusste in ihrem tiefen Innern, dass sie der Wahrheit entsprachen und dass tatsächlich sie selbst das Opfer jener Misshandlungen gewesen war. Auch die zweite Patientin, Karen, verspürte eine tiefe innere Gewissheit. Sie träumte von Knochen, die sich durch ihre Haut frästen und sie zerrissen, und konnte die Augen nicht länger davor verschließen, dass diese Qualen mit etwas Unvorstellbarem zusammenhängen mussten, das ihr selbst widerfahren war.

Schlussbetrachtung

Um solchen Patienten dabei zu helfen, ihre Psyche als ihr eigen anzuerkennen, muss die Behandlung ihnen Gelegenheit geben, sich klarzumachen, wie sie psychisch während jener unerträglichen Erlebnisse reagiert und sich verhalten haben. So konnte Cindy in Betracht ziehen, dass ihre Alter-Persönlichkeiten unter anderem deshalb aufgetaucht waren, weil psychische Inhalte, die normalerweise auf den Bereich posttraumatischer Träume beschränkt bleiben, in ihr Wachleben hineinragten. In den Träumen können die zur Zeit des ursprünglichen Traumas aufgetauchten defensiven veränderten Bewusstseinszustände symbolisch in der Weise dargestellt werden, dass ein Kind verletzt wird, während die Patientin in einen solchen autohypnotischen Zustand verfällt und ihren Körper »verlässt« oder einen »Blackout« erlebt. Träume, Selbstwahrnehmung und Identität scheinen einander wechselseitig zu beeinflussen – ein Zyklus, der sich jahrelang ein ums andere Mal wiederholen kann. Dieses Phänomen kann sich dann als ein »Switchen« in andere dissoziierte Selbste manifestieren. Containment und Deutung der Art und Weise, wie sich die Psyche unter diesen Umständen verhält, sind einer Entwicklung zur Heilung der tiefen psychischen Spaltungen förderlich. Die wechselseitige Beziehung zwischen Trauma, wiederkehrenden Träumen und defensivem verändertem Zustand ist somit eine ungewöhnliche Manifestation des Wiederholungszwangs.

Freuds Schwierigkeit, unbewusste Schuldgefühle mithilfe der topischen Theorie zu erklären, nötigte ihn, seine Überlegungen zu revidieren und die Strukturtheorie zu formulieren (Freud, 1923b). Das Problem repetitiver traumatischer Träume wiederum machte es notwendig, einen Todestrieb »jenseits des Lustprinzips« (Freud, 1920g) zu postulieren. In ähnlicher Weise vertrete ich die Ansicht, dass Phänomene wie etwa die Beziehung zwischen Träumen und amnestischen Selbst-Zuständen eine kritische Neubetrachtung der Rolle, die der Dissoziation im psychischen Geschehen zukommt, rechtfertigen. Es entbehrt nicht der Ironie, dass Freud erstaunlicherweise, wie Fliess (1953b) erläutert, in der ersten Vorlesung seiner *Neuen Folge der Vorlesungen zur Einführung in die Psychoanalyse*, die er unter die Überschrift »Revision der Traumlehre« stellte, den Todestrieb mit keinem Wort erwähnte (Freud, 1933a). Zwar kommt er später, in seiner Vorlesung »Angst und Triebleben«, auf dessen Beteiligung am Wiederholungszwang zu sprechen, merkt aber auch hier lediglich an, dass die Funktion des Traumes als Hüter des Schlafs versagt habe und es zu einer psychischen Überforderung gekommen sei. Deren Schicksal steht hier zur Untersuchung. Ungeachtet der Validität der Todestriebtheorie an sich gibt die Macht, die der Wiederholungszwang über das psychische Leben ausübt, dem Analytiker Gelegenheit, bestimmten Patienten zu helfen, ungemein verstörende traumatische Erfahrungen zu verarbeiten.

11. Kapitel

Psychoaktive Therapie

> »Vertraue deine Wunde der ärztlichen Kunst eines Lehrers an.
> ...
> Wende den Blick nicht ab.
> Schau auf die bandagierte Stelle.
> Dort tritt das Licht in dich ein.
> Und glaube nicht eine Sekunde lang,
> dass du selbst dich heilst.«
>
> *Rumi (2006), Childhood friends, S. 307*

Warum sollte ich mit dem Gedanken spielen, die therapeutische Beziehung zu einem schwer traumatisierten Menschen als »psychoaktiv« zu bezeichnen? Der Begriff kam Anfang der 1960er Jahre in Schwang und ist mit bewusstseinsverändernden Drogen, zum Beispiel LSD, verknüpft. Seit etlichen Jahren benutzt man ihn zur Bezeichnung von Medikamenten wieAntidepressiva, Angstlösern, Stimmungsstabilisierern und antipsychotischen Wirkstoffen, die zur Behandlung psychiatrischer Erkrankungen verschrieben werden. Die Vorstellung, dass nicht eine Pille oder ein Elektroschock, sondern ein anderer Mensch ein hochwirksames Arzneimittel sein könnte, ist ebenso uralt wie futuristisch. Die Frage aber, welche Eigenschaften dieser Beziehung dafür verantwortlich sind, dass sich eine Psyche dauerhaft verändern kann, ist seit Beginn der analytischen Bewegung Gegenstand intensiver Forschung. Heute sind sich vermutlich die meisten Psychoanalytiker darin einig, dass die Empfehlungen, die Freud seinen künftigen Kollegen vor über einem Jahrhundert ans Herz legte, reichlich »steril« waren und vielleicht in gewissem Sinn eine Überkorrektur der schon damals wohlbekannten Fallstricke der Gegenübertragung darstellten. So empfahl er,

> »sich während der psychoanalytischen Behandlung den Chirurgen zum Vorbild zu nehmen, der alle seine Affekte und selbst sein menschliches Mitleid beiseite drängt und seinen geistigen Kräften ein einziges Ziel setzt: die Operation so kunstgerecht als möglich zu vollziehen. [...] Die Rechtfertigung dieser vom Analytiker zu fordernden Gefühlskälte liegt darin, dass sie für beide Teile die vorteilhaftesten Bedingungen schafft, für den Arzt die wünschenswerte Schonung seines eigenen

> Affektlebens, für den Kranken das größte Ausmaß von Hilfeleistung, das uns *heute* möglich ist« (Freud, 1912e, S. 380f.; Hervorhebung I. Brenner).

Als das »klassische« Verfahren kodifiziert wurde, übten Stracheys Darlegung der »therapeutischen Wirkung der Psychoanalyse« durch Deutung und seine eingehende Beschreibung der damals maßgeblichen Haltungen zwanzig Jahre nach Freuds »Ratschlägen« einen enormen Einfluss aus:

> »Was ist also die Deutung? Und wie wirkt sie? Man scheint außerordentlich wenig über sie zu wissen, was aber einen fast allumfassenden Glauben an ihre besondere Wirksamkeit als Waffe nicht hindert. Die Deutung hat – das muß eingestanden werden – viele Eigenschaften einer Zauberwaffe. Natürlich wird sie von vielen Patienten auch als solche empfunden. […]
>
> Ich glaube, man würde im allgemeinen nicht fehlgehen zu sagen, dass die Analytiker geneigt sind, Deutungen als etwas ganz besonders Machtvolles zu empfinden, im Guten und Bösen. […] So wird uns gesagt, daß wir durch allzu frühe oder allzu rasche Deutung Gefahr laufen, einen Patienten zu verlieren; daß wir uns der gleichen Gefahr aussetzen, wenn wir nicht unverzüglich und tief deuten; daß die Deutung unerträgliche und unbeherrschbare Ausbrüche von Angst hervorrufen könne durch ›Entbindung‹ derselben; daß die Deutung der einzige Weg sei, um einem Patienten zu ermöglichen, einem unlenkbaren Ausbruch von Angst die Spitze zu bieten durch ›Auflösung‹ derselben; dass Deutungen sich immer auf Material beziehen müssen, das gerade im Begriff ist, ins Bewußte aufzutauchen; dass die nützlichsten Deutungen die wirklich tiefen sind. ›Seid vorsichtig mit euren Deutungen‹ – sagt eine Stimme. ›Im Zweifelsfalle deuten‹ – sagt eine andere« (Strachey, 1935 [1934], S. 499).

Diese anscheinend widersprüchlichen Einstellungen zur Deutung haben zweifellos zur Mystifizierung der Wirkkraft solcher Interventionen beigetragen und verunsicherten psychoanalytischen Ausbildungskandidaten, die sich häufig allzu unvorbereitet fühlten, um über eine derart machtvolle Waffe zu gebieten, Angst gemacht. Durch solche Bemühungen, die Psychoanalyse in den Rang einer Wissenschaft zu erheben, indem man Rezepturen für die therapeutische Wirkung der Deutung ausarbeitete, wurden die Rolle des Analytikers und seine eigene Psychologie, aber auch die Bedeutung der Lebensumstände des Patienten bagatellisiert:

> »Diese Änderung des Über-Ichs wird zustande gebracht in einer Reihe von zahllosen kleinen Schritten, und zwar vermittels der mutativen Deutungen, die von dem

Analytiker ausgeführt werden, kraft seiner Stellung als Objekt der Es-Regungen des Patienten und als Hilfs-Über-Ich« (Strachey, 1935 [1934], S. 516).

Zwanzig Jahre später trat Stone in einer Abhandlung über den wachsenden Anwendungsbereich der Psychoanalyse, die sich als ungemein einflussreich erweisen sollte, für behandlungstechnische Flexibilität und für eine Modifizierung der Technik ein, um den psychischen Bedürfnissen jener Patienten Rechnung zu tragen, die dem theoretischen, idealen und letztlich nicht-existenten neurotischen Patienten, den Eissler (1953) in seinem klassischen Aufsatz über die Parameter so elegant beschrieben hatte, nicht entsprechen. Stone resümiert:

> »Meiner Ansicht nach können Parameter jeden Grades in beliebiger Zahl eingeführt werden, sofern sie zur Erfüllung spezifischer Bedingungen wirklich erforderlich und geeignet sind, die zum Erreichen der analytischen Endziele notwendigen Prozesse herbeizuführen [...]« (Stone, 1954, S. 575).

Die Aktivierung der Übertragungsneurose und deren bestmögliche Auflösung galten in der Tat als analytische Endziele. Stone betont auch die Person des Analytikers:

> »Der Analytiker selbst muss in unserem Feld ebenfalls Berücksichtigung finden. In keinem anderen Feld mit Ausnahme der Chirurgie, mit der Freud die Analyse häufig verglichen hat, ist das persönliche Gleichgewicht so bedeutsam. Wenn wir schon das intellektuelle und emotionale Rüstzeug unseres Gegenübers nicht durchschauen können, müssen wir doch unsere eigenen intellektuellen und emotionalen Fähigkeiten kennen. Spezielle Vorlieben, Interessen, emotionale Strukturen können die Prognose und somit – auf ganz konkrete Weise – die Indikationen tiefgreifend beeinflussen. Meines Erachtens kann man grob verallgemeinernd sagen, dass ein Therapeut zusätzlich zu spezifischen Fertigkeiten auch die Fähigkeit besitzen muss, einen Psychotiker oder einen Delinquenten zu lieben und dass er zumindest ein aufrichtiges Interesse am ›Borderline‹-Patienten haben muss (ganz gleich, ob er dieses Gefühl technisch *benutzt* oder nicht), um optimale Ergebnisse erzielen zu können« (ebd., S. 592).

In der heutigen psychoanalytischen Welt erlangt das relationale Modell zunehmend an Bedeutung. Demnach stellen das gemeinsame relationale Unbewusste und die Enactments, die in der analytischen Dyade, in der Deutung ko-konstruiert wird, unweigerlich auftauchen, die wichtigste Materialquelle dar. In diesem eher egalitären System kooperieren Analytiker und Analysand, um den jeweiligen Beitrag ihrer Psychen zur Identifizierung jener Aspekte dissoziierter Selbst-Zustände zu verstehen, die sich dem Bewusstsein entziehen. Bromberg plädiert in seiner Abhandlung »Stumbling along and hanging in: if this be technique, make the most of it« (Bromberg, 2012) dafür, vollständig mit dem Konzept der analytischen Technik zu brechen, und favorisiert einen freieren Austausch. In der Praxis aber verwenden die meisten Analytiker heutzutage eher eine Vielzahl von Techniken und psychoanalytischen Modellen, denen unterschiedliche Modelle der Psyche zugrunde liegen, das heißt, sie entwickeln ihre je eigene hybride Methode. Die folgende Vignette illustriert einen solchen Ansatz in der Behandlung einer schwer traumatisierten Frau mit dissoziativer Identitätsstörung (DIS), also mit dissoziativem Charakter und niedrigem Funktionsniveau. Sowohl klassische als auch relationale Elemente kamen in dieser Therapie, in der die Analyse eines Enactments eine tiefreichende »Integration« der Selbste ermöglichte, zum Einsatz.

Fallbericht

Ein Irrtum, der meinem medizinischen Abrechnungsdienst zu einem kuriosen Zeitpunkt unterlief, und mein – mehr schlechter als rechter – Umgang damit wurden zum Brennpunkt eines sehr schmerzlichen Augenblicks in der Therapie, die davon letzten Endes gleichwohl profitierte. Die Intensität und Bandbreite der in der Matrix von Übertragung und Gegenübertragung auftauchenden Gefühle illustriert, so wage ich zu sagen, die »Aufladung« der therapeutischen Beziehung und deren enormes Potential, intrapsychische Veränderung herbeizuführen. Ich beschreibe die Umstände dieses Enactments und liefere die für den Kontext der Situation relevanten Hintergrundinformationen.

Nach mehrjähriger Analyse mit vier Wochenstunden auf der Couch teilte ich meiner Patientin Margaret mit, dass ich eine geringfügige Honorarerhöhung plante, und fragte sie, wie sie dazu stehe. Schließlich kann sich selbst eine bescheidene Erhöhung des Honorars in einer Analyse summieren, und da ich wusste, dass Margaret bereits eine zusätzliche finanzielle Verpflichtung gegenüber einer sehr bedürftigen kranken Verwandten, die sonst niemanden hatte, eingegangen war, rechnete ich damit, dass sie womöglich bestürzt auf meine Ankündigung reagieren würde. Weil ich aber mein Honorar seit mehreren Jahren nicht erhöht hatte, hielt ich den Schritt, nachdem auch meine Ausgaben im Laufe dieser Zeit stetig gestiegen waren, für gerechtfertigt. Dennoch sah ich voraus, dass Margaret heftig reagieren würde, zumal sie seit einer Weile gelegentlich andeutete, wegen ihrer neuen finanziellen Verpflichtungen »eine Pause« einlegen zu müssen. Sie hatte im Übrigen auch vorher schon zu kämpfen gehabt. Auf einer tieferen Ebene aber war sie in der Analyse an einen Punkt gelangt, an dem zutiefst verstörendes Material auftauchte, von dem sie sich überwältigt fühlte. Es hing mit einem perversen, brutalen sexuellen Angriff durch ihren wesentlich älteren Stiefbruder zusammen, mit dem sie gegenwärtig nichts mehr zu tun hatte. In der Vergangenheit aber war er für sie ein Vaterersatz gewesen.

Ich hatte in Erwägung gezogen, sie zu »verschonen« und von der Honoraraushöhung auszunehmen, um ihr die zusätzliche Belastung zu ersparen. Doch dann hatte ich mich kritisch gefragt, ob ich in Wirklichkeit womöglich befürchtete, dass unser therapeutisches Bündnis einer Intensivierung des sadomasochistischen Täter-Opfer-Aspekts der Übertragung, der regelmäßig aufzutauchen pflegte und dann rasch wieder verschwand, nicht standhalten würde. Margaret wusste auch, dass ich ihr einen Zahlungsaufschub einräumen würde, doch der Gedanke, Schulden zu machen, war ihr sehr unbehaglich. In der Vergangenheit war sie vor ihrer Familie, die in Großbritannien lebte, geflohen, um ein Auslandsstudium in den USA zu absolvieren, und nie zurückgekehrt. Sie war jahrelang mehr oder weniger mittellos gewesen und dank der Hilfe freundlicher älterer Menschen, die fast wie Eltern zu ihr waren und sie in ihre Obhut nahmen, irgendwie über die Runden gekommen. Gelegentlich hatte sie auch mich in dieser Elternrolle erlebt, zugleich aber panische Angst davor gehabt, mit ihren wahren Wünschen in enge Berührung zu kommen.

Ich hatte all diese Überlegungen im Hinterkopf, als ich ihr meine Absicht, das Honorar zu erhöhen, mitteilte. Daraufhin klagte sie über ihre mir bereits bekannten finanziellen Nöte und behauptete vorwurfsvoll, dass ihre Gefühle mir ohnehin gleichgültig seien. Ich würde tun, was ich tun wollte, und basta. Weshalb also ihre Gefühle und Phantasien dazu »analysieren«? Sie würde auf das, was ich täte, reagieren und fertig.

Für den Rest des Monats kam sie immer wieder auf das »Honorarthema« zu sprechen. Tränenreich erinnerte sie sich an jene Lebensphase, in der sie ohne die Großzügigkeit mehrerer guter Elternfiguren praktisch obdachlos gewesen wäre. In dieser Situation das Risiko einzugehen, eine Bitte zu äußern, die dann womöglich abgelehnt würde, war völlig ausgeschlossen.Und schlimmer als eine Ablehnung hätte nur die Erfüllung ihres unausgesprochenen Wunsches sein können. Somit hing das Thema weiterhin unerledigt in der Luft. Als das Monatsende näher rückte und ich die Rechnungen vorbereiten musste, war mir durchaus bewusst, dass die Sache alles andere als zufriedenstellend »analysiert« worden war.

Mir war auch klar, dass die Frage aus einer ganzen Reihe von Gründen wahrscheinlich erst nach Erhalt der Rechnung würde analysiert werden können. Mit sehr ambivalenten Gefühlen beschloss ich, an der Honorarerhöhung festzuhalten und darauf zu vertrauen, dass es uns gelingen würde, einen Kompromiss über einen Zahlungsaufschub zu vereinbaren und/oder uns auf einen Teilbetrag zu einigen. Dennoch bereitete mir Margarets stumme »Unterwerfung« unter meinen Willen Sorge.

Einer der Hauptgründe, weshalb wir das Honorarthema – zumindest direkt – nicht weiter erforscht hatten, hing damit zusammen, dass zahlreiche Sitzungen in jener Phase von einer ungewöhnlichen Kommunikationsform der Patientin geprägt waren, die ich in früheren Analysejahren schon kennengelernt hatte. Margaret erschien um wenige Minuten verspätet, verhielt sich sehr förmlich und ernst, wenn sie ins Behandlungszimmer trat, und legte sich wortlos auf die Couch. Nachdem sie ein, zwei Minuten lang geschwiegen hatte, sagte sie dann oft, dass ihr nichts einfalle, und bat mich, selbst etwas zu sagen oder ihr Fragen zu stellen. Sie wirkte angespannt und schien innerlich mit etwas beschäftigt zu sein, brachte es aber nicht über die Lippen. Sie assoziierte ein wenig zum Tagesrest und zu ihren Schwierigkeiten, durch den dichten Verkehr zur Praxis zu gelangen. Dann begannen mir subtile Veränderungen aufzufallen. Sie betrafen die Muskelspannung ihrer Arme und ihres Halses sowie ihre Kopfhaltung. Zudem spürte ich in meiner Reverie (Bion, 1990 [1962a], 2013 [1962b]), dass ihr Schweigen sich veränderte. Kurz darauf hob sie an zu sprechen, klang aber anders als üblich: Ihre Redeweise war abgehackt, gleichsam ein Staccato, und sie knüpfte an einen Dialog an, den wir intermittierend zu führen pflegten. In diesem Dialog, an den Margaret sich in ihrem üblichen Bewusstseinszustand nicht erinnerte, stellte mich ein anderes, scheinbar getrenntes Selbst zur Rede – ein Selbst, das sehr zornig, abgrundtief misstrauisch und von tödlichem Ernst erfüllt war. Es nahm mich regelrecht in die Mangel und verlangte Auskunft über den Zweck von Margarets Besuchen bei mir und den Grund, diese fortzusetzen.

Das »Auftauchen« dieses anderen Selbst signalisierte, dass die Patientin in der Übertragung sehr starke Angst erlebte und die Dissoziation und die pseudo-externalisierte Verschiebung (I. Brenner, 2009a, 2009b) als Abwehr benutzte. Zudem schien ihr Wunsch, die Behandlung aus finanziellen Gründen zu unterbrechen, ungeachtet ihrer tatsächlichen äußeren Realität auch ihren Drang zu rechtfertigen, einer vermeintlichen Bedrohung zu entfliehen. Während mich das »dunkle Selbst«, wie es schließlich von uns genannt wurde, über Margarets Behandlung auszuquetschen versuchte, begann es gleichzeitig, jene desaströse Begegnung mit ihrem Stiefbruder zu rekonstruieren. Auf ihrer Flucht vor dem Hier und Jetzt erschien es Margaret offenbar erträglicher, die Vergangenheit in einem veränderten Bewusstseinszustand ans Licht zu befördern, als sich zu ihren eigenen Übertragungswünschen zu bekennen. Nach und nach setzte sie aus Bruchstücken die folgende Geschichte zusammen.

Sie hatte zu ihrer Familie, nachdem sie ihr Auslandsstudium aufgenommen hatte, praktisch keinen Kontakt mehr gehabt und vermutet, dass man sie daheim vergessen habe. Dann bekam sie plötzlich einen Anruf von ihrem Stiefbruder, der sich aus beruflichen Gründen in den USA und sogar in ihrer Stadt aufhielt. Er lud sie zum Abendessen ein. Sie war außer sich vor Freude, hatte das Gefühl, ein Traum werde wahr, und nahm die Einladung auf der Stelle an. Nie hatte sie eine schönere Überraschung erlebt! Sie wählte ihr hübschestes Kleid aus, schminkte sich, legte Schmuck an und verfasste sogar ein Jubelgedicht, das sie ihm vortragen wollte. Vielleicht liebte er sie doch? Sie wollte ihm die Chance geben, es zu beweisen, nachdem sie von ihm jahrelang mehr oder weniger ignoriert worden war und angenommen hatte, dass ihre Abwesenheit daheim niemandem auffiel. In der Erwartung, von ihm zu einem Versöhnungsabendessen in ein edles Restaurant ausgeführt zu werden, eilte sie zu seinem Hotel. Sie überspielte ihre Enttäuschung, als er mit ihr ein schäbiges Bistro gleich neben dem Hotel aufsuchte. Während des Essens wirkte er fahrig und abgelenkt. Als sie ihr mit Herzblut geschriebenes Gedicht vortrug, schien er kaum zuzuhören, fragte dann aber immerhin, ob sie es wirklich selbst verfasst habe, und tat beeindruckt. Die Patientin gab sich größte Mühe, an diesem zweifelhaften Kompliment nur Positives zu sehen. Sie wünschte sich sehnlichst ein Zeichen seiner Zuneigung, wollte sich nach dem kurzen Abendessen noch nicht wieder verabschieden und schlug einen Spaziergang vor.

In diesem unbehaglichen Moment, in dem sie sich anblickten und nicht klar war, ob sie sich trennen oder noch ein wenig Zeit miteinander verbringen würden, überkam Margaret ein sehr merkwürdiges Gefühl – ein flüchtiges, unheimliches, gruseliges Gefühl, das sie sofort unterdrückte und aus ihrem Bewusstsein verbannte. Als sie die Ereignisse Jahrzehnte später in der Analyse Revue passieren ließ und nach Worten suchte, um diese Bauchreaktion zu beschreiben, erinnerte sie sich daran, dass sie denselben Eindruck schon während des Abendessens gehabt hatte – ganz flüchtig nur, eher wie ein Aufblitzen und so völlig absurd und fehl am Platz, dass sie das Gefühl sofort verdrängte: Er schien sie von oben bis unten zu mustern und zu taxieren, als seien sie einander als Fremde in einer Bar begegnet und er sei scharf auf sie. Aber wie sollte das möglich sein? Er war ihr Stiefbruder, der einzige Mann, von dem sie als Kind – soweit sie sich auf ihre Erinnerung verlassen konnte – nicht im Stich gelassen oder missbraucht worden war. Sie hatte ihn – jedenfalls auf der bewussten Ebene – immer für ihren Beschützer gehalten.

Als er sie abermals auf diese Weise taxierte und ihr anbot, ihr sein Hotelzimmer zu zeigen, redete sie sich ein, dass sie sich irren müsse und ihre Wahrnehmung das Produkt ihres eigenen Hungers nach Liebe sei. Deshalb zögerte sie nur kurz und willigte dann ein. Beim Warten auf den Lift musste sie erneut ein mulmiges Gefühl unterdrücken. Als sie in der Analyse davon erzählte, erinnerte sie sich daran, dass sie ihre Zweifel in den Wind schlug. Der Lift brachte sie zu seiner Etage. (Bezeichnenderweise hatten die Position des Aufzugs wie auch der Tür zu meiner Praxis im Flur Ähnlichkeit mit der räumlichen Lage des Aufzugs bzw. seines Zimmers in jenem Hotelkorridor.) Auf dem Weg zum Zimmer verspürte sie erneut ein Zaudern, setzte sich aber über ihre wachsende Angst hinweg. Dann wurde sie plötzlich von ihm ins Zimmer hineingeschoben und hörte, wie er die Tür abschloss. In diesem Moment erst wurde ihr klar, in welch misslicher Situation sie sich befand – angsterfüllt in einem verriegelten Hotelzimmer mit einem Mann, den sie zu kennen glaubte und der sie in Wirklichkeit während dieses eisigen Wiedersehens lüstern taxiert hatte.

Sie bemühte sich, ihre jämmerliche Angst zu verbergen, und hastete unter einem Vorwand ins Bad. Sie schloss sich ein und wusste Jahre später in der Analyse nicht mehr zu sagen, wie lange sie sich im Bad aufhielt. Das Blut hämmerte in ihren Schläfen, ihr Herz raste, und ihre Gedanken wirbelten durcheinander. Sie versuchte, das Badezimmerfenster zu öffnen, um dem unerträglichen Schicksal, das sie in seinem Zimmer erwartete, zu entrinnen, doch diese Hoffnung zerschlug sich. Selbst wenn sich das Fenster hätte öffnen lassen: Sie wusste gar nicht, ob sich eine Feuerleiter am Gebäude befand oder ob ihr nur der Sprung in die Tiefe bliebe. Sie dachte über ihre fatale Lage nach. Irgendwann verlor sie offenbar das Gefühl für die Zeit und für ihre Umgebung, denn obwohl sie sich in den nachfolgenden Jahren immer wieder bemühte, jedes Detail der Begegnung mit ihrem Stiefbruder zu rekonstruieren, blieb das Geschehen vage und verschwommen. Da sie physisch nicht entkommen konnte, flüchtete sie offenbar psychisch, indem sie dissoziierte. Bruchstückhaft und eher in Form einer Abreaktion hatte sie in einer früheren Analysephase in veränderten Bewusstseinszuständen und von panischer Angst erfüllt eine brutale Vergewaltigung und ihr Gefühl grenzenloser Demütigung geschildert, doch ihre Darstellung war sehr lückenhaft geblieben. Sie hatte Aspekte dieses Traumas erneut durchlebt, jedoch ohne oder fast ohne ein beobachtendes Ich und ohne sich darüber klar zu sein, dass es sich um ein Ereignis aus der Vergangenheit handelte. Jahrelang war sie den Flur, der zu meiner Praxis führte, entlanggelaufen und hatte ihn nie bewusst mit den Räumlichkeiten jenes Hotels in Verbindung gebracht. Als sie die Ähnlichkeit nun erkannte, eskalierte ihre Übertragungsangst.

Das zögerliche Verhalten der Patientin und die Verleugnung ihres vagen Unbehagens wurden zu einer Quelle lebenslanger Reue, Verzweiflung und Selbstverachtung. An jenem Tag war etwas in ihr zerbrochen und abgestorben. Sie klagte darüber, dass Ereignisse, die sich in einem solch kurzen Zeitraum abgespielt hatten, fortan ihr ganzes Leben überschatteten. Sie schwor sich, nie wieder in eine Situation zu geraten, in der ihr Bedürfnis nach Anerkennung und Bestätigung – von »Liebe« wagte sie kaum zu sprechen – sie zum Opfer eines weiteren sadistischen Verrats machen würde. Die Worte »Bedürfnis« und »Wunsch nach Liebe« kamen in ihrem Vokabular nicht mehr vor. Sie war überzeugt, sich von einem weiteren Verrat nicht wieder erholen zu können, und geriet mit steigendem Übertragungsdruck in Panik. Getrieben von einer Angst, die ihr oft nicht wirklich bewusst war, konstruierte sie eine durchaus überzeugende Rationalisierung, um eine Behandlungspause aus »realen« finanziellen Gründen zu rechtfertigen.

In solch entscheidenden Phasen des analytischen Prozesses »switchte« die Patientin während der Sitzungen häufig in einen veränderten Bewusstseinszustand. Diese Personifizierung hatte »gewusst«, was der Stiefbruder plante, aber sie hatte Margaret nicht davon abgehalten, mit ihm aufs Zimmer zu gehen. Nun bat sie mich, der Patientin in ihrem gewöhnlichen Bewusstseinszustand nichts von dem zu verraten, was sie mir berichtete, wenn Margaret sich in einem dissoziierten amnestischen Zustand befand. Ich sprach im Grunde mit ihrer unbewussten Psyche, und sie gab mir die Warnung mit auf den Weg, dass die Patientin restlos überfordert reagieren würde, sollte sie erfahren, dass ihr tief im Innern völlig klar gewesen war, was ihr bevorstand. Unter einem klassischen behandlungstechnischen Blickwinkel betrachtet, wurde ich von diesem Selbst gleichsam supervidiert und angehalten, der Patientin die Zumutung einer verfrühten Deutung zu ersparen.

Um das Bündnis nicht zu beeinträchtigen, empfehlen DIS-Traumatherapeuten im Allgemeinen, weder mit den Alter-Persönlichkeiten »gemeinsame Sache« zu machen noch die eine oder andere Personifizierung zu bevorzugen. Ich steckte also in einer Zwickmühle. Würde es Margaret nicht kränken, ihr Vertrauen untergraben und ihr das Gefühl vermitteln, erneut verraten zu werden, wenn ich ein Geheimnis, das ihre eigene Psyche betraf, vor ihr hütete? Käme dies nicht einer Bevormundung gleich? Wäre es ein Enactment meiner väterlichen, überbehütenden Gegenübertragung? Oder wäre es Ausdruck meines Respekts vor einer Bitte, die die Patientin auf die einzige ihr zur Verfügung stehende Weise an mich herantrug, weil all dies für sie in ihrem üblichen Bewusstseinszustand unerträglich war? Und würde es sich umgekehrt nicht als Bumerang erweisen, diesem Selbst klar zu sagen, dass ich ein solches Versprechen nicht abgeben könnte, weil die Patientin in diesem psychischen Zustand einen Großteil der Details, die ans Licht gekommen waren, wiedererlebte und erinnerte und in der Übertragung ohnehin schon extrem wütend und misstrauisch war?

Es war schwierig gewesen und hatte viele Wochen gedauert, das Vertrauen der Patientin in diesem Teil der Mosaikübertragung (I. Brenner, 2004) zu gewinnen, wenn er in den Behandlungssitzungen spontan in Erscheinung trat. Mir war folglich klar, dass eine solche Bitte von großer Bedeutung war. Ich spürte auch, dass sie den Konflikt, den diese Angelegenheit ihr selbst bereitete, in mir untergebracht hatte. Ich merkte, dass die Patientin Qualen litt und das Bedürfnis hatte, mir etwas Wichtiges anzuvertrauen. Deshalb beschloss ich, das »Geheimnis«, das sie selbst betraf, zu hüten. Ich hatte den Eindruck, dass ich andernfalls tatsächlich in die Situation käme, ihr eine verfrühte Deutung zu geben – verfrüht auch deshalb, weil sie noch nicht fähig war, diese Deutung aufzunehmen und zu verarbeiten, auch wenn sie womöglich (abermals) masochistisch um sie »bat«.

Das »dunkle Selbst« wurde, ganz untypisch für diese Personifizierung, larmoyant und jammerte, es täte ihm so leid, sich damals gegenüber Margaret nicht durchgesetzt zu haben, obwohl es die Schwierigkeiten vorhersehen habe. Das »dunkle Selbst« verstand sich voller Stolz als Beschützer, hatte aber alle enttäuscht, indem es sich Margarets verzweifeltem Wunsch, von ihrem Stiefbruder geliebt zu werden, beugte und sich »beiseite drängen« ließ. Das »dunkle Selbst« schämte sich sehr und wollte nicht, dass Margaret von seinem Versagen erfuhr. Dieses Eingeständnis seiner Verwundbarkeit hatte die oberflächliche Robustheit, mit der sich diese Personifizierung in der Übertragung wappnete, untergraben. Sie war schockiert darüber, mir vertraut und so viel von sich preisgegeben zu haben. Mein technischer Umgang mit ihrer Bitte wirkte im Augenblick angemessen, doch ein vager Zweifel nagte weiterhin an mir, und ich fragte mich, wie es Margaret bei unserem nächsten Termin gehen würde. Ich fragte mich auch, ob sie würde wissen wollen, was während dieser jüngsten Absence ans Licht gekommen war, denn mittlerweile fiel es ihr deutlich leichter, die amnestischen Episoden, die sich in ihren Sitzungen einstellten, anzuerkennen.

Gegen Monatsende erhielt ich unmittelbar vor der dreitägigen Wochenendpause die von meinem Abrechnungsdienst ausgefertigten Rechnungen. Nun sah ich, dass meine sehr bescheidende Honorarerhöhung auf Margarets Rechnung entgegen meiner Anweisung nicht berücksichtigt worden war. Mich amüsierte der Gedanke, dass die Gesellschaft den Konflikt, den ich selbst wegen der Erhöhung hatte, agierte, indem sie es bei dem alten Betrag beließ! Tatsächlich hatten wir die Bedeutung, die Margaret mit der Erhöhung verband, nicht erschöpfend analysiert, und so stand ich vor einem weiteren behandlungstechnischen Dilemma, denn wie sollte ich das Problem mit der Patientin, der ich die Rechnung eigentlich am Montag geben wollte, bearbeiten? Ich hätte an meiner ursprünglichen bewussten Absicht festhalten, den Betrag korrigieren lassen und ihr die Rechnung am Dienstag geben können. Eine andere Möglichkeit bestand darin, sie zurückzustellen und das Thema erst einmal gründlicher zu untersuchen. Ich hätte auch von meiner ursprünglichen Position abrücken und in Margarets Fall ausnahmsweise vorübergehend beim alten Honorar bleiben können. Dann wäre es möglich gewesen, ihr die Rechnung wie geplant am Montag auszuhändigen. Aus Gründen, die mir damals nicht vollständig klar waren, beschloss ich jedoch, ihr die Rechnung, so wie sie war, zu geben, sie über den Fehler des Abrechnungsdienstes zu informieren und abzuwarten, wie es dann weiterginge.

Ich hatte irrtümlicherweise angenommen, mit ihr zu diesem Zeitpunkt einen so guten Rapport zu haben, dass ihr die Ironie der Situation sofort einsichtig wäre, zumal sie einen Sinn für Humor besaß, der ihr nicht selten gegen ihre düsteren Stimmungen half. Diesmal kam es anders.

Als sie an jenem Tag durch den Flur, in dem sie ein wachsendes Unbehagen erfasste, zu meiner Praxis ging, war ihr, ohne dass ich davon wissen konnte, kurz der Gedanke in Sinn gekommen, dass ich von der Honorarerhöhung Abstand genommen hätte und sich für sie nichts ändern würde. Diese Wunscherfüllungsphantasie machte sie einen Moment lang fast schwindlig vor Glück, doch sie unterdrückte das Gefühl sofort und tat es als abstruse, absurde, kindische Anwandlung ab. Als sie die Praxis betrat, war sie erneut sachlich und gefasst und verriet ihre Assoziationen mit keinem Wort. Dann fiel ihr Blick auf die unveränderte Rechnung, und ihr Herz hüpfte vor Freude! Ich glaubte zwar, das Dilemma gleichzeitig mit der Übergabe der Rechnung angesprochen zu haben, aber es war zu spät. Erneut war es zu einer Katastrophe gekommen, und genauso wie damals in der Situation mit ihrem Stiefbruder waren auch diesmal all ihre aufgeregten Erwartungen und Hoffnungen durch einen unbarmherzigen Betrug zerschlagen worden. Sie war am Boden zerstört und ungeheuer wütend, denn eine solche Grausamkeit hätte sie mir nie zugetraut. Mein Versuch, das Problem kooperativ anzugehen und gemeinsam daran zu arbeiten, war für sie eine sadistische Folter. In der Vergangenheit hatte sie mich oft gebeten, ihr zu sagen, wie ich das Zusammensein mit ihr erlebte, und die Erläuterungen, die ich ihr dazu gab, offenkundig gewürdigt, doch diesmal reagierte sie anders. Ich war zunächst schockiert über die Plötzlichkeit und Heftigkeit, mit der unser Bündnis zerbrach, und spürte, dass sie am liebsten aufgesprungen und aus der Praxis gerannt wäre. Ich überlegte, ob tatsächlich der Moment gekommen sei, in dem sie – von Angst und Misstrauen gegenüber ihrem Analytiker erfüllt, von dem sie ein solches Verhalten nie, niemals erwartet hätte – »eine Pause« bräuchte. Ein »Auch du, Brutus?« lag in der Luft, und so gern ich mich von den Vorwürfen auch entlastet hätte, hörte ich doch schweigend und einfühlsam zu. Ich hatte das Gefühl, dass sich eine Unterbrechung der Therapie vielleicht abwenden ließe, wenn »wir« die Intensität ihres Affekts tolerierten und darüber hinaus gemeinsam zu verstehen versuchten, was in uns beiden vorging. Damals war mir nicht klar, in welch hohem Maß dieser Augenblick und dieses Enactment potentiell psychoaktiv wirkten. Ich erkannte aber sehr wohl, dass ich meine Beteiligung daran unverzüglich – nach Möglichkeit noch vor der nächsten Sitzung – verstehen musste.

Meine selbstanalytischen Reflexionen im Anschluss an die Sitzung machten mir deutlich, dass mir wegen der Intensität des Moments der parallele Dialog, den ich mit Margarets dissoziiertem Selbst über den sexuellen Angriff ihres Stiefbruders geführt hatte, völlig aus dem Blick geraten war. Dass auch ich in einem gewissen Sinn jenen Aspekt des Prozesses vorübergehend dissoziiert hatte, veranlasste mich, der Möglichkeit einer konkordanten Identifizierung (Racker, 1953, 1957) nachzuforschen. So erschloss sich mir ein neuer innerer Freiraum, um zu klären, ob irgendein Aspekt jenes Dialogs mich unbewusst unter Druck gesetzt und meinen Umgang mit der Rechnungsangelegenheit beeinflusst hatte. Margarets Gefühl, maßlos betrogen worden zu sein, entsprach zweifellos dem, was sie in der Vergangenheit erlebt hatte. Dann erkannte ich, dass mein Entschluss, offen mit ihr über das Dilemma zu sprechen, in das mich der Fehler des Abrechnungsdienstes gebracht hatte, meinem Wunsch geschuldet war, einen tieferen Konflikt mit ihr zu besprechen. Der Pakt mit ihrem »dunklen Selbst«, auf den ich mich eingelassen hatte, also die Vereinbarung, vor ihr geheim zu halten, dass sie damals »wusste«, was ihr bevorstand, und trotzdem mit in das Hotelzimmer ging, bereitete mir offensichtlich größere Schwierigkeiten, als ich mir hatte eingestehen wollen. Sie betrafen nicht nur den Inhalt des Geheimnisses, sondern auch die Tatsache, dass ich ohne ihr bewusstes Wissen einen Geheimpakt mit ihr geschlossen hatte.

Anscheinend hatte ich also meinen Wunsch, offen mit ihr über den Pakt zu sprechen, auf das Problem mit der Rechnung verschoben und mir dann eingeredet, dass auch sie sich über den Fehler amüsieren würde. Unbewusst ging ich davon aus, dass die Offenlegung jenes Dilemmas wünschenswert wäre, doch diese Ersatzlösung scheiterte, und ich wurde zur Zielscheibe ihres Wutausbruchs. Als betrogene Frau, deren tiefer Wunsch, geliebt zu werden, aufs brutalste ausgenutzt worden war, als Frau, deren Vertrauen man nur sehr schwer gewinnen, aber sehr rasch verlieren konnte, befand sich Margaret in der Übertragung nun auf dem Kriegspfad. Ich wusste, dass die kommende Sitzung entscheidend sein würde, und war erleichtert darüber, die beiden Dialoge nun für mich integrieren zu können. Aber würde auch sie dazu in der Lage sein?

Beginnend mit Freud (1912e) und der von ihm beschriebenen »gleichschwebenden Aufmerksamkeit« über Roy Schafer und die analytische Haltung bis zu Bions Suspendierung von Erinnerung und Wunsch (Bion, 1990 [1962a], 2013 [1962b]) hat man der geistigen Verfasstheit, in der sich der Analytiker zu Beginn der Sitzung befindet, seit jeher große Bedeutung beigemessen. Im Wesentlichen aber würden die meisten Analytiker ihre Haltung vermutlich als aufgeschlossen, nicht-direktiv, rezeptiv und neugierig beschreiben. Einer der wesentlichen Aspekte der Sitzung am Dienstag bestand darin, dass es mir vor der Stunde nicht möglich war, einen klaren Kopf zu bekommen. Ich wusste, dass Margaret etwas von mir hören wollte, und fühlte mich beinahe so, als müsste ich vor Gericht als Sachverständiger aussagen. Wie in Erwartung eines Kreuzverhörs ging ich mein Material durch, versuchte, bestimmte Fragen zu antizipieren, stellte mich auf Zweifel an meiner Glaubwürdigkeit und auf gezielte Provokationen ein. Dass ein solcher Auftritt vor Gericht auch eines theatralischen Elementes nicht entbehrt, hatte ich kurz vorher im Kontakt mit einem Staatsanwalt erlebt. Um der Jury den Eindruck zu vermitteln, dass ich unzuverlässig sei, hatte er wie nebenbei einfließen lassen, dass meine Gutachten nicht pünktlich vorgelegen hätten. Bei passender Gelegenheit wies ich später sachlich darauf hin, dass ich meine Gutachten ordnungsgemäß abgeliefert hatte; das Thema wurde während des Kreuzverhörs nicht wieder erwähnt. In einer Verhandlungspause sprach ich jenen Staatsanwalt, der mich auch in der Vergangenheit schon oft ins Kreuzverhör genommen hatte, direkt an. Nach Austausch der üblichen Höflichkeiten sagte ich ganz ruhig, dass es mir wichtig sei, ihm meine Gutachten pünktlich zuzustellen, und er sich, falls er sie einmal nicht bekäme, bitte rechtzeitig bei mir melden solle, damit ich ihm ein Ersatzexemplar schicken könnte. In diesem Moment lächelte er kurz und sagte lediglich: »Ich weiß.« Eine solche »inoffizielle« Ehrenrettung bestätigte mir einmal mehr, wie wichtig es ist, im Zeugenstand Haltung zu bewahren. Das Konzept der angewandten Psychoanalyse (Freud, 1933a) ist hilfreich, wenn man sich als analytisch versierter Sachverständiger in einem solchen nicht-klinischen Setting um »Neutralität« bemüht.

Ich vermute, dass sich meine Gedanken auf diesen Ausflug in die Forensik begaben, als mir klar wurde, dass Margaret das Opfer eines Sexualverbrechens geworden war, das niemand je vor Gericht gebracht hatte. Die anstehende Analysestunde würde sich als Verhandlung und Prozess im buchstäblichen Wortsinn erweisen, und Margaret wäre dabei Geschädigte, Staatsanwalt und Jury in einer Person. Mir waren die Rolle des Täters sowie die des Sachverständigen zugedacht.

Mit ernster Miene kam Margaret am Dienstag zu ihrer Sitzung. Langsam ging sie auf die Couch zu, deponierte Schlüssel und Brille wie üblich sorgfältig auf der Ecke des Schreibtisches und legte sich nach kurzem Zögern hin. Dieses tägliche Ritual schien sich in Zeitlupe abzuspielen. Dann lag sie wie versteinert wortlos da und gab keinerlei Gefühl zu erkennen. Ich wartete. Sie wartete. Nach einigen Minuten brach ich das Schweigen und begann, ruhig zu ihr zu sprechen. Ich sagte, dass mir bewusst sei, welch große Anstrengung es sie gekostet haben müsse, nach dem Schock vom Vortag in die Praxis zurückzukehren. Ich hätte gründlich über die Situation nachgedacht. Zwar würde ich sehr gern erfahren, was ihr im Augenblick durch den Kopf gehe, doch ich hätte nicht die Absicht, ihre Assoziationen zu benutzen, um mich davor zu drücken, ihr zu sagen, was mir selbst am Montag klar geworden sei. Dann setzte ich ihr meine oben erläuterten Überlegungen auseinander, das heißt, ich sagte ihr offen, dass zwei Dialoge parallel abliefen. Ich führte auch aus, dass die Loyalität zwischen ihr und ihrem dissoziierten Selbst offenbar stärker sei, als ich vermutet hatte, und dass dieser Konflikt auf den Fehler mit der Rechnung verschoben worden sei, über den ich nur allzu gern mit ihr sprechen würde. Im Kontext jener Situation seien ihr Gefühl, verraten worden zu sein, sowie ihre Angst und Wut aus dem verdeckten Dialog durchgebrochen und hätten Ausdruck in dem offenen Dialog über die Rechnung gefunden.

Ganz langsam entspannte sie sich. Nachdem sie seit dem Augenblick, in dem sie das Behandlungszimmer betreten hatte, praktisch die Luft angehalten hatte, seufzte sie nun tief auf. Mir war ihre extreme Wachsamkeit nicht entgangen, doch ich sah auch, dass sie sich erneut in den analytischen Prozess einklinkte, dass ihre Neugier erwachte und die Feindseligkeit in den Hintergrund trat. Ihr liefen Tränen übers Gesicht, die sie verstohlen abzuwischen versuchte. Ihre Selbste begannen, sich einander anzunähern.

Einige Tage später berichtete sie zaudernd von einem fast halluzinatorischen Erlebnis auf dem Weg durch den Flur zur Praxis: Sie »hörte«, wie die Stimme einer jungen Frau wisperte: »Es tut mir leid.« Sie war erschüttert, denn sie hatte dieses andere Selbst, das sie in ihrem eigenen Innern barg, nie zuvor so klar akustisch wahrgenommen. Dann beruhigte sie sich. Ihre Angst ließ nach. Kurz darauf konstatierte sie, dass ihre visuelle Wahrnehmung sich radikal verändert habe. Sie sähe die Farben leuchtender und klarer. Ihre Kurzsichtigkeit habe sich verbessert, denn sie könne nun ohne Brille die Titel auf dem Rücken meiner Bücher lesen, die auf der anderen Zimmerseite im Regal standen. Zudem verspürte sie ein merkwürdiges Verlustgefühl, so als sei eine gewichtige Präsenz, die sie irgendwo im Hinterkopf verspürt habe, verschwunden. Sie war darüber traurig und empfand fast eine Leere, doch gleichzeitig wurde ihr leichter. Sie konnte sich diese scheinbare Widersprüchlichkeit nicht erklären. Nie zuvor hatte sie so etwas erlebt. Es sei, so meinte sie, nicht einfach, sich daran zu gewöhnen, aber irgendwann könnte es ihr gefallen. Sie fühlte sich sogar ein wenig freier. Würde sie je den Mut aufbringen zu bekennen, dass sie sich manchmal von dieser anderen Präsenz, die nun offenbar verschwunden war, besessen gefühlt hatte? Das neue Gefühl der Leichtigkeit und ihr geschärftes Sehvermögen machten sie fast schwindlig! War es möglich, dass eine »Integration« ihres dissoziierten Selbst stattgefunden hatte? Und falls ja, auf welche Weise und warum war dies geschehen?

Diskussion

Margaret hatte offenbar eine psycho-physiologische Erfahrung gemacht, die sie tief und dauerhaft beeinflusste. Ihre Sehschärfe verbesserte sich und sie sah leuchtende Farben. Nachdem sie die Stimme des anderen Selbst vernommen und gehört hatte, dass es sich dafür entschuldigte, sie vor dem Angriff nicht bewahrt zu haben, fühlte sie sich wie von einer schweren Last befreit. Ihre Erinnerung an den Angriff wurde klarer und zusammenhängender; auch das Gefühl eines kontinuierlichen Selbst – ihres Selbst – erstarkte. Sie konnte ihr Erleben und ihr gefährliches Verlangen, unbedingt geliebt zu werden, ganz gleich, welchen Preis sie dafür zu zahlen hatte, in größerem Umfang als Teil ihrer selbst anerkennen.

Das Phänomen der »Integration« bei Patienten mit schwerer dissoziativer Psychopathologie wurde in der psychiatrischen Fachliteratur, nicht aber in der psychoanalytischen ausführlich beschrieben (I. Brenner, 2001, 2004, 2009a; Kluft, 1993; Rothschild, 2009). Eine entscheidende Phase in der analytischen Behandlung ist erreicht, wenn solche Patienten »den Weg zur Integration« einschlagen (I. Brenner, 2004, 2009a). Das oben geschilderte klinische Ereignis schien den Beginn dieser Phase im Falle Margarets zu signalisieren. DIS-Therapeuten betrachten gewöhnlich die Integration der Alter-Persönlichkeiten als Ziel einer aktiven Behandlung; Psychoanalytiker hingegen pflegen weniger doktrinär und stattdessen »analytischer« zu arbeiten. Eine elaborierte Bildersprache und Hypnoseinterventionen im Anschluss an die Verarbeitung traumatischer Erinnerungen galten als Weg zur Integration. Für solche Phasen wurden mannigfaltige somatische Sensationen ähnlich der Vorgänge, die Margaret erlebte, beschrieben. Wenn sie spontan in einer traumafokussierten Therapie auftreten, in der Hypnosetechniken zum Einsatz kommen, kann der vorzeitige Zusammenbruch der dissoziierten Abwehrmechanismen jedoch eine gefährliche Dekompensation nach sich ziehen. Daraufhin erschafft die Patientin unter Umständen neue

Alter-Persönlichkeiten, um die autohypnotische Amnesie wiederherzustellen – eine Situation, die der im Kontext der Hysterie auftretenden Symptomsubstitution ähnelt. Deshalb wurde eine stärker kontrollierte Strategie entwickelt, die das Angstniveau der Patientin und ihre Ich-Stärke titriert. Die von Kluft (2013) beschriebene Technik der fraktionierten Abreaktion ist dafür ein Beispiel.

Anders als dieses aktive Verfahren befürwortet das relationale Dissoziationsmodell weniger die Integration und Verschmelzung der Selbste als vielmehr eine »staatenübergreifende Intersubjektivität« (Howell, 2005). Unter diesem Blickwinkel betrachtet, bleibt sich die Patientin ihrer verschiedenen dissoziierten Selbst-Zustände bewusst, doch erfolgen die Wechsel von einem zum anderen wesentlich sanfter, und man »steht in den Räumen« zwischen diesen Selbsten (Bromberg, 1996). Besonders wichtig war in Margarets Fall, dass die modifizierte psychoanalytische Technik, die eine freie Äußerung ihrer Selbste erlaubte und die Dissoziation als doppelte Abwehr verstand, eine strukturelle Veränderung herbeiführte, die Elemente aus beiden Ansätzen in sich vereinte. Die Dissoziation diente hier zur Abwehr sowohl der Angst vor der Erinnerung an einen furchtbaren Angriff durch einen geliebten Menschen als auch zur Abwehr der Angst, die der Übertragungswunsch weckte, vom Analytiker anerkannt und geliebt zu werden. Die Selbstanalyse meiner Gegenübertragung im Anschluss an das durch den Abrechnungsfehler in Gang gesetzte Enactment ermöglichte es mir zu erkennen, dass auch ich im Grunde die zwei nebeneinander herlaufenden Dialoge mit der Patientin dissoziiert hatte. Indem ich ihr einfühlsam darlegte, wie meine eigene Psyche in einer solchen Situation funktionierte, bot ich ihr mich bzw. meine Psyche als Container für ihre eigene an. Dies war die Voraussetzung dafür, dass sie ihre Psyche, nachdem diese in mir integriert worden war, re-internalisieren und ihre dissoziierten Selbste einander annähern konnte. Margaret erwarb Selbstkonstanz und das Gefühl eines kontinuierlichen Selbst.

Eindrucksvolle Augenblicke in psychoanalytischen Begegnungen, die eine psychische Veränderung einleiten, wurden vor etlichen Jahren von der Boston Change Process Study Group (2012 [2010]) gründlich erforscht. Meines Wissens wurde die Methode aber nicht auf die Therapie von Patienten mit schwerer dissoziativer Psychopathologie angewendet. Meine eigene Arbeit mit solchen Patienten hat mir gezeigt, dass solche Schlüsselmomente dermaßen eindrücklich sein können, dass man sie mit Fug und Recht als Ergebnis einer psychoaktiven Beziehung betrachten darf. So hilfreich die Erkenntnisse der Boston Group sind, können sie das komplexe Phänomen, das ich hier im Sinn habe, jedoch nicht hinreichend erklären.

Die Boston Change Process Study Group bestand aus Erwachsenen- und aus

Kindertherapeuten und führte unter einem entwicklungspsychologischen Blickwinkel umfangreiche Studien über die in Psychotherapien wirksamen Veränderungsmechanismen durch (Boston Change Process Study Group, 2012 [2010]). Die Forscher untersuchten nicht-deutende Interventionen und betrachteten die Mutter-Säugling-Dyade als Schablone der therapeutischen Beziehung. Sie betonten dabei den zentralen Stellenwert des impliziten und relationalen Wissens. Das implizite Beziehungswissen definierten sie als den »Bereich all der Kenntnisse darüber, wie man zusammen mit anderen Menschen etwas tut [...]. Zudem operiert das implizite Beziehungswissen [...] außerhalb der fokalen Aufmerksamkeit und bewussten Wahrnehmung« (ebd., S. 206f.). Die sensible Abstimmung in der Dyade, die vom Patienten internalisiert wird, kann zur Verbesserung der selbstregulatorischen Fähigkeiten beitragen. Die Studien der Gruppe konzentrierten sich auf den *Gegenwartsmoment* und ermöglichten es, sogenannte *Begegnungsmomente* (*Moments of Meeting, MOMs*) zu identifizieren, Augenblicke, in denen die bedeutsame Begegnung zweier Psychen Veränderung einzuleiten vermag. Ein *Gegenwartsmoment* ist definiert als »eine Einheit des dialogischen Austausches, die inhaltlich relativ kohärent ist, emotional homogen und auf ein bestimmtes Ziel hin orientiert« (S. 34). Ein Austausch dieser Art ist eingebettet »in eine emotionale, gelebte ›Story‹ mit narrationsähnlichem Format [...], das intuitiv, während es sich entfaltet, erfasst wird, obgleich seine Dauer lediglich eine bis zehn Sekunden beträgt« (S. 211).

Unter dem Blickwinkel der Theorie dynamischer Systeme untersuchte die Boston Group die Interaktion der therapeutischen Dyade als komplexe, »über zahlreiche Variablen« (S. 215) verfügende Systeme, in denen »neue, weder vorhergesehene noch erwartete Eigenschaften [...] auftauchen« (S. 215). Das Element der Unvorhersehbarkeit ist hier zwar sehr wichtig, doch die Beziehungsgeschichte eines jeden Mitglieds der Dyade übt ihren Einfluss aus, und die Bedeutung solcher vorangegangenen Erfahrungen wird in diesem neuen Kontext reorganisiert. Eine solcherart formulierte Konzeptualisierung psychischer Veränderung erleichtert es, »Organisation [...] angesichts von Ungewissheit, Mehrdeutigkeit und/oder Dissoziation herzustellen« (Knoblauch, 2008, S. 154).

Margarets Fall, den ich oben beschrieben habe, wäre allein mithilfe dieses Paradigmas schwerlich zu verstehen, und zwar wegen der beiden parallelen Dialoge und der Manifestationen der »Spaltung der Psyche« (Freud, 1895d). Diese spiegelte Zustände des Bewusstseins und des Unbewussten wider, die aus dynamischen Gründen verändert waren. Darüber hinaus kam es in der fragmentierten Psyche der Patientin zu einer Begegnung ihrer Selbste, die eine Integration einleitete, und in der Dyade zu einer Begegnung zweier Psychen. Dass wir über das, was passiert war und passierte, sprachen, war in diesem Fall von wesentlicher Bedeutung. Man hat an der Arbeit der Boston Group bemängelt, dass sie die wichtige Rolle eines dynamischen Unbewussten bagatellisiere und dem Verbalisieren allzu wenig Bedeutung beimesse. In Margarets Analyse ließ ich mich durch meine Gegenübertragung dazu verleiten, das Interesse der Patientin an der »Hintergrundgeschichte« des Abrechnungsfehlers falsch einzuschätzen und irrtümlich anzunehmen, dass wir auf der Grundlage unseres gemeinsamen impliziten Beziehungswissens einen ironisch-humorvollen Moment würden miteinander teilen können, von dem die Behandlung dann vielleicht profitiert hätte. Tatsächlich aber kam es zu einem Bruch, der offenbar wesentlich dazu beitrug, dass wir durch meine Reverie, Selbstanalyse und anschließende explizite Verbalisierung das Gleichgewicht zwischen uns beiden wiederherstellen konnten. Zweifellos vermittelte ich der Patientin meine Anteilnahme, Empathie usw. auch nonverbal, doch ich bin überzeugt, dass ohne klare Offenlegung meines inneren Prozesses der Behandlungsprozess an sich ins Stocken geraten wäre. Über die Beschaffenheit solcher psychoaktiven Beziehungen zu dieser Patientenpopulation bleibt noch vieles zu lernen, und so steht zu hoffen, dass die künftige Forschung zu ihrer Erhellung beitragen wird.

Die Vereinbarkeit dieses Ansatzes mit dem eher traditionellen Denken lässt sich besser beurteilen, wenn wir ihn kontextualisieren. So hat zum Beispiel Akhtar (2000) die »Bifurkation« der analytischen Theorie in Bezug auf die technische Handhabung der Assoziationen des Patienten wortgewandt dargelegt. Er organisiert die Dichotomie entlang einer klassischen und einer romantischen Ausrichtung (Strenger, 1989). Demnach liegt die Betonung in der klassischen Tradition auf einer Eine-Person-Psychologie, auf der Zentralität des Ödipuskomplexes, dem Konflikt, den verdrängten Triebstrebungen, der Deutung von Widerstand, Abwehr und Übertragung, dem skeptischen Lauschen auf versteckte Bedeutung, der Neutralität des Analytikers und der disruptiven Abstimmung des Vaters des heranwachsenden Kindes (Herzog, 1984). Hingegen unterstreicht der »romantische« Blickwinkel die Zwei-Personen-Psychologie: das Präödipale, den Übergangsraum (Winnicott, 1960), ein Defizitmodell der Psychopathologie (Kohut, 1977), das empathische Zuhören, den Analytiker als neues Objekt (Loewald, 1960), nonverbale Kommunikation, Sicherheit (Sandler, 1960), Akzeptanz, Bestätigung und homöostatische Abstimmung der Mutter des heranwachsenden Kindes. Sehr überzeugend spricht sich Akhtar für eine Synthese aus, die in der Therapie als »Oszillieren« der Interventionen zwischen beiden Ansätzen Ausdruck fände – eine hochgelehrte Ausarbeitung von Killingmos Überlegungen (Killingmo, 1989). Dass er die Notwendigkeit geistiger Aufgeschlossenheit und

Flexibilität anerkennt, ist mit der heutigen Praxis von Psychoanalytikern vereinbar, die mit einem »hybriden« Ansatz »zwischen Empathie und Deutung« arbeiten.

So hilfreich diese Konzeptualisierung sein mag, könnte sie Analytikern mit soeben erst abgeschlossener Ausbildung doch den Eindruck vermitteln, dass diese »Heilung einer Spaltung« ausreiche, um all das, was wir über Behandlung wissen, zu meistern. Meiner Ansicht nach ist sie notwendig, aber nicht hinreichend. Daher verstehe ich eine solche Integration von Theorie und Technik lediglich als einen Schritt in der Entwicklung unseres Verständnisses, wie ein Mensch einen anderen durch die gemeinsame Beziehung heilen kann.

Das Konzept eines solchen Schismas greift vor allem dann zu kurz, wenn es um die schwierige Arbeit mit Patienten geht, die schon früh schwerste Traumata erlitten haben. Ein integrierter Ansatz ist selbstverständlich, darüber hinaus aber sind weitere Faktoren zu berücksichtigen. Die Abstimmung des Klinikers auf defensive veränderte Bewusstseinszustände, die Anerkennung dissoziierter Selbst-Zustände und die Toleranz verstörender Symptome quasi-psychotischen Ausmaßes erfordern nicht nur eine laufende Selbstanalyse; es gilt vielmehr, auch die Implikationen der historischen Zusammenarbeit Breuers und Freuds neu zu prüfen und zu beurteilen. Auf diese Weise lässt sich die therapeutische Beziehung zu Patienten dieser Gruppe maßgeblich verbessern.

Fünfter Teil

Epilog

12. Kapitel
Von der Dunkelheit zum Licht

»[…] denn leichtes Herz lebt lang«
William Shakespeare, Der Liebe Müh umsonst, V/II

Wissenschaftler, die dem Rätsel der dunklen Materie im Weltall auf der Spur zu sein glaubten (*Science Daily*, 18. Dezember 2012), reagierten enttäuscht auf die jüngsten Entdeckungen, die ihre Theorie über die subatomaren Partikel zu widerlegen scheinen (Hogenboom, 2013). Gleichwohl forschen sie weiter. Auch die Genetiker, die auf dunkle Materie anderer Art gestoßen sind, erzielen Fortschritte. Hielt man die nichtkodierende RNS, die immerhin beeindruckende 95 Prozent unseres Genoms ausmacht, bislang für einen inaktiven Bestandteil der »Betriebsanleitung« menschlichen Lebens, vermuten Wissenschaftler nun, dass sie in Wirklichkeit eine überaus wichtige Rolle spielt. Diese »genomische dunkle Materie« ist zwar nicht direkt an der Herstellung von Proteinen beteiligt, leistet aber einen maßgeblichen Beitrag zur Entstehung komplexer polygener Erbmuster (Venters & Pugh, 2013).

Auch in dem hier untersuchten Bereich hoffen wir als Kliniker und Forscher, Licht in die Geheimnisse der dunklen Materie, aus der ein Großteil unserer Seele besteht, bringen zu können. Uns bleibt noch viel zu tun, wenn wir ihre neurophysiologischen Grundlagen besser kennenlernen wollen, therapeutisch aber lässt sie sich unter den hochspezifischen Bedingungen einer analytischen Beziehung am besten erforschen. Gleichwohl ist es im Zeitalter der Ergebnisstudien und der evidenzbasierten Medizin schwierig geworden, das Modell einer intensiven psychoanalytisch orientierten Langzeittherapie zu rechtfertigen. Jene von uns, deren Leben dank einer Analyse gerettet wurde und die das Glück hatten, das Gute, das ihnen widerfuhr, weitergeben zu können, indem sie selbst Analytiker wurden, brauchen für die Heilkraft ihrer Methode keinen weiteren Beweis. Leider können wir von der übrigen Welt nicht erwarten, dass sie uns einfach glaubt. Wir sind auf weitere Forschung und weitere klinische Untersuchungen angewiesen. Auch

Publikationen wie dieses Buch, die den Nutzen der Einzelfallstudie veranschaulichen, bereichern unsere kollektive Datenbank.

Einen Prozess unterstützen zu können, in dem ein Mensch die Gesundheit, Lebensqualität und Lebensdauer eines Mitmenschen maßgeblich zu beeinflussen vermag, ist ein Geschenk. Während man unverdrossen weiter darüber diskutiert, was eine Psychoanalyse im strengen Sinn ausmacht, welche Behandlungstechnik die optimale ist und wie sie ihre Wirkkraft entfaltet, sind sich die meisten Analytiker in einem Punkt einig: Sie hilft. Jene von uns, die solche lebensverändernden, transformativen Erfahrungen ihrer Patienten begleitet haben, sagen vermutlich, dass es dafür keinen Ersatz gibt. Vielmehr sollten wir unsere Möglichkeiten, Menschen zu helfen, weiter verbessern, indem wir uns lebenslang bemühen, unsere eigene Psyche zu verstehen, um die unerträglichen psychischen Zustände unserer Patienten besser ertragen zu können (Coen, 1997).

Unser Geist und unser Herz sind unser »Analyseinstrument« (Isakower, 1936), das sich insbesondere im Kontext einer tragfähigen, kontinuierlichen Beziehung als effizient erweist und in der Lage ist, potentiell bedrohliche Affekte und Impulse zu beobachten und zu verstoffwechseln. Freilich muss jeder, der mit schwer traumatisierten Menschen arbeitet, seine eigenen Dämonen kennen und zu kontrollieren wissen, denn die Kräfte der dunklen Materie in der Psyche des Patienten werden sie mit an Sicherheit grenzender Wahrscheinlichkeit heraufbeschwören. Dies gilt vor allem, wenn die Patienten als Kinder sadistisch missbraucht und gefoltert wurden und ihre internalisierten Verfolger im Behandlungsprozess aktiviert werden, weil der Analytiker es wagt, sie aus ihrem lebenslangen psychischen Gefängnis zu befreien. Dieses Prinzip wurde mir – einmal mehr – auf unerwartete, dramatische Weise vor Augen geführt, als ich aus den Ferien zurückkehrte und feststellte, dass ich zwei Patienten denselben Termin gegeben hatte.

Weil ich meinen Fehler zunächst nicht bemerkte, begrüßte ich Mr. J. wie gewohnt (I. Brenner, 2009a), und wir begannen mit der Sitzung. Bei dem Patienten handelte es sich um einen Mann mit erheblichen Schwierigkeiten, der sich ausgesprochen provozierend verhielt, in hohem Maß selbstdestruktiv war und die Fortschritte, die er in der Behandlung erzielt hatte, unerträglich fand. Er hatte eine schwere Regression durchgemacht, die mit einer Verschlimmerung seiner zahlreichen Süchte einherging. In dieser Zeit hatte er auch Familienangehörige entwürdigenden und gefährlichen Situationen ausgesetzt. Er hatte die Therapie schon einmal unterbrochen und sich nur unter der Bedingung einer suboptimalen Frequenz auf die Fortsetzung eingelassen. Außerdem schuldete er mir immer mehr Geld. Er war ein säumiger Zahler, prahlte aber damit, gewaltige Summen in

Spielkasinos zu verlieren. Im Grunde wollte er mich dazu bringen, ihn rauszuwerfen. Manchmal hatte ich das Gefühl, seinem unerbittlichen Niedergang hilflos zusehen zu müssen – eine sadistische Folter, denn mir war dabei zumute, als spiele sich Grauenhaftes vor meinen Augen ab.

Mr. J. war als Kind von einem männlichen Verwandten brutal sexuell missbraucht und von seiner mütterlichen Bezugsperson ignoriert und vernachlässigt worden. Die unverarbeiteten Schuldgefühle, die er wegen des schweren Missbrauchs empfand, lagen seinem Todeswunsch zugrunde, der mir, was der Patient sehr wohl wusste, stets gewärtig war. Deshalb legte er sein Schicksal quasi in meine Hand. Wenn ich ihn nach mehr als zehn Jahren heroischer therapeutischer Arbeit, davon mehrere Jahre lang mit fünf Stunden pro Woche, fortschicken würde, wäre für ihn klar, dass er ein hoffnungsloser Fall war, der das gleiche Schicksal verdiente wie seine Schwester, die sich vor Beginn unserer Zusammenarbeit das Leben genommen hatte.

Häufig zitierte der Patient Verse aus dem Lied »There's a doctor« aus der Rockoper *Tommy*, in der ein schwer gestörter, sexuell missbrauchter Junge einen Arzt findet, der »ihn von seinen Leiden befreit« (The Who, 1969). Mr. J.s idealisierende Übertragung war aber lediglich Teil einer umfassenderen Mosaikübertragung, in der mich verschiedene dissoziierte Selbstzustände ganz unterschiedlich erlebten und behandelten. Die »Crew«, wie er seine innere Welt nannte, zeigte einen vermeidenden Bindungsstil, wenn seine verzweifelten jüngeren Selbstzustände schweigen mussten. Wären wir uns außerhalb der Praxis über den Weg gelaufen, hätte er so getan, als kenne er mich nicht. Mitunter aber erwachte er verwirrt und tränenüberströmt aus Träumen, in denen kleine Kinder weinten. Diese Träume vermittelten ihm eine Ahnung von seinen tieferen Sehnsüchten, die er durch Hohn und Spott, Dummejungenstreiche, Sarkasmus und manchmal auch Grausamkeit abzuwehren versuchte.

Während meiner Ferien hatten sich die Spielsucht des Patienten, sein Drogenmissbrauch und sein hochriskantes sexuelles Agieren verschlimmert. Die ersten Worte, die er an mich richtete, lauteten: »Ich sterbe.« Als wir Platz genommen hatten und er mühsam versuchte, den Kontakt zu mir wiederherzustellen, wurden wir durch sehr lautes, nachdrückliches Klopfen an der Tür des Behandlungszimmers unterbrochen. Mr. J. fuhr zusammen. Irgendwie ahnte ich, dass dieses Klopfen andauern und uns an der Arbeit hindern würde. Deshalb sagte ich, dass ich nachsehen und die Sache regeln wolle. Er nickte erleichtert. Ich öffnete die Tür einen Spalt breit in der Erwartung, einen begriffsstutzigen Briefträger, der das Schild »Bitte nicht stören« ignorierte, fortzuschicken. Stattdessen sah ich mich einem zornigen Patienten gegenüber, der unmittelbar nach Beginn von

Mr. J.s Sitzung eingetroffen war und ungeduldig darauf gewartet hatte, dass ich die Tür öffnen und ihn zu seiner langerwarteten Sitzung hereinbitten würde. Ich war völlig perplex und wusste kaum, wie ich auf diesen wütenden Menschen reagieren sollte. Als ich ins Foyer trat, um mit ihm zu sprechen, präsentierte er mir triumphierend seine Bestellkarte, auf der ich ganz eindeutig exakt den Zeitpunkt notiert hatte, zu dem er gekommen war. Es war der gleiche Termin wie der, den ich Mr. J. gegeben hatte, doch nun verlangte auch der zweite Patient Einlass.

Da mir die niedrige Frustrationstoleranz und Reizbarkeit des Mannes, seine paranoiden Züge und seine mangelnde Impulskontrolle wohlbekannt waren, fragte ich ihn zwar, ob er bis zur nächsten Stunde warten könne, rechnete aber nicht damit, dass er solange durchhalten würde. Er hatte während meiner Ferien bereits mehrere Wochen lang gewartet und musste dringende Fragen mit mir besprechen. Als ich ins Behandlungszimmer zurückkam, blickte Mr. J. mir feixend entgegen. Er hatte begriffen, dass es ein Terminproblem gab, und weidete sich an meinem offenkundigen Unbehagen ob der misslichen Situation. Ich hatte an jenem Tag körperliche Beschwerden, fühlte mich überrumpelt und war sicherlich nicht auf der Höhe. Mr. J. hatte früher schon versucht, mir Fallen zu stellen, indem er zum Beispiel Träume als seine eigenen ausgab, über die er in meinen Veröffentlichungen gelesen hatte, die aber in Wirklichkeit von anderen Patienten stammten. Oder er hatte mir beim Bezahlen seiner Rechnung zusammengeheftete Banknoten überreicht, so dass ich beim Zählen auf einen zu niedrigen Betrag kam. Dann zählte er nach, wobei er die zusammengehefteten Noten heimlich auseinandertrennte, und präsentierte mir den korrekten Betrag. In die Freude an solchen Tricks konnten jederzeit auch sein Sadomasochismus und sein Faible für sexuelle Demütigungen hineinspielen, und so sah auch er sich nun außerstande, eine Stunde lang, nämlich bis zu dem Termin, der eigentlich für ihn vorgesehen war, zu warten. Wochen später erklärte er mir, dass er durchaus hätte warten können, wenn ich ihn nur darüber ins Bild gesetzt hätte, dass es sich bei dem Mann, der an die Tür hämmerte, um einen jungen Kerl mit einem massiven Wutproblem handelte. Dies hätte ihn an sich selbst erinnert und veranlasst, mit mir »zusammenzuarbeiten«. Stattdessen aber wies er mich darauf hin, dass ich ihm, als er am Vortag angerufen hatte, um seinen Termin zu bestätigen, in der Eile den falschen Zeitpunkt genannt hatte.

Dieser Moment fühlte sich für mich an wie »Sophies Entscheidung«. Eingedenk dessen, dass Mr. J. und ich seit über einem Jahrzehnt miteinander arbeiteten und unsere nächste Sitzung schon zwei Tage später stattfinden würde, rationalisierte ich meinen Entschluss und hoffte, dass die Stärke unseres Bündnisses sich bewähren würde. Ich erklärte ihm also, dass ich den Patienten, der draußen wartete, jetzt empfangen müsse, und bat ihn noch einmal, eine Stunde lang auf seinen – ohnehin regulären – Termin zu warten. Ich wusste auch, dass er im Anschluss an unsere Sitzungen oft in dissoziiertem Zustand das Kasino aufsuchte, darüber die Zeit »vergaß« und sein Geld verspielte. Deshalb hielt ich es für realistisch, dass er würde warten können. Mr. J. lächelte großzügig, stand abrupt auf und sagte, er käme in zwei Tagen wieder. Nachdem er fort war, bat ich den anderen Patienten herein.

Dass mich diese Wende des Geschehens beunruhigte, bedarf keiner Worte. Mich beschlich ein mulmiges Gefühl. Ich ahnte, dass es mit Mr. J. Probleme geben würde. Tatsächlich rief er ein paar Stunden später an und teilte mir kurz angebunden mit, dass er die nächste Sitzung und sämtliche weiteren Termine absagen müsse, weil er mehrere Wochen lang unterwegs sein werde. Mir war bekannt, dass man in seiner sehr dysfunktionalen Familie gelegentlich jahrelang kein Wort miteinander wechselte, wenn man gekränkt worden war, und ich begriff, wie tief ich ihn verletzt hatte. Ich hatte einen Moment lang glauben wollen, dass er es besser »verkraften« würde als der wütende jüngere Mann, doch in Wirklichkeit hatte meine Entscheidung seiner masochistischen Übertragungsphantasie Nahrung gegeben. Die Selbstanalyse meines Fehlers und meiner Handhabung der Situation zeigte mir, dass die plötzliche, unerwartete Überraschung mir womöglich als Gelegenheit gedient hatte, einen unbewussten Wunsch, an Mr. J. Rache zu nehmen, zu agieren.

Mr. J. ignorierte meine Versuche, ihn telefonisch zu erreichen. Stattdessen machte er meine Emailadresse ausfindig und schickte mir eine Geschichte über den »Todesengel« Dr. Mengele, den SS-Arzt, der in Auschwitz Selektionen durchgeführt hatte. Mr. J. hatte zuvor herausgefunden, dass ich eine Verbindung zum Holocaust hatte, und mir berichtet, dass er sich fast sein ganzes Leben lang mit Holocaustphantasien beschäftigt habe. Zu seinen Lieblingsphantasien zählte die Vorstellung, wie er sich vor der Gestapo verstecken würde, wie viele Menschen er in seinem Haus verbergen und wie er ihnen zur Flucht verhelfen könnte. Seine morbide Faszination am Holocaust wuchs in der Übertragung, als er sich mit den todgeweihten Gefangenen identifizierte, die bei der Selektion als »lebensunwertes Leben« (Binding & Hoche, 1920; Glass, 1997) in die Gaskammer geschickt wurden. Gleichzeitig fand er sadistischen Gefallen daran, mich als Naziverbrecher zu titulieren, um mich, wie er hoffte, zu verletzen.

Es dauerte Wochen, bis der Bruch heilte. In dieser Zeit ließ ich ihn nicht im Zweifel darüber, dass mir die Tatsache, seinen Termin an jenem Tag verschoben zu haben, Probleme bereitete. Ich bestätigte auch seine Überzeugung, dass es schwierig sei, gegenüber seinem extrem provokanten Verhalten die Fassung zu wahren.

Zudem erläuterte ich, dass dieses Enactment seiner »Crew« als Vorwand diene, die Behandlung abzubrechen und seine Selbstzerstörung zu betreiben. In diesen sehr angespannten, emotional höchst schwierigen und sehr »realen« Wochen entwickelte er ein tieferes Engagement für seine Behandlung, das es uns fortan ein wenig leichter machte, die wirklich lebensentscheidenden Fragen zu bearbeiten. Solche Momente, in denen der Patient zum Interpreten der Gegenübertragungsaggression des Analytikers wird (Hoffman, 1983), sind unvermeidlich, wenn man mit dieser Patientenpopulation arbeitet.

Eine Frage

Bedenkt man, welcher Druck in solchen Situationen auf den Analytiker ausgeübt wird, stellt sich die Frage, ob die explodierenden Erkenntnisse der benachbarten Neurowissenschaften, die in den vorangegangenen Kapiteln wiederholt erwähnt wurden, tatsächlich in die Psychoanalyse integriert werden können, um unsere klinische Arbeit zu verbessern oder zu unterstützen. Von der Lokalisierung bestimmter Hirnfunktionen mithilfe moderner bildgebender Verfahren wie fMRT und PET bis zu den Entdeckungen in der Genetik und Epigenetik gilt es, eine wahre Fülle an aufregenden Entdeckungen zu berücksichtigen. Doch inwieweit sie unmittelbare klinische Relevanz besitzen und in der Behandlungssituation Anwendung finden können, ist bislang ungeklärt (Pulver, 2003). Vor allem das noch junge Feld der personalisierten Medizin, die nächste »Revolution« (Collins, 2010), ist hier von Belang. Mit Nachdruck hat man an Psychoanalytiker appelliert, sich im Interesse ihrer Patienten der Zusammenarbeit mit anderen Spezialisten zu öffnen (Emde, 2012). Man könnte einwenden, dass gute Patientenversorgung seit jeher personalisiert gewesen sei, doch in seiner heutigen Bedeutung bezeichnet der Begriff die Anwendung der über das Genom eines Individuums gewonnenen Kenntnisse mit dem Ziel, Erkrankungsrisiken zu bestimmen und spezifische, auf die individuelle genetische Ausstattung abgestimmte Therapien zu entwerfen. Personalisierte Medizin betont Gesundheit, Prävention und Lebensdauer (Friedman & Martin, 2011) und trägt der unverwechselbaren genetischen Anlage der Patienten sowie ihrer Empfänglichkeit für Umwelteinflüsse Rechnung, also den epigenetischen Veränderungen, die zu Erkrankungen beitragen. Aus diesen Gründen bevorzugen viele Wissenschaftler den Begriff »Präzisionsmedizin«.

Durch neue Erkenntnisse über Menschen, die als Kinder misshandelt und sexuell missbraucht wurden, konnten Veränderungen des Genoms infolge einer

Methylierung bestimmter Allele nachgewiesen werden (Klengel et al., 2013). Was dies klinisch bedeutet, ist noch offen, gleichwohl aber demonstrieren diese Entdeckungen, dass unsere DNS auf der subzellulären Ebene durch frühe traumatische Erfahrungen beeinflusst wird. Mögliche Folgen sind unter anderem Beeinträchtigungen des Immunsystems. In meinem Buch *Dissociation of Trauma: Theory, Phenomenology, and Technique* (I. Brenner, 2001) habe ich berichtet, dass in der Abteilung für Patienten mit dissoziativen Störungen am ehemaligen Institute of Pennsylvania Hospital grundsätzlich rund die Hälfte der Patienten unter verschiedenartigen, mehr oder weniger schweren Autoimmunerkrankungen litten. Der Prozentsatz war wesentlich höher als in anderen Abteilungen der Klinik. Wir müssen die Möglichkeit einer durch frühe Traumatisierung induzierten genetischen Anfälligkeit für Autoimmunerkrankungen sehr ernst nehmen, und vielleicht wird sich eines Tages sogar herausstellen, dass diese Vulnerabilität nur eine von zahlreichen Manifestationen des Problems darstellt.

In der Geschichte der psychoanalytischen Theorie ist eine der metapsychologischen Grundannahmen über das psychische Funktionieren der sogenannte genetische Ansatz. Unter diesem Gesichtspunkt versucht man, die Entwicklungsgeschichte des Patienten, frühe Konflikte, Ich-Stärken, Fixierungen etc. zu beurteilen, um seine Symptomatik in eine psychogenetische Formulierung zu fassen. Hier sehen wir also, dass das Feld der Psychoanalyse metaphorisch auf die faszinierenden Entwicklungen der personalisierten Medizin oder Präzisionsmedizin vorausdeutet. Seit jeher hat die Psychoanalyse die Einzigartigkeit der individuellen Psychodynamik betont.

Welche Implikationen hat all dies für praktizierende Psychoanalytiker und ihre Arbeit mit schwer traumatisierten Menschen, die veränderte Bewusstseinszustände als Abwehr einsetzen und unter einer signifikanten dissoziativen Psychopathologie leiden? Und was ist künftig zu erwarten? Die psychische Integration ebenso wie die Integration von Psyche und Körper sind zentrale Behandlungsziele. Entscheidende Prognosefaktoren wie körperliche Gesundheit, Selbstfürsorge und gesunde Ernährung können durch dissoziierte selbstschädigende Kräfte leicht sabotiert werden. Sobald sich eine Krankheit entwickelt – sei es eine Essstörung, eine Sucht, eine gastrointestinale Störung, eine Autoimmunerkrankung usw. –, wird die psychotherapeutische Behandlung zusätzlich kompliziert, denn diese Probleme haben oft einen eigenen, unabhängigen klinischen Verlauf, der den Einsatz je spezifischer Heilmittel notwendig macht. Zudem gehen Fortschritte in der Therapie unter Umständen mit medizinischen Regressionen einher, die den Prozess zwangsläufig verlangsamen oder zusätzliche Interventionen, etwa medikamentöse Behandlungen oder adjunktive Therapien, erfordern. Je mehr wir über die wechselseitige Beeinflussung von Psyche und Körper wissen und je gründlicher wir die äußeren Faktoren kennenlernen, die auf das menschliche Leben einwirken, desto besser wird es uns als Psychoanalytikern gelingen, die Auswirkungen dieser dunklen Materie der Psyche zu behandeln. Freilich bleibt die Grundgleichung bestehen: Die beiden Personen im Behandlungszimmer verfolgen ein hehres Ziel, doch zugleich vereinen, verbinden und verschwören sich in ihren Psychen all jene Kräfte der menschlichen Natur, die diese Anstrengungen hintertreiben.

13. Kapitel[14]

Juden für Hitler – ein warnendes Beispiel oder grundlose Hysterie?

Als unmittelbar nach der Wahl des US-Präsidenten im November 2016 die »Obduktion« durchgeführt und Details und Statistiken präsentiert wurden, fiel mir eine verblüffende Ähnlichkeit mit den Spielanalysen auf, die Sportreporter vorzunehmen pflegen. Wie hatte es zu einem solchen Überraschungserfolg kommen können? Was war geschehen? Warum hatten die Umfragen nicht vorhergesagt, dass Mr. Trump gewinnen würde? Selbst wenn Russland sich eingemischt und das FBI Einfluss auf einen Teil der Wählerschaft genommen hätte – konnten tatsächlich so viele Menschen im letzten Moment ihre Meinung geändert haben? Was hatte es mit Mr. Trumps Krypto-Unterstützern auf sich, die ihre Sympathien verschwiegen und jeden an der Nase herumgeführt hatten? Inmitten all der Analysen und Qualen tauchte immer wieder eine bestimmte Frage auf: »Wie konnte es passieren, dass so viele Angehörige der Gruppen, die von Donald Trump beleidigt, entwertet und angegriffen worden waren, ihm ihre Stimme gaben?«

Wie konnte ein Muslim, der etwas auf sich hält, wie konnten mexikanische Amerikaner, Afroamerikaner, Latinos, Menschen mit Behinderung, traumatisierte Veteranen oder ehemalige Kriegsgefangene, Frauen, LGBQT-Menschen oder Juden eine solche Person wählen? Nach und nach veröffentlichten angesehene Mitglieder dieser Gruppen durchdachte, wohlformulierte Artikel, in denen sie uns ihre Gründe auseinandersetzten. Zumeist liefen ihre Argumente darauf hinaus, dass man die Entwertungen und Hasstiraden nicht wörtlich nehme und lieber glauben wolle, dass sie nun einmal zu der sattsam bekannten Theatralik gehörten, die Mr. Trump in diesem heißen Wahlkampf an den Tag legte. Man

---

14 Dieses im englischen Original nicht enthaltene Essay erschien zuerst in *Clio's Psyche*, Sommer 2017, Vol. 24, S. 38–43.

dürfe nicht jedes Wort auf die Goldwaage legen. Folglich konzentrierten sich diese Autoren auf die Themen, die sie für wichtiger hielten – den Rückbau von Obama-Care, die Schaffung von Arbeitsplätzen, Handelsfragen, die Rücknahme der Entscheidung im Fall Roe gegen Wade, den Erhalt des 2. Zusatzartikels der amerikanischen Verfassung, die Zerschlagung des sogenannten islamischen Staates und die Verhinderung der Einwanderung potentieller Terroristen.

Ausschlaggebend für die etwa 25% jüdischer Trump-Wähler waren die rechtspopulistischen Versprechungen, die Beziehungen zu Israel zu intensivieren, den Siedlungsbau auf der West Bank zu unterstützen und darüber hinaus in dieser erbittert umkämpften Region Frieden zu schaffen, und zwar nicht auf dem Weg neutraler Vermittlung, sondern durch Demonstration von Stärke. Mit anderen Worten, die Wiederherstellung des Nationalstolzes, für die sein patentierter Slogan »Make America Great Again« steht, sprach auch jüdische Mitbürger an, die sich in rauschhafter Nostalgie in die Zeit nach dem Sechstagekrieg von 1967 zurücksehnen und ihm zutrauen, Israel ebenfalls »Great Again« zu machen. Mit seinem Wahlkampfversprechen konnte Mr. Trump viele Menschen erfolgreich verführen, die sich von einer »männlichen« Machtdemonstration der amerikanischen Streitkräfte im Verein mit seinem hochgepriesenem »Genie« als »Dealmaker« die Zurückeroberung der globalen Vorherrschaft erhoffen.

Vielleicht wirkten Trumps Prahlerei und seine verbalen Ausfälle auf seine Unterstützer tatsächlich erfrischend und »ehrlich«. Seine glühenden Anhänger genossen es, wenn er an ihrer statt seine Meinung freimütig äußerte und sich damit brüstete, auf »political correctness« keinen Wert zu legen. Seine Sprecher behaupteten, er sage nur laut, was andere insgeheim dächten. Sein besonderes Talent bestehe darin, die Gefühle und Wahrheiten dieser Leute in Worte zu fassen – eine Gabe, von der er während seiner turbulenten, glamourösen Karriere erheblich profitiert habe. Seine ungeheure Anspruchshaltung, ermüdende Streitlust, seine Art, mit den Medien umzuspringen, und seine besorgniserregend instabile Beziehung zur Realität waren all jenen, die mit naiver Hoffnung auf seine Verkaufsmasche hereinfielen, hochwillkommen. Seine weniger fanatischen Unterstützer waren vielleicht nicht ganz so begeistert, akzeptierten seine Theatralik aber als Mittel zum Zweck. Weil sie einen im Grunde vernünftigen Mann in ihm sehen und nicht wahrhaben wollten, welch überragende Bedeutung der Psychopathologie des Führers zukommt, nahmen sie an, dass Mr. Trump sich nach erfolgreicher Wahl beruhigen, »präsidial« werden und sich mit vertrauenswürdigen, stabilen Beratern umgeben würde. Natürlich würde er sich von der extremen Rechten distanzieren, statt weiterhin, wie er es während des gesamten Wahlkampfes getan hatte, innig mit diesen Neonazis zu flirten. Deshalb behaupteten seine optimistischen jüdischen Anhänger – auch wenn ihnen dabei nicht ganz wohl war – noch angesichts der spontanen Ausbrüche antisemitischer Hasskriminalität, zu denen es unmittelbar nach der Wahl kam, als Wände mit Hakenkreuzen beschmiert wurden und jüdische Einrichtungen Bombendrohungen erhielten, dass es nach dem ersten überschwänglichen Siegesrausch bald ein Ende damit haben würde.

Da ich seit vielen Jahrzehnten die genozidale Verfolgung in faschistischen Staaten erforsche, wurden mir seit der offiziellen Bekanntgabe der Wahlergebnisse am 9. November 2016 (dem Jahrestag der Reichskristallnacht) immer wieder dieselben Fragen nach den jüdischen Trump-Wählern gestellt.

Können wir aus der Geschichte irgendetwas lernen, das in diesem Zusammenhang relevant ist? Wie können Juden einen Mann wählen, der antisemitische Führer und Hassgruppen, die ganz offen für ihn eintreten, nicht überzeugend verurteilt? Und biederte er sich diesen Kräften nicht geradezu an, indem er ein ums andere Mal auf eine internationale Verschwörung von Bankern und Finanzleuten, die nach der Weltherrschaft streben, zu sprechen kam? Diese paranoide Weltsicht ist, soviel steht fest, nun einmal Thema des Pamphlets »Protokolle der Weisen von Zion«, das für Neonazis und andere Rechtsextremisten Pflichtlektüre ist (Brenner, 2007). Vielleicht wird diese Hommage an weiße Rassisten unter anderem deshalb toleriert, weil amerikanische Juden überwiegend »weiß« und viele so gründlich assimiliert sind, dass sie glauben, ihre Jüdischkeit im öffentlichen Leben verbergen zu können. Dass Mr. Trump die Augen vor dem Ungeist verschließt, der hier in den USA geschürt wird, erscheint ihnen vielleicht verzeihlich, wenn er sich nur als ein wahrer »Freund« Israels bewährt.

Hassreden und Hassverbrechen öffnen jedoch Schlimmerem Tür und Tor, wenn sie nicht unverzüglich auf höchster Regierungsebene in aller Entschiedenheit verurteilt werden. Donald Trumps Ernennung eines profilierten und sehr einflussreichen weißen Rassisten zum Chefstrategen und engsten Berater war für alle, die gehofft hatten, dass ihre Bedenken sich als unbegründet erweisen würden, ein Schlag ins Gesicht. Darüber hinaus stellen die vereinten Bemühungen dieser Administration, die Presse zu diskreditieren und die übrigen Zweige der Regierung zu untergraben, tatsächlich die Gewaltenteilung in unserer fragilen Demokratie infrage.

Die Sensibilität der Öffentlichkeit für diese Problematik wurde durch Mr. Trumps umstrittene Kabinettsernennungen und die turbulenten ersten Regierungswochen geschärft. Es fiel auf, dass er das beispiellose Schicksal der Juden unter der Naziherrschaft in seiner Ansprache zum Holocaust Remembrance Day nicht ausdrücklich erwähnte. Dieses eklatante Versäumnis erinnerte mich an meinen ersten Besuch im Konzentrationslager Sachsenhausen bei Berlin kurz nach der Wiedervereinigung von Ost- und Westdeutschland. Das Lager befindet sich auf dem Gebiet der ehemaligen DDR und signalisierte eine entsprechende politische Botschaft. Besucher wurden zwar darüber informiert, dass die Nazis im KZ Sachsenhausen sowjetische Kriegsgefangene ermordeten, die Endlösung oder das jüdische Volk aber fanden keinerlei Erwähnung.

Namen und Jahrestage auszuradieren, indem man ihnen eine neue »Wahrheit« überlagert, ist eine seit Menschengedenken wohlbekannte Strategie, um die Erinnerung an die Vergangenheit zu löschen (Freud, 1938a). Erneut zu beobachten war dieses Phänomen, als Mr. Trump seine eilig aufgesetzte Verfügung bekanntgab, Muslimen aus sieben Ländern ab sofort die Einreise in die Vereinigten Staaten zu verwehren. Die Verlesung dieses heftig umstrittenen Beschlusses erfolgte ausgerechnet am Holocaust Remembrance Day. Die Öffentlichkeit reagierte verwirrt und empört, weltweit brach Chaos aus, und es kam zu Demonstrationen gegen die als hochgradig diskriminierend und unamerikanisch kritisierte Verfügung. Eine im Hochsommer 2017 durchgeführte Google-Recherche legt den Schluss nahe, dass sich die von Sajid Tarar, einem in Pakistan geborenen Rechtsanwalt, gegründete Gruppe »American Muslims for Trump« auffallend bedeckt hielt.

Die ehemalige US-Außenministerin Madeline Albright hingegen gehörte zu denen, die am lautesten protestierten. Albright kam in Mitteleuropa als Kind säkularer Juden zur Welt und wurde zum Schutz vor der nationalsozialistischen Verfolgung katholisch erzogen. Sie reagierte entsetzt auf die unverhohlene Diskriminierung einer Religionsgruppe ausgerechnet durch einen Präsidenten der Vereinigten Staaten und verkündete, dass sie selbst sich bei den Behörden als Muslima registrieren lassen würde, wenn diese Verfügung die regierungsamtliche Erfassung aller Muslime nach sich zöge. So freimütig Albright sich äußerte, so schweigsam verhielt sich ein anderer prominenter Jude, der in kürzester Zeit in den Fokus der Öffentlichkeit gelangt war, nämlich Mr. Trumps brillanter Schwiegersohn Jared Kushner, ein orthodoxer Jude. Seine Ernennung zum Chefberater des Präsidenten gilt vielen als Beweis dafür, dass Trump kein Antisemit sein könne. Weil Kushner angeblich ungeheuer einflussreich ist, glauben viele, niemand sei besser als er geeignet, einen Frieden zwischen Israelis und Palästinensern auszuhandeln.

Skeptiker fragen sich allerdings, warum er zu wichtigen Themen der Inlandspolitik schwieg, und fürchten, dass er als Tumps »Lieblingsjude« nur der Augenwischerei dient. Diese Sorge erinnert an Heinrich Himmlers erschreckende Worte, die er am 4. August 1943 an die SS richtete: »[...] jeder hat seinen anständigen Juden. Es ist ja klar, die anderen sind Schweine, aber dieser eine ist ein prima Jude« (http://www.1000dokumente.de/pdf/dok_0008_pos_de.pdf; abgerufen am 02.02.2018). Selbst der berüchtigte Reichsführer SS, der auf seine Hauptrolle bei der »Ausrottung« der Juden sehr stolz war, erkannte an, dass manche Menschen eine Schwäche für ihren Lieblingsjuden hatten …

Wenig bekannt ist die beschämende historische Tatsache, dass es in Deutschland zwei jüdische Organisationen gab, die sich früh für Hitler und die NSDAP stark machten. Der Verband Nationaldeutscher Juden (VnJ) war die bekanntere Gruppierung. Er setzte sich für vollständige Assimilation und Tilgung der jüdischen Identität ein, schämte sich der streng religiösen ostjüdischen Mitbürger und unterstützte deren Vertreibung. Diese Immigranten waren an ihrer auffälligen Kleidung leicht zu erkennen und weckten in der deutschen Öffentlichkeit Misstrauen. Die VnJ-Mitglieder hofften, sich selbst der Verfolgung zu entziehen und von der christlichen Mehrheit als gleichwertig anerkannt zu werden, wenn sie ihre Brüder und Schwestern verrieten, doch diese Rechnung ging nicht auf. Die Organisation wurde 1935 verboten. Max Nauman, ihr Gründer, wurde von der Gestapo gedemütigt, eingesperrt und bis zu seinem Tod 1939 terrorisiert (Wistrich, 1982). Bald darauf setzte mit dem Beschluss zur Endlösung die systematische genozidale Verfolgung der Juden ein.

Man muss uns nicht daran erinnern, dass die Vereinigten Staaten von 2017 sich von Deutschland im Jahr 1939 unterscheiden und dass Donald Trump nicht Adolf Hitler ist. Gleichwohl hat sich die menschliche Natur in dieser kurzen Zeit nicht allzu sehr verändert. Die Verlockungen der Macht wirken auf bestimmte Charaktertypen berauschend und unwiderstehlich. In Reaktion auf autoritäre Führung erfolgt sehr rasch eine »Identifizierung mit dem Angreifer«. Die Psychologie des Führers wird in Klein- wie auch in Großgruppen verstärkt, etwa wenn in einem Land nationalistische Bestrebungen mit entschiedenen Maßnahmen verbunden werden, das eigene Volk vor gefährlichen fremden Eindringlingen zu schützen. Polarisierung und Spaltung – »Du bist entweder für uns oder gegen uns« – bestimmen den Ton. So wird die Unterwerfung unter die neue Norm für viele unausweichlich, »denn wenn du sie nicht schlagen kannst, verbünde dich mit ihnen« (Volkan, 2006).

Angehörigen von Minderheiten, die sich ursprünglich auf die Seite der neuen Regierung geschlagen haben, sind mittlerweile vielleicht ernsthafte Zweifel gekommen. Es ist aber auch typisch für die menschliche Natur, dass diejenigen, die nicht direkt betroffen sind, darauf vertrauen, vom Unheil verschont zu werden. Die berühmten, unvergesslichen Worte von Pastor Niemöller sind heute nicht weniger relevant, als sie es in Bezug auf Nazi-Deutschland waren: »Als die Nazis die Kommunisten holten, habe ich geschwiegen; ich war ja kein Kommunist. Als sie die Sozialdemokraten einsperrten, habe ich geschwiegen; ich war ja kein Sozialdemokrat […]«.

Man kann nur spekulieren, in welchem Maß die hier zur Debatte stehenden Gruppen einem solchen Denken und Handeln anhängen. Wichtig ist jetzt zuallererst die Frage, ob ein »wachsames Abwarten« à la »Geben wir Trump eine Chance« darauf hinausläuft, eine bösartige Entwicklung mit unbekanntem Ansteckungspotential und klinischem Verlauf ungebremst grassieren zu lassen, oder ob »wachsames Abwarten« tatsächlich die einzige faire und »amerikanische« Haltung ist, die uns derzeit übrig bleibt. Der wachsende Widerstand und die fortgesetzten Proteste vor dem Trump Tower und im ganzen Land zeigen uns unmissverständlich, wie groß die Sorge heute ist.

Literatur

Abend, S.M. (2007). Therapeutic action in modern conflict theory. *Psychoanalytic Quarterly* 76: 1417–1442.

Abraham, B. (1986). *The Angel of Death: The Mengele Dossier.* Sao Paulo (Sherit Hapleita, Brazilian Assn. of the Survivors of Nazism).

Abse, D.W. (1974). Hysterical conversion and dissociative syndromes and the hysterical character. In: S. Arieti & E. B. Brody (Hg.). *The American Handbook of Psychiatry.* 2. Aufl. Bd. 3. New York (Basic Books), S. 155–194.

Abse, D.W. (1983). Multiple personality. In: S. Akhtar (Hg.). *New Psychiatric Syndromes: DSM III and Beyond.* New York (Jason Aronson), S. 339–361.

Adler, A. (1910). Beitrag zur Lehre vom Widerstand. *Zentralblatt für Psychoanalyse* 1: 214–219.

Adler, A. (1989). Transitional phenomena, projective identification, and the essential ambiguity of the psychoanalytic situation. *PSYCHOANALYTIC QUARTERLY* 58: 81–104.

Akhtar, S. (1992). *Broken Structures: Severe Personality Disorders and Their Treatment.* New York (Jason Aronson).

Akhtar, S. (2000). Form schisms through synthesis to informed oscillation: an attempt at integrating some diverse aspects of psychoanalytic technique. *PSYCHOANALYTIC QUARTERLY* 69: 265–288.

Akhtar, S. (2001). From mental pain through manic defense to mourning. In: ders. (Hg.). *Three Faces of Mourning: Melancholia, Manic Defense, and Moving on.* Northvale, NJ (Jason Aronson), S. 95–113.

Akhtar, S. (2003a). Mentorship. In: *New Clinical Realms: Pushing the Envelope of Theory and Technique.* Northvale, NJ (Jason Aronson).

Akhtar, S. (2003b). Things: developmental, psychopathological, and technical aspects of inanimate objects. *Canadian Journal of Psychoanalysis* 11: 1–44.

Akhtar, S. (2009). *Comprehensive Dictionary of Psychoanalysis.* London (Karnac).

Akhtar, S. (2011). Introduction. In: M. K. O'Neil & S. Akhtar (Hg.). *On Freud's ›Negation‹.* London (Karnac), S. 1–10.

Akhtar, S. & Brenner, I. (1979). Differential diagnosis of fugue-like states. *Journal of Clinical Psychiatry* 40: 381–385.

American Psychiatric Association (1994). Diagnostic and Statistical Manual of Mental Disorders. 4th ed. Washington, DC: American Psychiatric Association. (1996) Diagnostisches und Statistisches Manual Psychischer Störungen DSM-IV. Deutsche Bearbeitung von Saß H, Wittchen HU, Zaudig M. Göttingen, Bern, Toronto, Seattle (Hogrefe).

American Psychoanalytic Association (2006). *Psychodynamic Diagnostic Manual (PDM).* Silver Spring, MD: Alliance of Psychoanalytic Organizations.

American Psychiatric Association (2013). Diagnostic and Statistical Manual of Mental Disorders. 5th ed. Washington, DC: American Psychiatric Association. (2015) Diagnostisches und Statistisches Manual Psychischer Störungen DSM-5. Hg. von Falkai P und Wittchen H-U. Göttingen, Bern, Toronto, Seattle (Hogrefe).

Apfel, R. J. & Simon, B. (2005). Trauma, violence, and psychoanalysis. In: S. W. Coates, J. L. Rosenthal & D. S. Schechter (Hg.). *September 11: Trauma and Human Bonds.* Hillsdale, NJ (Analytic Press).

Apprey, M. (1993). The African-American experience: forced migration and transgenerational trauma. *Mind and Human Interaction* 4: 70–75.

Arlow, J. A. (1966). *Depersonalization and derealisation.* In: R. M. Loewenstein, L. M. Newman, M. Schur & A. J. Solnit (Hg.). *Psychoanalysis – A General Psychology.* New York (International Universities Press), S. 456–478.

Arlow, J. A. (1969). Unconscious fantasy and disturbances of conscious experience. *PSYCHOANALYTIC QUARTERLY* 38: 1–27.

Arlow, J. A. (1992). Altered ego states. *Israel Journal of Psychiatry and Related Sciences* 29(2): 65–76.

Asendorpf, J. B., Warkentin, V. & Baudonnière, P.-M. (1969). Self-awareness and other-awareness. II: Mirror self-recognition, social contingency awareness, and synchronic imitation. *Developmental Psychology* 32: 313–321.

Associated Press (1995). Israel: Survivors of Nazi holocaust locked in mental asylums. 27. November.

Auerhahn, N. C. & Laub, D. (1987). Play and playfulness in Holocaust survivors. *Psychoanalytic Study of the Child* 42: 45–58.

Bach, S. (2001). On being forgotten and forgetting one's self. *PSYCHOANALYTIC QUARTERLY* 70: 739–756.

Back To The Future (1985). Universal City, CA (Universal City Studios).

Bak, R. C. (1968). The phallic woman – the ubiquitous fantasy in perversions. *Psychoanalytic Study of the Child* 23: 15–36.

Balint, M. (1959). *Thrills and Regressions.* London (Hogarth). (2009) *Angstlust und Regression.* Übers. von K. Wolf. Stuttgart (Klett-Cotta).

Bamford, J. (2008). *The Shadow Factory: The Ultra-Secret NSA from 9/11 to the Eavesdropping of America.* New York (Doubleday).

Barrett, D. (1995). The dream character as prototype for the multiple personality alter. *Dissociation* 8: 61–68.

Bass, A. (1997). The problem of »concreteness«. *PSYCHOANALYTIC QUARTERLY* 66: 642–682.

Bassanese, F. A. (1997). *Understanding Luigi Pirandello.* Columbia, SC (Univ. of South Carolina Press).

Bauer, Y. (1988). Pers. Mitteilung.

Beebe, B., Lachmann, F. M. & Jaffe, J. (1997). Mother-infant interaction structures and presymbolic self- and object representations. *Psychoanalytic Dialogues* 7: 133–182.

Bekerman-Greenberg, R. (2011). *I Am Carrying the Holocaust in My Pocket*. Dokumentarfilm.

Bergmann, M. S. (2004). Reflections on September 11. In: D. Knafo (Hg.). *Living With Terror, Working With Trauma: A Clinician's Handbook*. Lanham, MD (Jason Aronson), S. 401–413.

Bergmann, M. S., Jucovy, M. E. & Kestenberg, J. S. (Hg.) (1982). *Generations of the Holocaust*. New York (Basic Books). (2016) *Kinder der Opfer. Kinder der Täter. Psychoanalyse und Holocaust*. Übers. von E. Vorspohl. Gießen (Psychosozial-Verlag).

Berman, E. (1981). Multiple personality: psychoanalytic perspectives. *International Journal of Psychoanalysis* 37: 344–346.

Binding, K. & Hoche, A. (1920). *Die Freigabe der Vernichtung lebensunwerten Lebens: ihr Maß und ihr Ziel*. Mit einer Einf. von W. Naucke. Berlin (Berliner Wissenschaftsverlag) 2006.

Bion, W. R. (1956). Development of schizophrenic thought. *International Journal of Psychoanalysis* 37: 344–346. (2013) Die Entwicklung des schizophrenen Denkens. In: *Frühe Vorträge und Schriften mit einem kritischen Kommentar: »Second Thoughts«*. Übers. von E. Vorspohl. Frankfurt am Main (Brandes & Apsel), S. 44–51.

Bion W. R. (1959). Attacks on linking. *International Journal of Psychoanalysis* 30:308–15. (2013) Angriffe auf Verbindungen. In: *Frühe Vorträge und Schriften mit einem kritischen Kommentar: »Second Thoughts«*. Übers. von E. Vorspohl. Frankfurt am Main (Brandes & Apsel), S. 105–124.

Bion, W. R. (1962a). *Learning from Experience*. London: Tavistock. (1990) *Lernen durch Erfahrung*. Übers. von E. Krejci. Frankfurt/Main (Suhrkamp).

Bion, W. R. (1962b). A theory of thinking. *International Journal of Psycho-Analysis*, 43:306–310. (2013) Eine Theorie des Denkens. In: *Frühe Vorträge und Schriften mit einem kritischen Kommentar: »Second Thoughts«*.Übers. von E. Vorspohl. Frankfurt am Main (Brandes & Apsel), S. 125–135.

Bion, W. R. (1989). *Two Papers: The Grid and Caesura*. London (Karnac). (2009) *Raster* und *Zäsur. Zwei Abhandlungen*. Übers. von E. Vorspohl. Frankfurt am Main (Brandes & Apsel).

Blechner, M. J. (2010). Interpersonal and uniquely personal factors in dream analysis: commentary on paper by Susan H. Sands. *Psychoanalytic Dialogues* 20: 374–381.

Blum, H. P. (1986). On identification and its vicissitueds. *International Journal of Psychoanalysis* 67: 267–276.

Blum, H. P. (1987). The role of identification in the resolution of trauma: the Anna Freud Memorial Lecture. *PSYCHOANALYTIC QUARTERLY* 56: 609–627.

Bollas, C. (1987). *The Shadow of the Object*. New York (Columbia Univ. Press) (1997). *Der Schatten des Objekts*. Übers. von C. Trunk. Stuttgart (Klett-Cotta).

Bollas, C. (1989). *Forces of Destiny: Psychoanalysis and Human Idiom*. Northvale, NJ (Jason Aronson).

Bos, J. & Groenendijk, L. (2007). *The Self-Marginalization of Wilhelm Stekel: Freudian Circles Inside and Out*. New York (Springer).

Boston Change Process Study Group (2010). *Change in Psychotherapy*. New York (W. W. Norton). (2012) *Veränderungsprozesse. Ein integratives Paradigma*. Übers. von E. Vorspohl. Frankfurt am Main (Brandes & Apsel).

Brabant, E., Falzeder, E. & Giampieri-Deutsch, P. (Hg.) (1993–1996). Sigmund Freud/Sándor Ferenczi, *Briefwechsel*. Wien/Köln/Weimar (Böhlau-Verlag).

Brenner, C. (1982). *The Mind in Conflict*. New York (International Universities Press).

Brenner, C. (2003a). Commentary on Ilany Kogan's »On Being a Dead, Beloved Child«. *PSYCHOANALYTIC QUARTERLY* 72: 767–776.

Brenner, C. (2003b). Is the structural model still useful? *International Journal of Psychoanalysis* 84: 1093–1096.

Brenner, C. (2009a). In his own words: Charles Brenner (1913–2008). Personal memoir, 2007. *PSYCHOANALYTIC QUARTERLY* 78: 637–673.

Brenner, C. (2009b). Interview with Robert Michaels, 2006. *Psychoanalytic Quarterly* 78: 675-700.

Brenner, I. (1988). Unconscious fantasies of the selection in children of Holocaust survivors. Vortrag, erste International Converence on Children of Holocaust Survivors, Jerusalem, Dezember.

Brenner, I. (1994). The dissociative character: a reconsideration of »multiple personality« and related phenomena. *Journal of the American Psychoanalytic Association* 42: 819–846.

Brenner, I. (1995a). Reply to Brenneis. *Journal of the American Psychoanalytic Association* 43: 300–303.

Brenner, I. (1995b). Revisiting the death instinct in a case of »multiple personality«. Vortrag, Annual Meeting of the International Society of Traumatic Stress Studies, Boston, MA. 4. November 1995.

Brenner, I. (1996). A psychoanalytic View of Israel's »split personality«. *Mind and Human Interaction* 7: 44–51.

Brenner, I. (1997). Letter to the editor. *Journal of the American Psychoanalytic Association* 45: 1285–1287.

Brenner, I. (1999). Deconstructing DID. *American Journal of Psychotherapy* 53: 344–360.

Brenner, I. (2001). *Dissociation of Trauma: Theory, Phenomenology, and Technique.* Madison, CT (International Universities Press).

Brenner, I. (2002a). Trauma, transmission and time. Unveröff. Melitta Schmideberg Lecture.

Brenner, I. (2002b). Reflections on the aftermath of September 11. *Philadelphia Interpreter – The Newsletter of the Psychoanalytic Center of Philadelphia* (Februar), S. 4.

Brenner, I. (2003–2004). Remembering, forgetting and keeping separate: reflections on the »gospel« according to Freud. *Journal of the Indian Psychoanalytical Society* 57: 25–35.

Brenner, I. (2004). *Psychic Trauma: Dynamics, Symptoms, and Treatment.* Lanham, MD (Jason Aronson).

Brenner, I. (2006a). Letter to the editor: More thoughts on dissociation. *Clinical Psychiatry News* 34: 11–12.

Brenner, I. (2006b). Panel Report. Terror and societal regression. *Journal of the American Psychoanalytic Association* 54: 977–988.

Brenner, I. (2006c). Termination of psychoanalysis and September 11. *PSYCHOANALYTIC QUARTERLY* 75: 753–781.

Brenner, I. (2007). Contemporary anti-semitism: variations on an ancient theme. In: H. Parens, A. Mavwouz & S. Twemlow (Hg.). *The Future of Prejudice.* Lanham, MD (Rowman & Littlefield), S. 141–162.

Brenner, I. (2009a). *Injured Men: Trauma, Healing, and the Masculine Self.* Lanham, MD (Jason Aronson).

Brenner, I. (2009b). A new view from the Acropolis: dissociative identity dislorder. *PSYCHOANALYTIC QUARTERLY* 78: 57–105.

Brenner, I. (2010). Is that all there is? In: S. Akhtar (Hg.). *The Wound of Mortality: Fear, Denial and the Acceptance of Death.* Lanhan, MD (Jason Aronson), S. 171–186.

Breuer, J. (1895). Theoretisches. In: S. Freud, *Gesammelte Werke. Nachtragsband*, S. 244–310.

Britton, R. (1999). Gettin in on the act: the hysterical solution. *International Journal of Psychoanalysis* 80: 1–14.

Bromberg, P.M. (1991). On knowing one's patient inside and out: the aesthetics of unconscious communication. *Psychoanalytic Dialogues* 1: 399–422.

Bromberg, P.M. (1994). »Speak! that I may see you«: some reflections on dissociation, reality and psychoanalytic listening. *Psychoanalytic Dialogues* 4: 517–547.

Bromberg, P.M. (1996). Hysteria, dissociation, and cure: Emmy von N revisited. *Psychoanalytic Dialogues* 6: 55–71.

Bromberg, P.M. (2012). Stumbling along and hanging in: if this be technique, make the most of it. *Psychoanalytic Inquiry* 32: 3–17.

Buck, O.D. (1983). Multiple personality as a borderline state. *Journal of Nervous and Mental Disease* 171: 62–65.

Cabaniss, D.L., Forand, N. & Roose, S.P (2004). Conducting analysis after September 11: implications for psychoanalytic technique. *Journal of the American Psychoanalytic Association* 52: 717–734.

Caper, R. (1999). *A Mind of One's Own: A Kleinian View of Self and Object.* London (Routledge).

Carroll, L. (1871). *Through the Looking-Glass, and What Alice Found There.* New York (Macmillan). (2012) *Alice hinter den Spiegeln.* Übers. von J. Strümpel. Köln (Anaconda-Verlag).

Celan, P. (1948). Todesfuge. In: ders., *Gedichte in zwei Bänden. Bd. I.* Frankfurt am Main (Suhrkamp) 1975, S. 41–42.

Chronik des Gettos Lodz/Litzmannstadt. Das letzte Jahr. http://www.ghettochronik.de/de (aufgerufen 8. August 2017).

Clary, W.F., Burstin, K.J. & Carpenter, J.S. (1984). Multiple personality and borderline personality disorder. *Psychiatric Clinics of North America* 7: 89–99.

Coates, S. W., Rosenthal, J.L. & Schechter, D.S. (Hg.) (2003). *September 11: Trauma and Human Bonds.* Hillsdale, NJ (Analytic Press).

Coates, S.W., Schechter, D.S. & First, E. (2003). Brief interventions with traumatized children and families after September 11. In: Coates, S. W., J.L. Rosenthal & D.S. Schechter (Hg.). *September 11: Trauma and Human Bonds.* Hillsdale, NJ (Analytic Press), S. 23–49.

Coen, S.J. (1997). How to help patients (and analysts) bear the unbearable. *Journal of the American Psychoanalytic Association* 45: 1183–1207.

Coleridge, S.T. (1997). *The Complete Poems.* Hg. von W. Keach. London (Penguin).

Collins,F.S. (2010). *DNA and the Revolution in Personalized Medicine.* New York (HarperCollins).

Collins, L. (1995). Who really killed Yitzhak Rabin? *Jerusalem Post* (Intern. Edition), 24. November.

Coons, P.M., Bowman, E.S. & Milstein, V. (1988). Multiple personality disorder: a clinical investigation of 50 cases. *Journal of Nervous and Mental Disease* 176: 519–527.

Czech, D. (1989). *Kalendarium der Ereignisse im Konzentrationslager Auschwitz-Birkenau 1939–1945.* Aus dem Polnischen Übers. von J. August, N. Kozlowski, S. Lent und J. Parcer. Reinbek bei Hamburg (Rowohlt).

Danieli, Y. (1980). Countertransference in the treatment and study of Nazi Holocaust survivors and their children. *Victimology* 5: 355–367.

Danieli, Y. (1998). *International Handbook of Multigenerational Legacies of Trauma.* New York (Plenum Press).

Davies, J.M. (2001). Erotic overstimulation and the co-construction of sexual meanings in transference-countertransference experience. *Psychoanalytic Inquiry* 70: 757–788.

De Cervantes, M. (1605). *Don Quixote de la Mancha.* Übers. von C. Jarvis. London (Oxford University Press) 1998.

De Veer, M.W., Gallup, G.G., Theall, L.A. et al. (2003). An 8-year longitudinal study of mirror self-recognition in chimpanzees (*Pantroglodytes*). *Neuropsychologia* 41: 229–234.

Derrida, J. (1998). Geo-psychoanalysis«… and the rest of the world«. In: C. Lane (Ed.). *The Psychoanalysis of Race.* New York (Columbia University Press), S. 65–90.

Dickes, R.L. (1965). The defensive function of an altered state of consciousness: a hypnoid state. *Journal of the American Psychoanalytic Association* 13: 365–403.

Dwork, D. (1991). *Children With a Star – Yewish Youth in Nazi Europe.* New Haven, CT (Yale University Press).

Editorial (2001). September 11, 2001. *Journal of the American Psychoanalytic Association* 49: 1107.

Eisen, G. (1988). *Children and Play in the Holocaust.* Amherst, MA (University of Massachusetts Press). (1993) *Spielen im Schatten des Todes. Kinder und Holocaust.* Übers. vonf. Griese. München/Zürich (Piper).

Eissler, K.R. (1953). The effect of the structure of the ego on psychoanalytic technique. *Journal of the American Psychoanalytic Association* 1: 104–143.

Ellenberger, H.F. (1970). *The Discovery of the Unconscious.* New York (Basic Books). (1996) *Die Entdeckung des Unbewussten.* Übers. von G. Theusner-Stampa. Zürich (Diogenes).

Emde, R.N. (2012). Reviews. *Journal of the American Psychoanalytic Association* 60: 819–835.

Epstein, H. (1979). *Children of the Holocaust.* New York (Putnam). (1990) *Die Kinder des Holocaust.* Übers. von C. Spiel. München (dtv).

Erikson, E.H. (1950). *Childhood and Society.* New York (W.W. Norton). (1993) *Kindheit und Gesellschaft.* Übers. von M. von Jaffé. Stuttgart (Klett).

Escoll, P.J. (2005). Man's best friend. In: *Mental Zoo: Animals in the Human Mind and Its Pathology.* Madison, CT (International Universities Press), S. 127–159.

Eshel, O. (1998). »Black holes«, deadness and existing analytically. *International Journal of Psychoanalysis* 79: 1115–1130.

Estabooks, G.H. (1945). Hypnotism in warfare. In: *Hypnotism.* New York (E.P. Dutton), S. 185–205.

Faimberg, H. (1988). The telescoping of generations: genealogy of certain identifications. *Contemporary Psychoanalysis* 24: 99–117. (2009) Teleskopieren der Generationen: eine Genealogie entfremdender Identifizierungen. In: dies., *Teleskoping. Die intergenerationelle Weitergabe narzisstischer Bindungen.* Übers. von E. Vorspohl. Frankfurt am Main (Brandes & Apsel).

Fairbairn, W.R.D. (1944). Endopsychic structure considered in terms of object-relationships. In: *Psychoanalytic Studies of the Personality.* London (Routledge) 1952. (2000) Darstellung der endopsychischen Struktur auf der Grundlage der Objektbeziehungspsychologie. In: ders., *Das Selbst und die inneren Objektbeziehungen. Eine psychoanalytische Objektbeziehungstheorie.* Übers. von E. Vorspohl. Hg. von B.F. Hensel und R. Rehberger. Gießen (Psychosozial-Verlag). 2. Aufl. 2007, S. 115–170.

Fairbairn, W.R.D. (1952). *Psychoanalytic Studies of the Personality.* London (Routledge).

Falk, A. (1974). Border symbolism. *PSYCHOANALYTIC QUARTERLY* 43: 650–660.

Federn, P. (1945). *Ego Psychology and the Psychoses.* New York (Basic Books). (2017) *Ichpsychologie und die Psychosen.* Übers. von E. Federn und W. Federn. Berlin (Suhrkamp).

Fenichel, O. (1945). *The Psychoanalytic Theory of Neurosis.* New York (W. W. Norton). (2014). *Psychoanalytische Neurosenlehre.* 2 Bde. Gießen (Psychosozial-Verlag).

Ferenczi, S. (1933). Sprachverwirrung zwischen den Erwachsenen und dem Kind: Die Sprache der Zärtlichkeit und der Leidenschaft. *Psyche – Zeitschrift für Psychoanalyse und ihre Anwendungen* 21/1967:256–265.

Fernando, J. (2009). *The Processes of Defense: Trauma, Drives, and Reality – A New Synthesis.* Lanham, MD (Jason Aronson).

Feuchert, S., Leibfried, E. & Riecke, J. (Hg.) (2007). *Die Chronik des Gettos Lodz/Litzmannstadt. 1943.* Göttingen (Wallstein Verlag).

Flavius Josephus (1900). *The Works of Flavius Josephus*, W. Whiston (Trans.). New York (Siegel-Cooper). Fliess, R. (1953a). The hypnotic evasion: a clinical observation. *PSYCHOANALYTIC QUARTERLY* 22: 497–516.

Fliess, R. (1953b). *The Revival of Interest in the Dream.* New York (International Universities Press).

Fogelman, E. (1984). *Breaking the Silence: The Generation After the Holocaust.* University Park, PA (Penn State University Psychological Cinema Register).

Fogelman, E. & Savran, B. (1979). Therapeutic groups for children of Holocaust survivors. *International Journal of Group Psychotherapy* 29: 212–235.

Fonagy, P. & Target, M. (1996). Playing with reality: I. Theory of mind and the normal development of psychic reality. *International Journal of Psychoanalysis* 77: 217–233.

Fraiberg, S. (1982). Pathological defenses in infancy. *PSYCHOANALYTIC QUARTERLY* 51: 612–635.

Frank, A. (1969). The unrememberable and the unforgettable – passive primal repression. *Psychoanalytic Study of the Child* 24: 48–77.

Freud, A. (1936). Das Ich und die Abwehrmechanismen. In: *Die Schriften der Anna Freud.* Bd. I/B. Frankfurt am Main (Fischer) 1987.

Freud, A. (1954). Probleme der Technik in der Erwachsenenanalyse. In: *Die Schriften der Anna Freud.* Bd. V. Frankfurt am Main (Fischer) 1987.

Freud, A. & Burlingham, D.T. (1943). *Kriegskinder: Jahresbericht des Kriegskinderheims Hampstead Nurseries.* In: *Die Schriften der Anna Freud.* Bd. II. Frankfurt am Main (Fischer) 1987.

Freud, A. & Dann, S. (1951). *Gemeinschaftsleben im frühen Kindesalter.* In: *Die Schriften der Anna Freud.* Bd. IV. Frankfurt am Main (Fischer) 1987.

Freud, S. (1891d). Hypnose. *G. W. Nachtr., S. 141–150.*

Freud, S. (1893a) (zusammen mit J. Breuer). Über den psychischen Mechanismus hysterischer Phänomene. Vorläufige Mitteilung. *G. W.* Bd. 1, S. 81-98.

Freud, S. (1895d) (zusammen mit J. Breuer). *Studien über Hysterie. G. W.* Bd. 1, S. 75–312 [ohne Breuers Beiträge].

Freud, S. (1900a). *Die Traumdeutung. G. W.* Bd. 2/3.

Freud, S. (1901b). *Zur Psychopathologie des Alltagslebens. G. W.* Bd. 4.

Freud, S. (1905e). Bruchstück einer Hysterie-Analyse. *G. W.* Bd. 5, S. 1–119.

Freud, S. (1910a). *Über Psychoanalyse. G. W.* Bd. 8, S. 1–60.

Freud, S. (1912e). Ratschläge für den Arzt bei der psychoanalytischen Behandlung. *G. W.* Bd. 8, S. 376–387.

Freud, S. (1914g): Erinnern, Wiederholen und Durcharbeiten. Weitere Ratschläge zur Technik der Psychoanalyse. *G. W.* Bd. 10, S. 126-136

Freud, S. (1915d). Die Verdrängung. *G. W.* Bd. 10, S. 248–261.

Freud, S. (1915e). Das Unbewusste. *G. W.* Bd. 10, S. 264–303.

Freud, S. (1916–17f). Metapsychologische Ergänzung zur Traumlehre. *G. W.* Bd. 10, S. 412–426.

Freud, S. (1918b). Aus der Geschichte einer infantilen Neurose. *G. W.* Bd. 12, S. 27–157.

Freud, S. (1919e). Ein Kind wird geschlagen. *G. W.* Bd. 12, S. 197–226.

Freud, S. (1920g). Jenseits des Lustprinzips. *G. W.* Bd. 13, S. 1–69.

Freud, S. (1921c). *Massenpsychologie und Ich-Analyse. G. W.* Bd. 13, S. 71–161.

Freud, S. (1922b). Über einige neurotische Mechanismen bei Eifersucht, Paranoia und Homosexualität. *G. W.* Bd. 13, S. 195–207.

Freud, S. (1923b). *Das Ich und das Es. G. W. Bd.* 13, S. 237–289.

Freud, S. (1923c). Bemerkungen zur Theorie und Praxis der Traumdeutung. *G. W.* Bd. 13, S. 301–314.

Freud, S. (1924b). Neurose und Psychose. *G. W.* Bd. 13, S. 387–391.

Freud, S. (1925j). Einige psychische Folgen des anatomischen Geschlechtsunterschieds. *G. W.* Bd. 14, S. 19–30.

Freud, S. (1926d). *Hemmung, Symptom und Angst. G. W.* Bd. 14, S. 111–205.

Freud, S. (1926e). *Die Frage der Laienanalyse. G. W.* Bd. 14, S. 207–286.

Freud, S. (1930a). *Das Unbehagen in der Kultur. G. W.* Bd. 14, S. 419–506.

Freud, S. (1933a). Neue Folge der Vorlesung zur Einführung in die Psychoanalyse. *G. W.* Bd. 15.

Freud, S. (1936a). Eine Erinnerungsstörung auf der Akropolis. *G. W.* 16, S. 250–257.

Freud, S. (1937c). Die endliche und die unendliche Analyse. *G. W.* Bd. 16, S. 59–99.

Freud, S. (1938a). Ein Wort zum Antisemitismus. *G. W.* Nachtr., S. 779-781.

Freud, S. (1939a). *Der Mann Moses und die monotheistische Religion: Drei Abhandlungen. G. W.* Bd. 16, S. 103–246.

Freud, S. (1940a). *Abriss der Psychoanalyse. G. W.* Bd. 17, S. 63–168.

Freud, S. (1940e). Die Ichspaltung im Abwehrvorgang. *G. W.* Bd. 17, S. 59–62.

Freud, S. (1985c). *Briefe an Wilhelm Fließ 1887-1904.* Hg. von J. M. Masson. Bearb. der deutschen Fassung von M. Schröter. Frankfurt am Main (Fischer) 1986.

Freud, S. & Ferenczi, S. (1996). *Briefwechsel. Bd. II/2. 1917-1919.* Hg. von Ernst Falzeder und Eva Brabant. Wien/Köln/Weimar (Böhlau).

Friedman, I. R. (Hg.) (1982). *Escape or Die: True Stories of Young People Who Survived the Holocaust.* Reading, MA (Addison-Wesley).

Friedman, H. S. & Martin, L. R. (2011). *The Longevity Project.* New York (Hudson Street Press).

Furst, S. S. (1967). Psychic trauma: a survey. In: ders. (Hg.). *Psychic Trauma.* New York (Basic Books), S. 3–50.

Gabbard, G.O & Twemlow, S. W. (1984). The metapsychology of altered mind/body perception. In: dies., *With the Eyes of the Mind: An Empirical Analysis of Out-of-Body States.* New York (Praeger), S. 169–183.

Gampel, Y. (1982). A daughter of silence. In: M. S. Bergmann, M. E. Jucovy & J. S. Kestenberg (Hg.). *Generations of the Holocaust.* New York (Basis Books). (2016) eine Tochter des Schweigens. In: *Kinder der Opfer. Kinder der Täter.* Übers. von E. Vorspohl. Gießen (Psychosozial-Verlag), S. 147–172.

Gay, P. (1987). *A Godless Jew: Freud, Atheism and the Making of Psychoanalysis.* New Haven, CT (Yale Univ. Press). (1988) *Ein gottloser Jude. Sigmund Freuds Atheismus und die Entwicklung der Psychoanalyse.* Übers. von K. Berisch. Frankfurt am Main (Fischer).

Gensler, D., Goldman, D.S., Goldman, D. et al. (2002). Voices from New York: September 11, 2001. *Contemporary Psychoanalysis* 38: 77–99.

Glass, J. (1997). *Life Unworthy of Life: Racial Phobia and Mass Murder in Hitler's Germany.* New York (Basic Books).

Glassner, M.I. & Krell, R. (Hg.) (2006). *And Life is Changed Forever – Holocaust Childhoods Remembered.* Detroit, MI (Wayne State Univ. Press).

Glover, E. (1931). The therapeutic effect of inexact interpretation: a contribution to the theory of suggestion. *International Journal of Psychoanalysis* 12: 397–411.

Glover, E. (1943). The concept of dissociation. *International Journal of Psychoanalysis* 24: 7–13.

Glover, E. (1955). *The Technique of Psychoanalysis.* New York (International Universities Press).

Goldberg, A. (1991). Pers. Mitteilung.

Gordon, E. (1995). Respect giving way to fear. *Jerusalem Post* (Intern. Edition), 9. Dezember, S. 3.

Gottlieb, R.M. (1997). Does the mind fall apart in multiple personality disorder? *Journal of the American Psychoanalytic Association* 45: 907–932.

Greaves, G.B. (1980). Multiple personality. 165 years after Mary Reynolds. *Journal of Nervous and Mental Disease* 168: 577–596.

Greaves, G.B. (1993). A history of multiple personality disorder. In: R.P. Kluft & C.G. Fine (Hg.). *Clinical Perspectives on Multiple Personality Disorder.* Washington, DC (American Psychiatric Press), S. 355–380.

Green, A. (1999). The death drive, negative narcissism and the deobjectalising function. In: A. Weller (Trans.), *The Work of the Negative* (pp. 81–88). London: Free Association Books. (2001). Todestrieb, negativer Narzißmus, Desobjektalisierungsfunktion. Übers. von B. Große. Psyche – Z Psychoanal., 55(9–10):869–877.

Greenson, R.R. (1967). *The Technique and Practic of Psychoanalysis.* New York (International Universities Press). (1973). *Technik und Praxis der Psychoanalyse.* Übers. von G. Theusner-Stampa. Stuttgart (Klett-Cotta).

Grubrich-Simitis, I. (1979). Extremtraumatisierung als kumulatives Trauma: Psychoanalytische Studien über seelische Nachwirkungen der Konzentrationslagerhaft bei Überlebenden und ihren Kindern. Psyche – Z Psychoanal., 33(11):991–1023.

Grubrich-Simitis, I. (1984). Vom Konkretismus zur Metaphorik: Gedanken zur psychoanalytischen Arbeit mit Nachkommen der Holocaust-Generation – anlässlich einer Neuerscheinung. Psyche – Z Psychoanal., 38(1):1–28.

Gruenwald, D. (1977). Multiple personality and splitting phenomena: a reconceptualization. *Journal of Nervous and Mental Disease* 164: 385–393.

Guralnik, O. & Simeon, D. (2010). Depersonalization: standing in the spaces between recognition and interpellation. *Psychoanalytic Dialogues* 20: 400–416.

Haaretz (2012). New Israeli study finds signs of trauma in grandchildren of Holocaust survivors. 16. April. www.haaretz.com

Halpern, J. (1999). Freud's intrapsychic use of the Jewish culture and religion. *Journal of the American Psychoanalytic Association* 47: 1191–1212.

Hart, K. (1981). *Return to Auschwitz.* Saddle Brook, NJ (American Book-Stratford Press). (2001) *Wo die Hoffnung erfriert. Überleben in Auschwitz.* Leipzig (Evangelische Verlagsanstalt).

Hartmann, H. (1939). *Ego Psychology and the Problem of Adaptation.* New York (International Universities Press). (1972) *Ich-Psychologie.* Stuttgart (Klett).

Hersh, S.M. (1991). *The Samson Option: Israel's Nuclear Arsenal and American Foreign Policy.* New York (Random House).

Herzog, J. (1982). World beyond metaphor. In: M. S. Bergmann, M.E. Jucovy & J. S. Kestenberg (Hg.). *Generations of the Holocaust.* New York (Basis Books). (2016) Welt jenseits von Metaphern. Überlegungen zur Transmission des Traumas. In: *Kinder der Opfer. Kinder der Täter.* Übers. von E. Vorspohl. Gießen (Psychosozial-Verlag), S. 127–146.

Herzog, J. (1984). Fathers and young children: fathering daughters and sons. In: J.D. Call, E. Galenson & R. Tyson (Hg.). *Foundations of Infant Psychiatry.* Bd. 2.New York(Basic Books), S. 335–343.

Hesse, E. & Main, M. (1999). Second-generation effects of unresolved trauma in non-maltreating parents: dissociated, frightened, and threatening parental behavior. *Psychoanalytic Inquiry* 19: 481–540.

Heydrich, R. (1942). Rede auf der Wannseekonferenz (20 January, 1942). In N. Kampe & P. Klein (Hrsg.), *Die Wannsee-Konferenz am 20. Januar 1942. Dokumente, Forschungsstand, Kontroversen.* Köln (Böhlau), 2013. Engl. in A.J. Mayer, Why Did the Heavens Not Darken: The »Final Solution« in History (S. 304). New York (Pantheon Books), 1990.

Himmler, H. (1943). Rede auf einer SS-Gruppenführertagung in Posen, 4. August. http://www.1000dokumente.de/Psychoanalytic Dialoguesf/dok_0008_pos_de.Psychoanalytic Dialoguesf (aufgerufen am 26.8.2017)

Hinshelwood, R.D. (2007). The Kleinian theory of therapeutic action. *PSYCHOANALYTIC QUARTERLY* 76(S): 1479–1498.

Hirsch, I. (2003). Reflections on clinical issues in the context of the national trauma of September 11. *Contemporary Psychoanalysis* 39: 665–681.

Hirschberg, E. (1995). Invoking the spirits. *The Jerusalem Report,* 16. November, S. 3.

Hoffman, I.Z. (1983). The patient as interpreter of the analyst's experience. *Contemporary Psychoanalysis* 19: 389–422.

Hogenboom, M. (2013). Ultra-rare decay confirmed in LHC. *BBC Online News*, 24. Juli.

Holt, R.R. (1962). A critical examination of Freud's concept of bound vs. free cathexis. *Journal of the American Psychoanalytic Association* 16: 475–525.

Howell, E.F. (2005). *The Dissociative Mind.* Hillsdale, NJ (Analytic Press).

Isakower, O. (1936). Beitrag zur Pathopsychologie der Einschlafphänomene. *Internationale Zeitschrift für Psychoanalyse* 22(4):466–477.

Jabotinsky, Z. (1922). Jabotinsky to the Zionist Executive, 29. Dez. 1922. Central Zionist Archives, Jerusalem: File of the Central Office of the Zionist Organisation, London, 4113. In: A.M. Lesch. *Arab Politics in Palestine, 1917–1939: The Frustration of a Nationalist Movement.* London (Cornell Univ. Press) 1979.

Jabotinsky, Z. (1926). »Aharei hakamat he'il ha-sefar«. In: A. Shapira. *Land and Power: The Zionist Resort to Force, 1881–1948.* Stanford, CA (Stanford Univ. Press) 1992.

Jacobs, J. (2009). Obituary: Charles Brenner, M.D. *International Journal of Psychoanalysis* 90: 963–955.

Jacobson, E. (1964). *The Self and the Object World.* New York (International Universities Press). (1978) *Das Selbst und die Welt der Objekte.* Übers. von K. Kennel. Frankfurt am Main (Suhrkamp).

James, We. (1890). *The Principles of Psychology.* New York (Dover) 1950.

Janet, P. (1889). *L'automatisme psychologique.* Paris (Ballière).

Janet, P. (1907). *The Major Symptoms of Hysteria*. New York (Macmillan).

Jones, E. (1953). *Sigmund Freud: Life and Work. Vol. 1*. London (Hogarth Press). (1984) *Sigmund Freud: Leben und Werk. Bd. 1*. Übers. von K. Jones. München (dtv).

Josephs, L. (1995). *Balancing Empathy and Interpretation: Relational Character Analysis*. Northvale, NJ (Jason Aronson).

Jucovy, M. E. (1986). The Holocaust. In: A. Rothstein (Hg.). *The Reconstruction of Trauma: Its Significance in Clinical Work*. Madison, CT (International Universities Press), S. 153–169.

Jung, C. G. (1902) *Zur Psychologie und Pathologie sogenannter okkulter Phänomene*. Leipzig (Mutze).

Kafka, F. (1914). *Briefe an Ottla und die Familie*. Hg. von H. Binder & K. Wagenbach. Frankfurt am Main (Fischer) 2011.

Kaplan, S. (2006). Children in genocide: extreme traumatization and the ›affect propeller‹. *International Journal of Psychoanalysis* 87: 725–746. (2007) Kinder im Völkermord: Extreme Traumatisierung und der »Affektpropeller«. *Internationale Psychoanalyse*. Hg. von A. Mauss-Hanke. Gießen (Psychosozial-Verlag), S. 207–240.

Karpin, M. I. (2006). *The Bomb in the Basement: How Israel Went Nuclear and What That Means for the World*. New York (Simon & Schuster).

Karski, J. (1944). *The Story of a Secret State*. Boston, MA (Houghton Mifflin).

Ka-Tzetnik 135633 (1989). *Shivitti. Eine Vision*. Übers. von T. Lindquist. Löhrbach (Pieper & The Grüne Kraft) 2005.

Keinon, H. (1995a). A nation (sadly) like any other. *Jerusalem Post* (Intern. Edition), 11. November, S. 3.

Keinon, H. (1995b). A distrust of ›other‹ ideologies. *Jerusalem Post* (Intern. Edition), 23. Dezember, S. 3.

Kelman, H. (1975a). Metapsychological analysis of a parapraxis. *Journal of the American Psychoanalytic Association* 23: 555–568.

Kelman, H. (1975b). The »day precipitate« of dreams: the Morris hypothesis. *International Journal of Psychoanalysis* 56: 209–218.

Kenney, J. (2011). What happened. *The New Yorker*, 23. Mai, S. 39.

Kernberg, O. (1973). Discussion of presentations by F. Coplan and E. Berman. in: S. Bauer (Chm.). Multiple Personality – A reevaluation symposium at the Annual Meeting of the American Psychiatric Association. Honolulu, Hawaii.

Kernberg, O. (1975). *Borderline Conditions and Pathological Narcissism*. New York (Jason Aronson). (1983) *Borderline-Störungen und pathologischer Narzissmus*. Übers. von H. Schulz. Frankfurt am Main (Suhrkamp).

Kernberg, O. (2009). The concept of the death drive: a clinical perspective. *International Journal of Psychoanalysis* 90: 1009–1023.

Kestenberg, J. S. (1972). Psychoanalytic contributions to the problem of children of survivors from Nazi persecution. *Israel Annals of Psychiatry and Related Diciplines* 19: 311–325.

Kestenberg, J. S. (1980). Psychoanalysis of children of survivors from the Holocaust: Case presentations and assessment. *Journal of the American Psychoanalytic Association* 28: 775–804.

Kestenberg, J. S. (1982a). A metapsychological assessment based on an analysis of a survivor's child. In: M. S. Bergmann et al. (Hg.). *Generations of the Holocaust*. New York (Basis Books). (2016) Die Analyse des Kindes eines Überlebenden: Eine metapsychologische Beurteilung. In: M. S. Bergmann et al. (Hg.). *Kinder der Opfer – Kinder der Täter. Psychoanalyse und Holocaust.* Übers. von E. Vorspohl. Gießen (Psychosozial-Verlag), S. 173–206.

Kestenberg, J. S. (1982b). Survivor-parents and their children. In: M. S. Bergmann et al. (Hg.). *Generations of the Holocaust.* New York (Basis Books). (2016) Überlebende Eltern und ihre Kinder. In: M. S. Bergmann et al. (Hg.). *Kinder der Opfer – Kinder der Täter. Psychoanalyse und Holocaust.* Übers. von E. Vorspohl. Gießen (Psychosozial-Verlag), S. 103–126.

Kestenberg, J. S. & Brenner, I. (1988). Le naricissisme au service de la survie. *Revue Française de Psychanalyse* 6: 1393–1408.

Kestenberg, J. S. & Brenner, I. (1996). *The Last Witness: The Child Survivor of the Holocaust.* Washington, DC (American Psychiatric Press).

Kestenberg, J. S. & Gampel, Y. (1983). Growing up in the Holocaust culture. *Israel Journal of Psychiatry and Related Sciences* 20: 129–146.

Khan, M. M. R. (1963). The concept of cumulative trauma. *Psychoanalytic Study of the Child* 18: 286–306. (1988) Das kumulative Trauma. In: ders., *Selbsterfahrung in der Therapie.* Übers. von B. Brumm. Eschborn (Fachbuchhdlg. für Psychologie), S. 50-70.

Kiefer, C. C. (2011). The wainting room as boundary and bridge between self-states and unformulated experience. *Journal of the American Psychoanalytic Association* 59: 335–349.

Killingmo, B. (1989). Conflict and deficit: implications for technique. *International Journal of Psychoanalysis* 70: 65–79.

Kirchheimer, J. R. (2007). *How to Spot One of Us: Poems.* New York (CLAL: The National Jewish Center for Learning and Leadership).

Klein, H. (1973). Children of the Holocaust: mourning and bereavement. In: E. J. Anthony & C. Koupernik (Hg.). *The Child in His Family. Vol 2: The Impact of Disease and Death.* New York (John Wiley), S. 393–409.

Klein, M. (1946). Notes on some schizoid mechanisms. *International Journal of Psychoanalysis* 27: 99–110. (2000) Bemerkungen über einige schizoide Mechanismen. Über. Von E. Vorspohl. In: *Gesammelte Schriften Bd. III.* Hg. von R. Cycon. Stuttgart-Bad Cannstatt (frommann-holzboog), S. 1–46.

Klengel, T., Mehta, D. et al. (2013). Allele-specific *FKBP5* DANN demethylation mediates gene-childhood trauma interactions. *Nature Neuroscience* 16: 33–41.

Kluft, R. P. (1984). Treatment of multiple personality disorder: a study of 33 cases. *Psychiatric Clinics of North America* 7: 9–29.

Kluft, R. P. (1986). Personality unification in multiple personality disorder: a follow-up study. In: B. G. Braun (Hg.). *Treatment of Multiple Personality Disorder.* Washington, DC (American Psychiatric Press), S. 29–60.

Kluft, R. P. (1987a). First-rank symptoms as a diagnostic clue to multiple personality disorder. *American Journal of Psychiatry* 144: 293–298.

Kluft, R. P. (1987b). Unsuspected multiple personality disorder: an uncommon source of protracted resistance, interruption and failure in psychoanalysis. *Hillside Journal of Clinical Psychiatry* 9: 100–115.

Kluft, R. P. (1993). Clinical approaches to the integration of personalities. In: ders. & C. G. Fine (Hg.). *Clinical Perspectives on Multiple Personality Disorder.* Washington, DC (American Psychiatric Press), S. 101–133.

Kluft, R. P. (2013). *Shelter from the Storm: Processing the Traumatic Memories of DID/DDNOS Patients with the Fractionated Abreaction Technique*. North Charleston, SC (Createspace Independent Publishing Platform).

Knoblauch, S.H. (2008). »A lingering whiff of Descartes in the air«: from theoretical ideas to the messiness of clinical participation. Commentrary on paper by the Boston Change Process Study Group. *Psychoanalytic Dialogues* 18: 149–161.

Kogan, I. (1995a). *The Cry of Mute Children: A Psychoanalytic Perspective of the Second Generation of the Holocaust*. London (Free Association Books).

Kogan, I. (1995b). Love and the heritage of the past. *International Journal of Psychoanalysis* 76: 805–824.

Kogan, I. (2002). »Enactment« in the lives and treatment of Holocaust survivors‹ offspring. *PSYCHOANALYTIC DIALOGUES* 71: 251–272.

Kohut, H. (1971). *The Analysis of the Self: A Systematic Approach to the Psychoanalytic Treatment of Narcissistic Personality Disorders*. New York (International Universities Press). (1973) *Narzissmus*. Übers. V.L. Rosenkötter. Frankfurt am Main (Suhrkamp).

Kohut, H. (1977). *The Restoration of the Self*. New York (International Universities Press). (1979) *Die Heilung des Selbst*. Übers. von E. vom Scheidt. Frankfurt am Main (Suhrkamp).

Korczak, J. (1967). *Selected Works of Janusz Korczak*. Hg. von M. Wolins. Washington, DC (National Science Foundation).

Kramer, S. (1985). Object-coercive doubting: a pathological defense response to maternal incest. In: H. P. Blum (Hg.). *Defense and Resistance*. New York (International Universities Press), S. 325–351.

Kramer, S. (1993). Persönliche Mitteilung.

Kris, E. (1956). The recovery of childhood memories in psychoanalysis. *Psychoanalytic Study of the Child* 11: 54–88.

Krystal, H. (1968). *Massive Psychic Trauma*. New York (International Universities Press).

Lacan, J. (1953). Some reflections on the ego. *International Journal of Psychoanalysis* 34: 11–17. (1996)

Lacan, J. (1982). *Female Sexuality*. New York (W. W. Norton).

Laplanche, J. (1976). *Life and Death in Psychoanalysis*. Baltimore, MD (Johns Hopkins University Press).

Lasky, R. (1978). The psychoanalytic treatment of a case of multiple personality. *Psychoanalytic Review* 65: 355–380.

Laub, D. (1998). The empty circle: children of survivors and the limits of reconstruction. *Journal of the American Psychoanalytic Association* 46: 507–529.

Laub, D. & Auerhahn, N.C. (1993). Knowing and not knowing massive psychic trauma: Forms of traumatic memory. *International Journal of Psychoanalysis* 74: 287–302.

Laub, D. & Lee, S. (2003). Thanatos and massive psychic trauma: the impact of the death instinct on knowing, remembering, and forgetting. *Journal of the American Psychoanalytic Association* 51: 433–463.

Laufer, M. & Laufer, M.E. (1984). *Adolescence and Developmental Breakdown: A Psychoanalytic View*. New Haven, CT (Yale University Press). (1989) *Adoleszenz und Entwicklungskrise*. Übers. von U. Stopfel. Stuttgart (Klett-Cotta).

Lesch, A. & Lustick, I.A. (Hg.) (2005). *Exile and Return: Predicaments of Palestinians and Jews*. Philadelphia, PA (University of Pennsylvania Press).

Leveton, A.F. (1961). The night residue. *International Journal of Psychoanalysis* 42: 506–516.

Levine, H.B. (Hg.) (1990). *Adult Analysis and Childhood Sexual Abuse.* Hillsdale, NJ (Analytic Press).

Lewin, B. (1954). Sleep, narcissistic neurosis, and the analytic situation. *Psychoanalytic Dialogues* 23: 487–510.

Lichtenberg, J.D. & Slap, J.W. (1973). Notes on the concept of splitting and the defense mechanism of the splitting of representations. *Journal of the American Psychoanalytic Association* 21: 772–787.

Liotti, G. (1992). Disorganized/disoriented attachment in the etiology of the dissociative disorders. *Dissociation* 5: 196–204.

Loewald, H.W. (1960). On the therapeutic action of psychoanalysis. *International Journal of Psychoanalysis 41.* (1986) Zur therapeutischen Wirkung der Psychoanalyse. In: ders., *Psychoanalyse. Aufsätze aus den Jahren 1951–1979.* Übers. von H. Weller. Stuttgart (Klett-Cotta), S. 209–247.

Low, B. (1920). A revived sensation-memory. *International Journal of Psychoanalysis* 1: 271–272.

Luther, M. (1543). Von den Juden und ihren Lügen. In: *Dr. Martin Luthers polemische deutsche Schriften. Sämmtliche Werke dreissigster Band.* Hg. von J.K. Irmischer. Erlangen (Verlag Carl Heyer) 1841.

Lyons-Ruth, K. (2003). Dissociation and the parent–infant dialogue: a longitudinal perspective from attachment research. *Journal of the American Psychoanalytic Association*, 51: 883–911.

Mahler, M.S., Pine, F. & Bergman, A. (1975). *The Psychological Birth of the Human Infant.* New York (Basic Books). (1980) *Die psychische Geburt des Menschen.* Übers. von H. Weller. Frankfurt am Main (Fischer).

Main, M. (1993). Discourse, prediction, and recent studies in attachment: implications for psychoanalysis. *Journal of the American Psychoanalytic Association* 41: 209–243.

Main, M. & Solomon, J. (1990). Procedures for identifying infants as disorganized/diesoriented during the Ainsworth Strange Situation. In: M.T. Greenberg et al. (Hg.). *Attachment in the Preschool Years: Theory, Research, and Intervention.* Chicago, IL (University of Chicago Press), S. 121–160.

Makari, G. (2008). *Revolution in Mind: The Creation of Psychoanalysis.* New York (HarperCollins).

Mark, D. (2009). Waking dreams. *Psychoanalytic Dialogues* 19: 405–414.

Marks, J. (1993). *The Hidden Children: The Secret Survivors of the Holocaust.* New York (Fawcett Columbine).

Marmer, S.S. (1980). Psychoanalysis of multiple personality. *International Journal of Psychoanalysis*, 61: 439–459.

Marmer, S.S. (1991). Multiple personality: a psychoanalytic perspective. *Psychiatric Clinics of North America* 14: 677–693.

Marten, K. & Psarakos, S. (1995). Evidence of self-awareness in the bottlenose dolphin (*tursiops truncates*). In: S.T. Partker et al. (Hg.). *Self-Awareness in Animals and Humans: Developmental Perspectives.* New York (Cambridge University Press), S. 361–379.

Mayer, E.L. (2007). *Extraordinary Knowing: Science, Skepticism, and the Inexplicable Powers of the Human Mind.* New York (Bantam Books).

Mayer, J. (2011). The secret sharer: is Thomas Drake an enemy of the state? *The New Yorker*, May 23: 46–57.

McDougall, J. (1978). *Plädoyer für eine gewisse Anormalität.* Übers. von K. Laermann. Frankfurt am Main (Suhrkamp) 1985.

McDougall, W. (1926). *An Outline of Abnormal Psychology.* London (Methuen).

Mellor, D.J., Diesch, T.J., Gunn, A.J., & Bennet, L.. (2005). The importance of »awareness« for understanding fetal pain. *Brain Research Reviews* 49: 455–471.

Mintz, I. (1975). Parapraxis and the mother-child relationship. *PSYCHOANALYTIC QUARTERLY* 44: 460–461.

Morris, B. (1999). *Righteous Victims: A History of the Zionist-Arab Conflict, 1881–2001.* New York (Vintage Books).

Moses, R. (1978). Adult psychic trauma: the question of early predispostion and some detailed mechanisms. *International Journal of Psychoanalysis* 59: 353–363.

Moskowitz, S. (1983). *Love Despite Hate: Child Survivors of the Holocaust and Their Adult Lives.* New York (Schocken Books).

Neumann, E. (1949). *Ursprungsgeschichte des Bewusstseins.* Düsseldorf (Walter).

Niederland, W. G. (1961). The problem of the survivor. *Journal of the Hillside Hospital* 10: 223–247.

Nir, Y. (1989). *The Lost Childhood: A Memoir.* New York (Berkeley Books).

Nunberg, H. (1932). *Allgemeine Neurosenlehre auf psychoanalytischer Grundlage.* Bern (Huber) 1971.

Ogawa, J. R., Srolfe, L. A. et al. (1997). Development and the fragmented self. Longitudinal study of dissociative symptomatology in a nonclinical sample. *Development and Psychopathology* 9: 855–879.

Ogden, T.H. (1986). *The Matrix of the Mind: Object Relations and the Psychoanalytic Mind.* Northvale, NJ (Jason Aronson).

Ogden, T.H. (1994). The analytic third: working with intersubjective clinical facts. *International Journal of Psychoanalysis* 75: 3–19.

Oliner, M. (1996). External reality: the elusive dimension of psychoanalysis. *PSYCHOANALYTIC QUARTERLY* 65: 267–300. (2015) Die schwer fassbare Dimension der äußeren Realität in der psychoanalytischen Theorie. In: dies., *Psychische Realität im Kontext.* Übers. von E. Vorspohl. Frankfurt am Main (Brandes & Apsel), S. 109–126.

Oren, A. (1995). Amir assassin? *The New Republic*, 25. Dezember, S. 11–12.

Orne, M.T., Dinges, D.F. & Orne, E.C. (1984). On the differential diagnosis of multple personality disorder in the forensic context. *International Journal of Clinical and Experimental Hypnosis* 32: 118–169.

Ornstein, A. (1986). The Holocaust: reconstruction and the establishment of psychic continuity. In: A. Rothstein (Hg.). *The Reconstruction of Trauma: Its Significance in Clinical Work.* Madison, CT (International Universities Press), S. 171–191.

Ostow, M. (1989). Sigmund and Jacob Freud and the Philippson Bible. *International Review of Psychoanalysis* 16: 483–492.

Oxnam, R.B. (2005). *A Fractured Mind.* New York (Hyperion). (2008) *Ich bin Robert, Wanda und Bobby.* Übers. von G. Köhler. Düsseldorf (Patmos).

Parens, H. (2004). *Renewal of Life: Healing from the Holocaust.* Rockville, MD (Schreiber Publ.). (2017) *Heilen nach dem Holocaust. Erinnerungen eines Psychoanalytikers.* Übers. von S. Jones. Gießen (Psychosozial-Verlag).

Person, E.S. & Klar, H. (1994). Establishing trauma: the difficulty of distinguishing between memories and fantasies. *Journal of the American Psychoanalytic Association* 42: 1055–1081.

Piaget, J. & Inhelder, B. (1966). *The Psychology of the Child*. New York (Basic Books). (1969) *Die Psychologie des Kindes*. Übers. von L. Häfliger. München (dtv).

Pierce, M. (2006). Intergenerational transmission of trauma: what we have learned from our work with mother and infants affected by the trauma of 9/11. *International Journal of Psychoanalysis* 87: 555–557.

Pirandello, L. (1925). *So ist es – wie Sie meinen. Ein Gleichnis in drei Akten*. Hg. von H. Feist. Berlin (Häger Verlag).

Plotnik, J.M., de Waal, F.B.M. et al. (2006). Self-recognition in an Asian elephant. *Proceedings of the Natural Academy of Sciences* 103: 17053–17057.

Poe, E.A. (1845). *Der Rabe*. Übers. von C. Th. Eben. Philadelphia (Barkley & Co.) 1869.

Pruyser, P.W. (1975). What splits in »splitting«? A scrutiny of the concept of splitting in psychoanalysis and psychiatry. *Bulletin of the Menninger Clinic* 39: 1–46.

Pulver, S.E. (2003). On the astonishing clinical irrelevance of neuroscience. *Journal of the American Psychoanalytic Association* 51: 755–772.

Putnam, E. (1989). *Diagnosis and Treatment of Multiple Personality Disorder*. New York (Guilford Press). (2013) *Handbuch dissoziative Identitätsstörung*. Übers. von T. Kierdorf und H. Höhr. Lichtenau (Probst).

Racker, H. (1953). A contribution to the problem of counter-transference. *International Journal of Psychoanalysis* 34: 313–324.

Racker, H. (1957) The meanings and uses of countertransference. *Psychoanalytic Quarterly* 26:303–357.

Rapaport, D. (1949). *Emotions and Memory*. Baltimore, MD (Williams & Wilkins).

Reik, T. (1911). Über Tod und Sexualität. In: *Protokolle der Wiener Psychoanalytischen Vereinigung*. Bd. 3. Hg. von H. Nunberg & E. Federn. Gießen (Psychosozial-Verlag).

Reis, B.E. (1995). Time as the missing dimension in traumatic momory and dissociation subjectivity. In: J.L. Alpert (Hg.). *Sexual Abuse Recalled: Treating Trauma in the Era of the Recovered Memory Debate*. Northvale, JN (Jason Aronson), S. 215–233.

Reiser, M.F. (1994). *Memory in Mind and Brain*. New Haven, CT (Yale University Press).

Rizzuto, A.M. (1998). *Why Did Freud Reject God?* New Haven, CT (Yale University Press).

Roith, E. (2006). Ishmael and Isaac: an enduring conflict. In: P. Coles (Hg.). *Sibling Relationships*. London (Karnac), S. 49–74.

Rosenbaum, M. (1980). The role of the term schizophrenia in the declince of the diagnosis of multiple personality. *Archives of General Psychiatry* 37: 1383–1385.

Ross, C. (1989). *Multiple Personality Disorder*. New York (John Wiley).

Rothschild, D. (2009). On becoming one-self: reflections on the concept of integration as seen through a case of dissociative identity disorder. *Psychoanalytic Dialogues* 19: 175–187.

Rumi (2006). Childhood friends. In: C. Barks (Hg.). *A Year With Rumi: Daily Readings*. San Francisco, CA (HarperSanFrancisco).

Sachs, O. (1967). Distinction betwen fantasy and reality elements in memory and reconstruction. *International Journal of Psychoanalysis* 48: 416–423.

Sandler, J. (1960). The background of safety. In: *From Safety to Superego: Selected Papers of Joseph Sandler*. New York (Guilford Press) 1987, S. 1–8.

Schafer, R. (1968). *Aspects of Internalization*. New York (International Universities Press).

Schafer, R. (1973). Action: its place in psychoanalytic interpretation and theory. *Annual of Psy-*

choanalysis 1: 159–195. (1981) Handeln in der psychoanalytischen Deutung und Theorie. Übers. von U. Rennert. *Psyche – Z Psychoanal.* 35:875–926.

Schilder, P. (1950). *The Image and Appearance of the Human Body.* New York (International Universities Press).

Schmemann, S. (1996). Arafat's Police Hunt Bombers, Pushed Hard by Israelis. *The New York Times,* 28. Februar.

Schwartz, P.G. (1988). A case of concurrent multiple personality disorder and transsexualism. *Dissociation* 1: 48–51.

Science Daily (2012). Are we closing in on dark matter? 18. Dezember.

Segev, T. (1993). *Die siebte Million. Der Holocaust und Israels Politik der Erinnerung.* Übers. von J.P. Krause. Reinbek (Rowohlt) 1995.

Sender, R.M. (1986). *The Cage.* New York (MacMillan).

Shakespeare, W. (1988). *Sämtliche Werke in 4 Bänden.* Berlin (Aufbau-Verlag).

Shengold, L. (1967). The effects of overstimulation: rat people. *International Journal of Psychoanalysis* 48: 403–415.

Shengold, L. (1989). *Soul Murder: Effects of Child Abuse and Deprivation.* New Haven, CT (Yale University Press). Shirer, W.L. (1984). *The Nightmare Years: 1930–1940. Vol. 2.* New York (Little, Brown).

Silber, A. (1970). Functional phenomenon: historical concept, contemporary defense. *Journal of the American Psychoanalytic Association* 18: 519–538.

Silber, A. (1979). Childhood seduction, parental pathology and hysterical symptomatology: the genesis of an altered state of consciousness. *International Journal of Psychoanalysis* 60: 109–116.

Silberer, H. (1909). Bericht über eine Methode, gewisse symbolische Halluzinations-Erscheinungen hervorzurufen und zu beobachten. *Jahrbuch für psychoanalytische und psychopathologische Forschungen* 1:513–525.

Simon, B. (2010). Review. *Therapy After Terror: 9/11, Psychotherapists, and Mental Health.* By K. M. Seeley. New York (Cambridge University Press) 2008. *Journal of the American Psychoanalytic Association* 58: 169–175.

Slap, J.W. & Slap-Shelton, L. (1991). *The Schema in Clinical Psychoanalysis.* Hillsdale, NJ (Analytic Press).

Slap, J.W. & Trunnell, E.E. (1987). Reflections on the self state dream. *PSYCHOANALYTIC QUARTERLY* 56: 251–262.

Slipp, S. (1984). *Object Relations: A Dynamic Bridge Between Individual and Family Treatment.* New York (Jason Aronson).

Socarides, C. (1992). Discussion of Brenner's »Dissociative Character«. Annual Meeting, American Psychiatric Association, Washington, DC, Mai.

Solomon, Z., Kotler, M. & Mikulincer, M. (1988). Combat-related post-traumatic stress disorder among second generation Holocaust survivors: preliminary findings. *American Journal of Psychiatry* 145: 865–868.

Spezzano, C. (2007). A home for the mind. *Psychoanalytic Quarterly* 76: 1563–1583.

Spiegelman, A. (1986). *Maus I: A Survivor's Tale: My Father Bleeds History.* New York (Pantheon Books).

Spiegelman, A. (1991). *Maus II: A Survivor's Tale: And Here My Troubles Began.* New York (Pantheon Books).

Spielrein, S. (1912). Die Destruktion als Ursache des Werdens. *Jahrbuch für psychoanalytische und psychopathologische Forschungen* 4:155–186.

Steele, B.F. (1970). Parental abuse of infants and small children. In: E.J. Anthony & T. Benedek (Hg.). *Parenthood: Its Psychology and Psychopathology.* Boston (Little, Brown), S. 449–477.

Stekel, W. (1911). *Die Sprache des Traumes.* Wiesbaden (Bergmann).

Sterba, R. (1934). Das Schicksal des Ichs im therapeutischen Verfahren. *Internationale Zeitschrift für Psychoanalyse* 20:66–73.

Stern, D.B. (1997). *Unformulated Experience: From Dissociation to Imagination in Psychoanalysis.* Hillsdale, NJ (Analytic Press).

Stern, D.N. (1985). *The Interpersonal World of the Infant.* New York (Basic Books). (1992) *Die Lebenserfahrung des Säuglings.* Übersetzung von W. Krege bearbeitet von E. Vorspohl. Stuttgart (Klett-Cotta).

Stern, D.N., Sander, L.W. et al. (1998). Non-interpretative mechanisms in psychoanalytic therapy: The »something more« than interpretation. *International Journal of Psychoanalysis* 79: 903–921. (2002) Nicht-deutende Mechanismen in der psychoanalytischen Therapie: Das »Etwas-Mehr« als Deutung. *Psyche – Zeitschrift für Psychoanalyse*56: 974–1006.

Stevenson, R.L. (1886). *Strange Case of Dr. Jekyll and Mr. Hyde.* London (Longmans, Green). (o.J.) *Der seltsame Fall von Dr. Jekyll und Mr. Hyde.* Villingen-Schwenningen *(nexx).*

Stone, L. (1954). The widening scope of indications for psychoanalysis. *Journal of the American Psychoanalytic Association* 2: 567–594.

Strachey, J. (1934). The nature of the therapeutic action of psycho-analysis. *International Journal of Psychoanalysis* 15: 127–159. (1935) Die Grundlagen der therapeutischen Wirkung der Psychoanalyse. Übers. von V. Merck. *Internationale Zeitschrift für Psychoanalyse* 21: 486–516.

Strachey, J. (1955). Editor's Introduction to Studies on Hysteria. *The Standard Edition of the Complete Psychological Works of Sigmund Freud. Volume II (1893–1895): Studies on Hysteria*, S. ix-xxviii.

Strenger, C. (1989). The classic and the romantic vision in psychoanalysis. *International Journal of Psychoanalysis* 70: 593–610.

Styron, W. (1979). *Sophie's Choice.* New York (Random House). (1993) *Sophies Entscheidung.* Übers. von W. Thaler. München (Knaur).

Szalai, A. (1934). »Infectious« parapraxes. *International Journal of Psychoanalysis* 15: 187–190.

Szwajger, A.B. (1990). *I Remember Nothing More: The Warsaw Children's Hospital and the Jewish Resistance.* New York (Pantheon). (1993) *Die Erinnerung verlässt mich nie. Das Kinderkrankenhaus im Warschauer Ghetto und der jüdische Widerstand.* Übers. von J. Rehork. München/Leipzig (List Verlag).

Taylor, We.S. & Martin, M.F. (1944). Multiple personality. *Journal of Abnormal and Social Psychology* 39: 281–300.

The Who (1969). *Tommy.* Decca Records/MCA.

Thomson, J.A. (2003). Killer apes on American Airlines, or: how religion was the main hijacker on September 11. In: S. Varvin & V.D. Volkan (Hg.). *Violence or Dialogue? Psychoanalytic Insights on Terror and Terrorism.* London (IPA), S. 73–84.

Tolstoj, L. (1877). *Anna Karenina.* Hg. von G. Drohla. Frankfurt am Main (Insel) 2003.

Van der Kolk, B.A. & Kadish, W. (1987). Amnesia, dissociation, and the return of the repressed. In: ders. (Hg.). *Psychological Trauma.* Washington, DC (American Psychiatric Press), S. 173–190.

Van IJzendoorn, M.H., Fridman, A., Bakermans-Kranenburg, M. & Sagi-Schwartz, A. (2013). Aftermath of genocide: Holocaust survivors' dissociation moderates offspring level of cortisol. *Journal of Loss and Trauma* 18: 64–80.

Varvin, S. & Volkan, V.D. (2003) (Hg.). *Violence or Dialogue? Psychoanalytic Insights on Terror and Terrorism.* London (IPA).

Venters, B.J. & Pugh, B.F. (2013). Genomic organization of human transcription initiation complexes. *Nature* (Online), 18. September.

Volavková, H. (Red.) (1962). *Hier fliegen keine Schmetterlinge. Kinderzeichnungen und Gedichte aus Theresienstadt 1942 – 1944.* Aus dem Tschechischen übers. von O. Kalina. Graph. Zusammenstellung: K. Pánek. Nachw. von J. Weil. Wuppertal (Jugenddienstverlag). [Ohne das in der englischen Ausgabe enthaltene Vorwort von H. Volavková.]

Volavková, H. (Hg.) (1964). *I Never Saw Another Butterfly …: Children's Drawings and Poems from Terezin Concentration Camp 1942–1944.* New York (Schocken Books).

Volkan, V.D. (1981). *Linking Objects and Linking Phenomena: A Study of Forms, Symptoms, Metapsychology, and Therapy of Complicated Mourning.* New York (International Universities Press).

Volkan, V.D. (1996). Intergenerational transmission and »chosen« traumas: a link between the psychology of the indivdual and that of an ethnic group. In: L. Rangell & R. Moses-Hrnshovski (Hg.). *Psychoanalysis at the Political Border: Essays in Honor of Rafael Moses.* Madison, CT (International Universities Press), S. 251–276.

Volkan, V.D. (1997). *Bloodlines: From Ethnic Pride to Ethnic Terrorism.* New York (Farrar, Straus and Giroux).

Volkan, V.D. (2002). September 11 and societal regression. *Group Analysis* 35: 456–483.

Volkan, V.D. (2004). *Blind Trust: Large Groups and Their Leaders in Time of Crisis and Terror.* Charlottesville, VA (Pitchstone).

Volkan, V.D. (2006). *Killing in the Name of Identity: A Study of Bloody Conflicts.* Charlottesville, VA (Pitchstone).

Volkan, V.D., Ast, G. Greer, W.F. (2002). *The Third Reich in the Unconscious: Transgenerational Transmission and Its Consequences.* New York (Brunner/Routledge).

Wälder, R. (1930). Das Prinzip der mehrfachen Funktion. Bemerkungen zur Überdeterminierung. *Internationale Zeitschrift für Psychoanalyse* 16. Auch in: ders. (1980) *Ansichten der Psychoanalyse. Eine Bestandsaufnahme.* Stuttgart (Klett-Cotta), S. 57–76.

Wälder, R. (1933). The psychoanalytic theory of play. *Psychoanalytic Quarterly* 2: 208–224.

Wardi, D. (1992). *Memorial Candles: Children of the Holocaust.* New York (Routledge). (1997) *Siegel der Erinnerung. Das Trauma des Holocaust.* Übers. von A. Lessing et al. Stuttgart (Klett-Cotta).

Watkins, H.H. & Watkins, J.G. (1997). *Ego States: Theory and Therapy.* New York (W.W. Norton).

Watkins, J.G. & Watkins, H.H. (1979). Ego states and hidden observers. *Journal of Altered States of Consciousness* 5: 3–18.

Weil, A.P. (1970). The basic core. *Psychoanalytic Study of the Child* 25: 442–460.

Whitmer, G. (2001). On the nature of dissociation. *Psychoanalytic Quarterly* 70: 807–837.

Wholey, C.C. (1926). Moving picture demonstration of transition states in a state of multiple personality. *Psychoanalytic Review* 13: 343–346.

Winnicott, D.W. (1935). The manic defence. In: ders., *Collected Papers. Through Paediatrics to Psycho-Analysis.* London (Basic Books), S. 129–144.

Winnicott, D.W. (1942). Why children play. In: *The Child and the Outside World: Studies in Developing Relationships.* London (Tavistock) 1957, S. 149–152.

Winnicott, D.W. (1945). Primitive emotional development. *International Journal of Psychoanalysis,* 26: 137–143.

Winnicott, D.W. (1953). Transitional objects and transitional phenomena. *International Journal of Psychoanalysis* 34: 89–97. (1969) Übergangsobjekte und Übergangsphänomene. Eine Studie über den ersten, nicht zum Selbst gehörenden Besitz. Übers. von E. Danneberg. *Psyche – Z* 23: 666–682.

Winnicott, D.W. (1955). Metapsychological and clincal aspects of regression within the psychoanalytical set-up. *International Journal of Psychoanalysis* 36: 16–26.

Winnicott, D.W. (1960). Ego distortion in terms of true self and false self. In: ders., *The Maturational Processes and the Facilitating Environment.* New York (International Universities Press) 1965, S. 140–152.

Winnicott, D.W. (1971). *Playing and Reality.* London (Penguin Books).

Winnicott, D.W. (1974). Fear of breakdown. *International Review of Psycho-Analysis* 1: 103–107. (1991) Die Angst vor dem Zusammenbruch. Übers. von P. Wegner und R. Jasche. *Psyche – Zeitschrift für Psychoanalyse und ihre Anwendungen* 45: 1116–1126.

Winnicott, D.W. (1988). *Human Nature.* New York (Schocken Books). (1994) *Die menschliche Natur.* Übers. von E. Vorspohl. Stuttgart (Klett-Cotta).

Wistrich, R.S. (1982). *Who's Who in Nazi Germany.* London (Routledge).

Wurmser, L. (2004). Psychoanalytic reflections on 9/11, terrorism, and genocidal prejudice. *Journal of the American Psychoanalytic Association* 52: 911–926.

Yehuda, R. (1999). Parental PTSD as a risk factor for PTSD. In: dies., (Hg.). *Risk Factors for Posttraumatic Stress Disorder.* Washington, DC (American Psychiatric Press), S. 93–123.

Yerushalmi, Y.H. (1991). *Freud's Modes: Judaism Terminable and Interminable.* New Haven, CT (Yale University Press).